"十二五"普通高等教育本科国家级规划教材配套教材

国家卫生和计划生育委员会"十二五"规划教材配套教材
全国高等医药教材建设研究会"十二五"规划教材配套教材

全国高等学校配套教材
供医学检验技术专业用

临床分子生物学检验技术 实验指导

主　编　王晓春

副主编　赵春艳　王志刚

编　者　(以姓氏笔画为序)

王志刚(哈尔滨医科大学)	张利芳(包头医学院)
王晓春(中南大学湘雅医学院)	陈学杰(广西医科大学)
尹　凯(南华大学医学院)	郑美娟(安徽医科大学)
严永敏(江苏大学医学院)	赵春艳(大连医科大学)
李　伟(温州医科大学)	姜　勇(吉林医药学院)
杨　华(宁夏医科大学)	曹颖平(福建医科大学)
杨清玲(蚌埠医学院)	章　迪(中南大学湘雅三医院)
何於娟(重庆医科大学)	蔡群芳(海南医学院)

秘　书　章　迪(兼)

人民卫生出版社

图书在版编目（CIP）数据

临床分子生物学检验技术实验指导 / 王晓春主编. —北京：
人民卫生出版社，2015

全国高等学校医学检验专业第六轮暨医学检验技术专业
第一轮规划教材配套教材

ISBN 978-7-117-20305-0

Ⅰ. ①临… Ⅱ. ①王… Ⅲ. ①分子生物学－医学检验－
医学院校－教学参考资料 Ⅳ. ①R446

中国版本图书馆 CIP 数据核字（2015）第 031337 号

人卫智网　**www.ipmph.com**	医学教育、学术、考试、健康，	
	购书智慧智能综合服务平台	
人卫官网　**www.pmph.com**	人卫官方资讯发布平台	

临床分子生物学检验技术实验指导

主　　编：王晓春
出版发行：人民卫生出版社（中继线 010-59780011）
地　　址：北京市朝阳区潘家园南里 19 号
邮　　编：100021
E - mail：pmph @ pmph.com
购书热线：010-59787592　010-59787584　010-65264830
印　　刷：保定市中画美凯印刷有限公司
经　　销：新华书店
开　　本：787×1092　1/16　印张：10　插页：1
字　　数：250 千字
版　　次：2015 年 4 月第 1 版　2024 年 8 月第 1 版第 14 次印刷
标准书号：ISBN 978-7-117-20305-0
定　　价：23.00 元
打击盗版举报电话：010-59787491　E-mail：WQ @ pmph.com
质量问题联系电话：010-59787234　E-mail：zhiliang @ pmph.com
数字融合服务电话：4001118166　E-mail：zengzhi @ pmph.com

前　言

随着分子生物学理论和技术的飞速发展，其在医学检验中的应用越来越广泛，分子生物学检验技术已成为医学检验的一个重要分支，与临床医学的结合也日趋紧密，在遗传病、肿瘤、感染性疾病、心血管疾病等的诊断和治疗中发挥越来越重要的作用。

为了适应现代医学发展和社会的需要，进一步培养面向世界、面向未来的"基础扎实、知识面宽、能力强、素质高"的高层次医学检验专业人才，2003年编写出版了第1版《分子生物学检验技术实验指导》教材，2008年编写出版本教材第2版。本教材自出版以来得到各高校医学检验专业老师和同学们的肯定和认可。为了让教材更好地贴近临床，经编委会研究决定，2010年将第3版实验教材更名为《临床分子生物学检验实验指导》。该教材在前两版的基础上进行了较大的修改和更新，新增了自主设计性实验，使内容更加新颖、规范、实用。

2013年开始，为适应我国21世纪医药卫生事业现代化发展的需要，对医学检验专业本科教学体系进行了较大的调整，由医学检验专业（授予医学学位）改为医学检验技术专业（授予理学学位），学制由5年改为4年。为适应新学科、新学制的需要，全国高等医学院校检验专业专家在《临床分子生物学检验实验指导》第3版的基础上进一步修改，且经教学教材建设指导委员会充分讨论决定更名为《临床分子生物学检验技术实验指导》，作为吕建新教授、王晓春教授等编写的《临床分子生物学检验技术》的配套实验教材。

本教材包括32个实验，内容分为七大部分：分子生物学检验技术实验室介绍；核酸的分离与纯化；核酸扩增技术；核酸分子杂交技术；分子克隆技术；其他分子检验技术；创新性实验、设计性实验及综合性实验。各校可根据自身条件、要求的不同进行取舍和组合，建议实验教学时数为30～60学时。

本书具有以下特点：①注重基础知识和技能的训练，从微量移液器的使用到分子生物学实验室的规范操作及基本实验，从试剂配制到具体操作，力求详细，方便教学；②加强有临床应用价值或应用前景的技术及项目的介绍，如PCR技术、基因突变的检测等；③增加创新性实验、设计性实验及综合性实验，增强对学生创新能力和综合素质的培养。有些综合性、设计性实验来自科研课题，内容新、方法先进，有利于学生掌握新知识、新技术。

本教材在编写过程中得到中南大学湘雅医学院、温州医科大学、江苏大学等单位的大力支持，一些具有博士学位的青年教师也参加了编写，编委们以高度的责任感完成了各自的编写任务，付出了辛勤的劳动。中南大学湘雅医学院检验系研究生张龙、毛华杰、贺理、史剑飞等为本教材的整理和完稿做了大量工作，在此一并表示衷心的感谢。由于分子生物学技术发展非常迅速，加之编委水平有限，难免存在不足之处，敬请同行专家及读者批评指正。

王晓春

2015 年 1 月

目　　录

分子生物学检验技术是以 DNA、RNA 或蛋白质为诊断材料,通过分析基因的存在、变异或表达,从而为疾病的诊断提供更加直接、更为科学的信息。随着科学技术的飞速发展,大量新技术、新方法不断引入,使分子生物学检验技术手段不断拓宽,水平不断提高,已成为生命科学特别是临床医学不可或缺的重要工具。

分子生物学检验技术实验室在生物医学科研机构中占有举足轻重的地位,目前基础医学的研究大多与分子生物学相关指标的检测有关。分子生物学实验有其独特的特点:实验复杂而细腻,技术性很强,是理论与实践相结合的典型课程。

通过开展分子生物学实验,可以巩固学生所学的基础理论知识,使其对分子生物学实验有一个基本的认识,达到培养学生观察能力、综合分析能力以及独立工作能力的目的。

分子生物学技术已经渗透到生物学的各个分支学科及医、药、农、林的各个领域,并正在迅速改变着它们的面貌。对分子生物学实验技术的掌握已经成为这些学科在新的高度和水平上揭示生命奥秘的共同需求。希望通过此课程的教学,在全面介绍分子生物学基本技术的同时,注重对反映当前分子生物学技术发展方向的新技术、新方法,特别结合它们在医学检验中的应用进行介绍,激发学生的学习热情,使学生全面掌握分子生物学实验基本原理和技术,为培养基础扎实、适应性强的分子生物学检验人才奠定基础。

通过本课程的教学使学生了解和掌握现代分子生物学研究的基本原理、方法、技术与技能,包括分子克隆、表达质粒的构建、从表达菌株中分离纯化目的蛋白以及对目的蛋白进行各种生化鉴定等;掌握分子生物学技术在医学检验中的应用;并通过综合性、设计性和创新性实验,训练学生分析问题、解决问题的能力,培养学生的创新思维以及对生命科学探索的兴趣和爱好。

一、分子生物学检验技术实验须知

分子生物学技术是由传统的生物化学、生物物理学、细胞生物学、遗传学、微生物学及免疫学等专业技术的渗透、综合而形成,同时包含了数学、化学、物理学、计算机科学和信息技术的广泛渗入,并在此基础上发明和创造了一系列特有的技术手段,如 DNA 及 RNA 的印迹转移、核酸分子杂交、DNA 重组、基因体外扩增、DNA 测序等。由于分子生物学涉及的知识领域广泛,许多学科的新进展都很快与它联系起来,故它在一般人眼里具有一种神秘性,对初入分子生物学之门的人来说都有一些畏惧心理。实际上分子生物学的基础理论本身还是比较简单的,同时实验操作也有一些共同的特点。下面就分子生物学检验技术实验中应注意的问题作以介绍。

(一)严格操作规程

分子生物学实验一般比较复杂,所用试剂、器材多,操作步骤多,易污染,经历时间长,短则一天，多则数日，因此在实验中一定要有整体实验的观念，严格按操作规程进行。实验中不能急于求成，特别是对于入门者，更应反复操作，积累经验。如 DNA 的提取，看似简单，但不同的人提取的量及纯度相差会非常大；再如体外 DNA 重组，要得到目的基因的阳性克隆并非易事，如果还要高活性表达，那更是难上加难。但我们只要保持一颗平常心，严格按照实验规程不断摸索，总会得到比较满意的结果。

（二）习惯微量操作

在分子生物学实验中，试剂的用量往往很少，液体常常可用到 $1\mu l$，即 $1 \times 10^{-3}ml$，而普通的一滴水就有 $20 \sim 100\mu l$，固体物质可用到 μg 甚至 ng 级，这是平常肉眼看不见的，所以刚刚接触分子生物学的人往往感到不习惯，总是担心要取的东西能否得到，准不准确，操作的样品是不是会丢失，总是想加大反应体积，认为多总比少好，实际上这些想法或做法都是错误的。分子生物学实验中有一整套仪器、设备及实验方法以确保实验成功，如微量移液器吸取的最小量可达 $0.1\mu l$，而反应的容器是体积较小的 Eppendorf 管，并不是平常所见的试管或烧杯。另外，许多样品量很少，肉眼看不见，而肉眼看不见通常意味着样品的纯度好，不带杂质，超量使用酶等试剂反而会干扰正确的结果，因此实验人员必须在心理上逐渐适应微量概念。

（三）防止实验污染

分子生物学实验的对象主要是核酸，因此对不同的 DNA 和 RNA 之间，或不同的样品之间、核酸酶等蛋白质与核酸之间、产物与反应物之间都会造成实验污染，最终导致实验的失败。为了减少实验污染，实验所用的器材、试剂等需要消毒灭菌处理；需要专门的实验室用于分子生物学实验，而且往往分区操作；实验工作人员需戴口罩和手套，甚至身穿隔离衣，这并不是由于该实验室有可怕的病原体，而是为了防止人的汗液、唾液或泪液中所含的高活性 RNA 酶混入实验器皿或试剂；实验后台面应及时进行消毒处理，发生污染时应立即消毒；对有些试剂的处理也应特别小心，RNA 酶、蛋白酶粉剂一般在室外开瓶，而不应在室内，不要用精密天平称量 RNA 酶、蛋白酶、SDS 等试剂，$0.1\mu g/ml$ 以上浓度的 RNA 酶溶液不能直接放入下水道，称量优级纯的试剂时不能将过量的试剂重新放回瓶内，不能将吸头直接插入市售药瓶中吸取试剂，而应先分装，如果处理不当也会导致实验污染。

（四）正确处理试剂

分子生物学中需要的试剂种类多，而且对试剂的要求十分严格，有些实验不成功往往就是由于试剂处理不当造成的，如：①所用试剂等级不够，应当用分析纯的误用化学纯；②试剂配制不当，有的化学试剂是结晶体，含有水分子，在称量时没有扣除它的份额，配制成的试剂浓度偏低；③除菌条件不对，有的需用过滤器过滤，而另一些应高温高压灭菌；④试剂污染，在称量、取用试剂时都有可能造成污染；⑤试剂储存时间过长，如测序用的丙烯酰胺胶用液，在 4℃条件下只能存放一个月；⑥试剂保存不当，有的应保存在 -20℃，另一些只能在室温下保存。

（五）注意实验安全

分子生物学实验中，实验人员经常接触一些对人体有害的实验试剂，如溴化乙锭、丙烯酰胺、放射性核素等，它们可能诱发突变甚至癌症，或者对人神经系统产生累积毒害。在体外进行 DNA 重组时，可能造成生物公害，给人、畜带来危害，或破坏生态平衡。因此必须严格按照实验安全要求进行实验操作，否则会给实验者或整个人类带来巨大的危害。

（六）质量控制

GB/T6583—1994 ISO8402：1994 文件将质量控制（quality control，QC）定义为："为达到质量要求所采取的作业技术和活动。"ISO9000：2000 文件将质量控制修改为："质量管理的一部分，致力于满足质量要求。"质量控制是指直接和分析测定有关的因素，例如仪器使用、测定方法等。质量保证则集中监测质量的指标和结果。质量控制包括以下活动：

1．通过室内质控评价检测系统是否稳定。

2．对新的分析方法进行比对实验。

3．室间质量评价，通过使用未知样本将本实验室的结果与同组其他实验室结果和参考实验结果进行比对。

4．仪器维护、校准和功能检查。

5．技术文件、标准的应用。

二、分子生物学检验技术实验室介绍

世界卫生组织（WHO）根据设备和技术条件，将生物实验室分为 4 级（一般称为 P1、P2、P3、P4 实验室），1 级最低，4 级最高。P2 实验室即二级生物安全实验室（physical containment level 2 laboratory），主要用于初级卫生服务、诊断和研究，其实验对象的危害等级为Ⅱ级（中等个体危害、有限群体危害），具体定义为"能引起人类或动物发病，但一般情况下对健康工作者、群体、家畜或环境不会引起严重危害的病原体。"分子生物学检验技术实验室主要有基因扩增实验室、细胞培养室、重组 DNA 实验室等。

（一）P2 实验室

P2 实验室的安全主要通过实验室内部合理的专业设计、合理的功能分区、配备必要的生物安全设备及严格规范的个人防护措施，还有完善的安全管理制度以及标准的实验操作程序来保障。标准的实验室设施和必要的防护设备是基础，正确规范的个人防护是保证，严格的管理措施是关键。只有三者均达到相应的要求，才能保证实验室的安全。P2 级实验室一般规范如下：

1．隔离的设备

（1）需设置生物安全操作装置，且要做定期检查。

（2）实验室门应带锁并可自动关闭。实验室的门应有可视窗。

（3）应有足够的存储空间摆放物品以方便使用。在实验室工作区域外还应当有供长期使用的存储空间。

（4）在实验室内应使用专门的工作服；应戴乳胶手套。

（5）在实验室的工作区域外应有存放个人衣物的条件。

（6）在实验室所在的建筑内应配备高压蒸汽灭菌器，并按期检查和验证，以保证符合要求。

（7）应在实验室内配备生物安全柜。

（8）应设洗眼设施，必要时应有应急喷淋装置。

（9）应通风，如使用窗户自然通风，应有防虫纱窗。

（10）有可靠的电力供应和应急照明。必要时，重要设备如培养箱、生物安全柜、冰箱等应设备用电源。

（11）实验室出口应有在黑暗中可明确辨认的标识。

2. 实验室安全实施要点

(1) 进行实验时，需关闭实验室的门窗。

(2) 每天实验结束之后一定要灭菌实验台及安全操作装置。如实验中发生污染，需立即加以灭菌。

(3) 与实验有关的生物材料废弃物，在丢弃前需做灭菌处理。被污染的器具需先经高压灭菌后再清洗使用或丢弃。

(4) 不得用口做吸量操作。

(5) 实验室内禁止饮食、吸烟及保存食物。

(6) 操作重组体时需戴手套以防污染，操作完毕后及离开实验室前需洗手。

(7) 在所有的操作中，应尽量避免产生气雾（例如，把烧热的接种用铂金环及接种针插入培养基时，若发生大量气雾，就可能造成污染），亦应避免将吸管或针筒内之液体用力射出。

(8) 要从实验室搬离被污染物品时，必须将其放入坚固且不外漏的容器，并在实验室内密封之后才可运出。

(9) 防除实验室的非实验用生物，如昆虫及鼠类等。

(10) 若有其他方法可用，应避免使用针头。

(11) 实验室内要穿着实验衣，离开前要脱掉。

(12) 禁止对实验性质不了解的人进入实验室。

(13) 实验进行中，要在实验室的入口标示"P2级实验室"，并挂上"P2级实验进行中"的标示。保存重组体的冰箱及冷冻库也要做同样的标示。

(14) 实验室要经常清理，保持清洁，不得放置与实验无关的物品。

(15) 安全操作装置内的 HEPA 过滤器，在更换前、定期检查时及实验内容变更时，需密封安全操作装置。

(16) 若在此级实验室内同时进行 P1 级的实验，需明确划分实验区域，小心进行操作。

（二）基因扩增实验室

基因扩增实验室是以体外扩增检测 DNA 或 RNA 为目的的实验室。由于体外基因扩增的高灵敏度，因此对其实验室有较严格的要求。

基因扩增实验室应严格分区操作，各个区域需要有专用的仪器设备。一般要求基因扩增实验在四个分隔开的工作区域内进行，即分成四个区：试剂贮存和准备区、样本制备区、扩增反应混合物配制和扩增区、扩增产物分析区。试剂贮存和准备区主要进行贮存试剂的制备、试剂的分装和主反应混合液的制备。此区域需配备的仪器设备有普通冰箱、混匀器、微量移液器及消耗品等。样本制备区主要进行样本的处理与保存，核酸（DNA、RNA）提取、贮存及加入到扩增反应管和测定 mRNA 时 cDNA 的合成等。需要配备的仪器设备包括普通冰箱、低温冰箱、高速台式离心机、混匀器、水浴箱、微量移液器、超净工作台等。扩增反应混合物配制和扩增区主要进行 DNA 或 cDNA 的扩增。由于扩增后的核酸量特别大，是最易导致污染（即所谓"产物污染"）的地方。配备的仪器设备包括核酸扩增仪、微量移液器等。最后一个区域是扩增产物分析区，主要进行扩增产物的分析、鉴定，如琼脂糖凝胶电泳、聚丙烯酰胺凝胶电泳、膜上或微孔板上探针杂交、印迹转移、核酸测序等。

（三）细胞培养室

细胞培养室是进行体外培养工作的实验室，它有别于一般的实验室。细胞培养室最好是按标准培养室的设计方案建立专用的实验室,设计原则是防止微生物污染和有害物的影响,环境要求清洁、空气清新、无尘和干燥。理想的培养室可分为以下几个部分:准备室、缓冲室、培养室(一间或几间)。其布局可因地制宜安排,但一般要求培养室和缓冲间与实验室相邻。

三、分子生物学检验技术常用仪器介绍

(一)微量移液器

微量移液器(pipette)是分子生物学中最常用的计量仪器。其工作原理是通过内部密封的不锈钢活塞和弹簧,用手指按压和放松按钮来吸取和排出液体。

在使用移液器的过程中,应注意以下几方面:①必须根据设计容量选用适当型号的移液器,调整数轮的读数不得超过其标称的容量范围,否则会损坏移液器;②吸取不同类别的溶液应更换吸头,防止试样之间交叉污染,不同个体的体液标本也应更换吸头,否则会严重影响检验结果;③新吸头在使用前可吸排溶液几次,浸渍吸头以消除测量误差;④移液器吸液后严禁倒置、平放,以免溶液流入内腔,损坏活塞;⑤移液器不用时应存放在专用的支架上,不得任意放置;⑥长时间不用或刚取出的新移液器应轻轻用手推动按钮上下按压几次,再进行正常使用;⑦注意正确读数,目前有的移液器是电子显示,一般难以出错,但对于手动调节的应特别注意。吸取液体时只能轻按第一挡,排出液体时需要按到第二挡;吸取液体时不可快速吸取。

(二)水纯化装置

分子生物学实验对用水质量要求极高,器皿需经酸泡和自来水洗净后用双蒸水漂洗数次,配制各种溶液更是要求用三蒸水或超纯水。水纯化装置主要包括:单蒸器、石英玻璃双蒸馏器、离子交换器及超纯水装置等。

(三)离心机

离心机是分子生物学实验中最常用的一类仪器,主要用于收集和分离细胞、细胞器和生物大分子等。实验用离心机可按其转速分为低速离心机(普通离心机)、高速离心机和超速离心机三种类型。

在分子生物学实验中应用最多的是台式高速离心机,一般分为常温和冷冻两种,最大转速一般在 $12\,000\sim20\,000g$,这类仪器特别适合于生物大分子在 Eppendorf 管内微量操作后的处理,最少可供 0.05ml 样品的离心。

(四)电泳装置

电泳装置由电泳仪和电泳槽两部分组成。它主要用于检测、鉴定各种生物大分子的纯度、含量及描述它们的特征,此外它还是分离、纯化、回收和浓缩样品的主要工具。

1. 电泳仪　它是作为电泳时的外加电源设备,将220V交流电整流后通过稳压器,它既能输出稳定的电流,又能输出稳定的电压,起到在被分离样品两端加外接电场的作用。常见的电泳仪有常压电泳仪(输出电压为 $0\sim500V$,电流 $0\sim150mA$)、中压电泳仪(输出电压 $400\sim1000V$)、高压电泳仪(输出电压高于 1kV),另外还有一些特殊的电泳仪,如毛细管电泳仪、脉冲电场凝胶电泳仪、转移电泳仪等。

2. 电泳槽　电泳槽是电泳的主要部件,是样品分离的场所。槽内装有电极、缓冲液槽、电泳支持架等,有的还有散热装置如循环水等。电泳槽种类很多,有平卧式、垂直板式、圆柱式、立板式、悬挂式等。在分子生物学中常用的电泳槽有琼脂糖水平电泳槽、垂直夹心电

泳槽、DNA序列分析电泳槽、转移电泳槽、等电聚焦电泳槽等。

（五）灭菌设备

细菌、细胞培养以及核酸等有关实验所用培养基、试剂、器皿、实验用具等，应严格灭菌。有关核酸的实验要求没有核酸酶的污染，还应将试剂、器械进行高压消毒。对于经过导入DNA重组分子的菌株，操作后必须经严格的高压消毒灭菌处理。在分子生物学中常用的消毒设备包括高压蒸汽灭菌器、滤膜过滤器等。

（六）超净工作台

超净工作台（super clean bench）又称为laminar flow cabinet，译作层流室，一般简称为净化台或hood。超净工作台是目前普遍应用的无菌操作装置。其工作原理是：利用鼓风机驱动空气通过高效空气微柱滤层（high efficiency particulate air filter，HEPA）净化后，徐徐通过工作台面，在操作场地形成无菌环境。超净工作台按气流方向的不同可分为外流式和侧流式两种类型。

（七）紫外观察仪及照相器材

主要是用于对琼脂糖凝胶、聚丙烯酰胺凝胶电泳后结果的观察及记录。

1. 紫外分析仪　电泳后的DNA肉眼是观察不到的，它必须与溴化乙锭（EB）结合，在紫外灯的照射下产生荧光来进行观察。用于核酸分析的紫外分析仪常采用254nm、300nm和365nm等几个波长，在此波长范围内，DNA与EB结合物对紫外光吸收较强，从而诱导产生590nm波长的橙红色荧光。产生荧光的强度与DNA量相关。紫外分析仪有多种类型，有透射式紫外分析仪、反射式紫外分析仪。

2. 核酸凝胶电泳图谱的记录　通过紫外分析仪只能对核酸凝胶电泳图谱进行观察，如果需将结果记录下来，那么需拍摄成像。大部分实验室采用凝胶成像分析系统，由于它具有强大的图像采集、分析能力，可以对DNA、RNA、蛋白质电泳凝胶以及各类杂交、放射自显影结果进行拍摄、处理、分析和保存。由于可以在计算机上进行分析处理，其应用越来越广泛。

（八）PCR仪

PCR仪是体外扩增基因最常用的设备，主要由机械自动装置、温度循环系统及附属设备等构成。根据温度循环系统的原理不同，有梯度水浴法、循环水变温法、空气驱动循环恒温装置、变温金属块恒温装置等。附属设备包括软件、记录仪、自动控制一体化以及进行原位杂交或原位扩增的原位载盘等。

PCR仪根据用途不同有不同的类型，常见的有用于基因扩增的普通PCR仪和荧光定量PCR仪。荧光定量PCR仪不仅可对核酸进行扩增，而且可通过TaqMan荧光探针、SYBR Green荧光染料等方法对扩增后的样品进行定量测定，它一次可同时检测的样品量达数百个，是一种高通量型仪器，能有效地进行单核苷酸多态性（SNP）的检测。

（九）温度控制设备

1. 冷冻设备　普通冰箱、4℃冷柜、−20℃冰箱、−70℃冰箱、液氮罐。

2. 培养箱　隔水式电热恒温培养箱及CO_2培养箱。

3. 水浴箱　有不同类型的水浴箱，常用的有电热恒温水浴箱及水浴摇床。

4. 烤箱　温控范围25～300℃，主要用于烘干和干热消毒玻璃器皿。

（十）其他设备

1. 紫外分光光度计　常用紫外260nm、280nm检测核酸的含量及纯度。

2. 微波炉　用于溶液的快速加热和定温加热，特别适合于琼脂糖凝胶电泳时琼脂糖凝胶的溶化处理。

3. 凝胶干燥器　用于电泳后凝胶的脱水干燥，以便保存。

4. 真空干燥仪　一般用于 DNA、蛋白质样品中有机溶剂的干燥；电泳凝胶的干燥；Southern、Northern 转移及斑点杂交的核酸样品点样制膜的固定；负压除菌等。

四、分子生物学实验室生物安全

实验室生物安全（laboratory biosafety）一词用来描述那些用以防止发生病原体或毒素无意中暴露及意外释放的防护原则、技术以及实践。有效的生物安全规范是实验室生物安全保障活动的根本。每个实验室都必须根据本实验室的需要、工作的类型以及实际情况等来制订和实施特定的实验室生物安全保障规划。

（一）实验室生物安全保障

实验室生物安全保障（laboratory biosecurity）就是在实验研究过程中，为避免危险生物因子造成实验室人员暴露，向实验室外扩散并导致危害而采取的综合措施，达到对人、生态环境和社会的安全防护。为达到预期的目的，必须对实验室的危害因素进行评估、分类，并制订相应的物理防护对策。

（二）实验室安全设备

实验室安全设备包括生物安全柜及相关的安全设备。

1. 生物安全柜　生物安全柜（biological safety cabinet，BSC）是用于保护操作者、实验室环境、实验材料免受暴露于感染性气溶胶以及当操作含有传染性实验材料（如初期的培养物、原料、诊断标本）时可能产生的飞溅污物所带来的危害的装置，是生物安全装备的核心仪器。已经表明，正确使用生物安全柜可以有效减少由于气溶胶暴露所造成的实验室感染以及培养物交叉污染。生物安全柜同时也能保护环境。

2. 其他安全设备及其安全控制

（1）负压柔性薄膜隔离装置：负压柔性薄膜隔离装置是一种对生物学危害性材料提供最佳防护的基本防护装置。

（2）匀浆器、摇床、搅拌器和超声处理器：应只使用专为实验室设计的、结构上可以最大限度地减少或避免气溶胶释放的仪器设备。现在已有不同大小的消化器（stomacher）可供使用，但也有生成气溶胶的危险性。当用匀浆器处理危险度3级的微生物时，通常应该在生物安全柜中进行装样及重新开启。超声处理器可能释放气溶胶，应该在生物安全柜中进行操作，或者在使用期间用护罩盖住。在使用后应该清除护罩和超声处理器的外部污染。

（3）一次性接种环：一次性接种环的优点是不需要灭菌，因此可以在生物安全柜中使用。否则，使用本生灯和微型加热器会扰乱气流。一次性接种环使用后应置于消毒剂中，并按污染性废弃物处理。

（4）微型加热器：气体和电加热的微型加热器配有硼硅酸玻璃或陶瓷保护罩，从而减少接种环灭菌时感染性物质的飞溅和散布。但微型加热器会扰乱气流，因此应置于生物安全柜中靠近工作表面后缘的地方。

（5）实验服、隔离衣、连体衣及围裙等。

（6）护目镜、安全眼镜、面罩及手套等。

（三）重组 DNA 实验室的生物安全

在体外进行 DNA 重组实验时，有可能造成生物公害（biohazard），因此对实验室的要求较高。DNA 重组实验导致生物公害的原因包括：①在 DNA 重组实验时，可能意外地造出一些对人、畜有害的细菌或病毒，而这些微生物又获得了异常旺盛的繁殖力，可能伴有高度的传染性、侵袭性、毒性和抗药性，它们闯进自然界，可能会引起意想不到的疾病的流行；②感染带有致癌基因的病毒时，可能使人、畜患癌症；③有些重组体可能不直接给人、畜带来危害，但是可能给其他生物（如植物、微生物、昆虫）带来影响，使地球生态平衡受到破坏。基于以上原因制订 DNA 重组实验安全规则，采取一定的安全监督和防护措施，控制可能产生的生物公害，这是每一个基因工程研究者的神圣职责。

1. 生物防护（biological containment）　进行 DNA 重组实验时，要选择生物安全性高的载体和受体细胞。使用的载体应当只进入实验者想把它引入的选定的受体细胞，很难进入其他受体细胞。这种载体对特定受体细胞的依存性应当是很高的。实验用的受体细胞应当具有在特定的有选择性的条件下生存、繁殖，而在一般自然条件下很难生存和繁殖的生物特性，如营养缺陷性菌株、低温条件下生长菌株等。特别是新获得的 DNA 重组体，在自然条件下对生态环境应当是安全无害的。

从事 DNA 重组实验前应了解载体、受体细胞涉及安全方面的生物特性，包括自然条件下的生态特性、生理特点、基因交换的范围和结构、致病性、寄生性、腐生性、和人类接触的历史、是否容易消除污染、载体对受体的依存性、载体和受体细胞的来源等。

2. 物理防护　物理防护（physical containment）的基本目的是在基因操作中把重组体限制在实验室内和特殊的安全设备的空间内，从而防止实验人员本身被感染，也防止了重组体被扩散到外界。物理防护由三部分组成：操作规程、安全防护操作箱、实验室设计。

（王晓春）

实验1 真核基因组 DNA 的分离与纯化

一个生物体的全部基因序列称为基因组（genome）。真核生物中的 DNA 在细胞中的包装是一种独特的、紧凑的和高度凝聚的结构，经过多级螺旋盘绕压缩，与蛋白质结合形成染色体。整个基因组分布在细胞核内的多条染色体中，外面以核膜包裹。因此，从组织细胞中提取 DNA 时首先要保证细胞呈分散状态，通过破碎细胞膜和核膜，使染色体释放出来，然后去除与 DNA 结合的蛋白质。

基因组 DNA 因来源不同、性质不同以及用途不同，其分离纯化的方法也不尽相同。哺乳动物细胞基因组 DNA 的分离与纯化的方法主要有酚抽提法、甲酰胺解聚法、玻棒缠绕法以及各种快速方案。本实验以哺乳动物细胞为例，介绍制备高分子量 DNA 样品的酚抽提法。酚抽提法可用于多种来源标本的高分子量 DNA 样品的制备，包括单层培养细胞、悬浮生长细胞、新鲜的组织以及血液标本等。

【原理】

本实验所用的酚抽提法源自对 1976 年 Stafford 及其同事提出的方案的改进。它以含 EDTA、SDS 及无 DNA 酶的 RNA 酶裂解缓冲液裂解细胞，经蛋白酶 K 处理后，用 pH 8.0 的 Tris 饱和酚进行抽提，离心分层后，蛋白质因变性位于有机相与水相的界面，而 DNA 进入水相，重复抽提 DNA 至一定纯度后，根据不同需要行透析或沉淀处理，获得所需大小范围的高分子量 DNA 样品。

其中 EDTA 为二价金属离子螯合剂，可以抑制 DNA 酶的活性，同时降低细胞膜的稳定性。SDS 为生物阴离子去垢剂，主要引起细胞膜的降解并能乳化脂质和蛋白质，SDS 与这些脂质和蛋白质的结合可以使它们沉淀，SDS 的非极性端与膜磷脂结合，极性端使蛋白质变性、降解，所以 SDS 同时还有降解 DNA 酶的作用。无 DNA 酶的 RNA 酶可以有效水解 RNA，而避免 DNA 的消化。蛋白酶 K 则有水解蛋白质的作用，可以消化 DNA 酶、DNA 上的蛋白质，也有裂解细胞的作用。酚可以使蛋白质变性沉淀，也抑制 DNA 酶的活性。pH 8.0 的 Tris 缓冲液能保证抽提后 DNA 进入水相，而避免滞留于蛋白质层。多次抽提可提高 DNA 的纯度。一般在第三次抽提后，移出含 DNA 的水相，做透析或沉淀处理。透析处理能减少对 DNA 的剪切效应，因此可以得到 200kb 的高分子量 DNA。沉淀处理常以醋酸铵为沉淀用盐，用无水乙醇沉淀，并用 70% 的乙醇洗涤，最后得到的 DNA 大小在 100~150kb。

【器材】

标本（单层培养或悬浮生长的哺乳动物细胞、新鲜的组织或血液标本）、大口径移液管（出口直径大于 0.3cm）、50ml 的聚丙烯离心管（组织标本选用）、专用橡皮细胞刮（单层培养细胞选用）、匀浆机、匀浆器或研磨器（组织标本选用）、透析袋（制备 150~200kb 大小的

DNA 时选用）、U 形玻棒、低温冷冻高速离心机、恒温水浴箱、混匀器或旋转器、可调速恒温摇床、便携式真空吸液装置、化学通风橱、电泳装置、低温冰箱、高压蒸汽灭菌装置、重蒸馏装置、紫外分光光度计、凝胶成像分析系统或透射式的紫外灯装置、微波炉或电炉等加热溶胶装置、微量移液器、Eppendorf 管、微量加样吸头、离心管、刻度吸管及三角烧瓶等。

【试剂】

1. Tris 盐缓冲液（即 TBS 溶液） 称取 8g NaCl、0.2g KCl 及 3g Tris 碱溶于 800ml 蒸馏水中。加入 0.015g 的酚红，以 HCl 调节 pH 至 7.4，然后加蒸馏水至 1000ml。分装后，1.05kg/cm^2 高压蒸汽灭菌 20 分钟。

2. 1mol/L Tris-Cl（pH 8.0）贮存液 在 800ml 蒸馏水中溶解 121.1g Tris 碱，加入浓 HCl 调 pH 值至 8.0（约加入浓 HCl 42ml，应在溶液冷却至室温后方可最后调定 pH），加水定容至 1L，分装后高压灭菌。

3. 0.5mol/L EDTA（pH 8.0）贮存液 在 800ml 蒸馏水中加入 186.1g 二水乙二胺四乙酸二钠（EDTA-Na$_2$·2H$_2$O），在磁力搅拌器上剧烈搅拌，用 NaOH 调 pH 至 8.0（约需 20g NaOH 颗粒）后定容至 1L，分装后高压灭菌备用。

4. 20%（w/v）的 SDS 贮存液 在 900ml 水中溶解 200g 电泳级 SDS，加热至 68℃助溶，加入几滴浓盐酸调节溶液的 pH 至 7.2，加水定容至 1L，分装备用。

5. 裂解缓冲液 含 10mmol/L 的 Tris-Cl（pH 8.0）、0.1mol/L 的 EDTA（pH 8.0）、0.5%（w/v）的 SDS 以及 20g/ml 的无 DNA 酶的胰 RNA 酶。其中无 DNA 酶的胰 RNA 酶需临用时加入，其他溶液需预先分别配制成较高浓度的贮备液并于室温保存。

6. 蛋白酶 K（20mg/ml） 以消毒的 50mmol/L 的 Tris（pH 8.0）溶液配制，小量分装，-20℃保存。

7. Tris 饱和酚（pH 8.0） 以 0.5mol/L 的 Tris-Cl（pH 8.0）与 0.1mol/L 的 Tris-Cl（pH 8.0）进行充分的平衡。

8. 10mol/L 的乙酸铵溶液 称取 77g 乙酸铵，室温条件下溶于 70ml 蒸馏水中，补足蒸馏水至 100ml，用 0.22μm 的滤器过滤消毒，4℃或室温密封保存。注意乙酸铵不可用热水溶解与高压消毒。

9. 透析缓冲液（制备 150~200kb 大小的 DNA 时选用） 含 50mmol/L 的 Tris-Cl（pH 8.0）和 10mmol/L 的 EDTA（pH 8.0）。

10. 无水乙醇与 70% 的乙醇。

11. TE（pH 8.0）缓冲液 含 10mmol/L 的 Tris-Cl（pH 8.0）和 1mmol/L 的 EDTA（pH 8.0）。

12. 液氮（组织标本选用）。

13. 酸性枸橼酸葡萄糖溶液 B（即 ACD 溶液，新鲜或冻藏血液标本选用） 含 0.48%（w/v）的枸橼酸、1.32%（w/v）的枸橼酸钠和 1.47%（w/v）的葡萄糖。

14. 磷酸盐缓冲液（即 PBS，冻藏血液标本选用） 称取 8g NaCl、0.2g KCl、1.44g Na$_2$HPO$_4$ 和 0.24g KH$_2$PO$_4$ 溶于 800ml 蒸馏水中，以 HCl 调节 pH 至 7.4，然后加水至 1000ml。分装后，1.05kg/cm^2 高压蒸汽灭菌 20 分钟。

15. 溴化乙锭（ethidium bromide，EB） 用无菌水配成 10mg/ml 的贮存液，室温保存于不透光的玻璃瓶中。DNA 染色时的终浓度一般为 0.5μg/ml。

16. 0.6% 的琼脂糖（w/v）。

17. 高分子量的 DNA marker。

18.5×TBE 电泳缓冲贮备液 称取 54g Tris 碱和 27.5g 硼酸,溶于 20ml 0.5mol/L 的 EDTA 溶液(pH 8.0)。应用液为 0.5×TBE,将贮备液用消毒双蒸水稀释 10 倍即可。

【操作步骤】

1. 细胞的收集与裂解 在此分别介绍了 4 种不同来源与类型标本的收集与处理方法,可任选其一进行细胞的收集与裂解。

(1)单层培养细胞的收集与裂解:取出细胞培养皿,立即吸去细胞培养液。用冰预冷的 TBS 约 10ml 洗涤单层培养的贴壁细胞两次,吸去洗涤液。将细胞培养皿置于冰浴中,加入 1ml 冰预冷的 TBS。以专用的橡皮细胞刮刮下贴壁细胞,用巴斯德吸管将细胞悬浮液转入置于冰上的冷离心管中。紧接着加入 0.5ml 的 TBS 洗涤细胞培养皿一次,将洗涤液并入上述离心管中。通过 4℃ 1500g 低温离心 10 分钟收集细胞。以 5~10 倍体积的 TBS 重悬细胞,再离心一次。离心收集的细胞重悬于 TE(pH 8.0)缓冲液中,调节细胞浓度为 $5×10^7$/ml。将细胞悬液转入三角烧瓶,按每毫升细胞悬液加入 10ml 裂解缓冲液,37℃温育 1 小时得到细胞裂解液后立即转入步骤 2。

(2)悬浮生长细胞的收集与裂解:将悬浮生长的细胞悬液转入离心管,通过 4℃ 1500g 低温离心 10 分钟,吸去上清液,收集沉淀的细胞。加入与细胞悬液等体积的冰预冷的 TBS 重悬洗涤细胞。经上述离心后,吸去上清液,收集细胞沉淀。再加冰预冷的 TBS 重悬洗涤细胞一次。同样通过上述方法回收细胞沉淀。将细胞沉淀重悬于 TE(pH 8.0)缓冲液中,调节细胞浓度为 $5×10^7$/ml。将细胞悬液转入三角烧瓶,按每毫升细胞悬液加入 10ml 裂解缓冲液,37℃温育 1 小时得到细胞裂解液后立即转入步骤 2。

(3)组织标本的收集与裂解:将清洁的新鲜组织剪成碎块,置于盛有液氮的研钵(研钵需先用液氮预冷)中,以液氮预冷的研杵将组织碎块研磨成粉末状。待液氮蒸发,将组织粉末一点一点地加入盛有约 10 倍体积裂解缓冲液的烧杯中。使组织粉末分散于裂解缓冲液液面,然后振摇烧杯使组织粉末完全浸没于裂解缓冲液中。将该溶液转入 50ml 聚丙烯离心管中,37℃温育 1 小时得到细胞裂解液后立即转入步骤 2。

(4)血液标本的收集与裂解:在消毒无菌条件下,收集血液标本,新鲜或冻藏的血液标本均可用于高分子量 DNA 的制备。

对新鲜血液标本,以 3.5ml 的 ACD 或 EDTA 溶液用于 20ml 新鲜血的抗凝。将抗凝血转入离心管,4℃ 1300g 低温离心 15 分钟。吸去上层血浆,用巴斯德吸管将含有白细胞的淡黄层悬浮液小心转入一新的离心管。重复离心一次,弃掉污染的血浆与红细胞。吸出淡黄层悬浮液,重于 15ml 裂解缓冲液中,37℃温育 1 小时得到细胞裂解液后立即转入步骤 2。

对冻藏血液标本,最好采用 ACD 溶液抗凝。以 3.5ml 的 ACD 与 20ml 新鲜血混合抗凝后冻存备用。冻存标本在室温条件下于水浴中解冻,解冻标本转入离心管中,加入等体积的 PBS 溶液,3500g 室温离心 15 分钟,吸去含裂解红细胞的上清液。重悬细胞沉淀于 15ml 裂解缓冲液中,37℃温育 1 小时得到细胞裂解液后立即转入步骤 2。

2. 蛋白酶 K 的消化 将上述细胞裂解液移入离心管中,液面高度应不超过离心管高度的 1/3。加入 20mg/ml 的蛋白酶 K 至终浓度为 100μg/ml。用一玻棒温和地将酶液与黏滞的细胞裂解液混匀。将该溶液置 50℃水浴 3 小时,水浴期间不时旋动该黏滞溶液。

3. 酚的抽提 待上述溶液冷却至室温后,加入等体积的 0.1mol/L Tris-Cl(pH 8.0)平衡的酚。温和地来回颠倒离心管 10 分钟,使两相混匀。若两相未能形成乳浊液,则将离心管置旋转器上旋转 1 小时。然后，5000g 室温离心 15 分钟，使两相分层。以大口径移液管将黏滞的上层水相移入一洁净的离心管中。用酚重复抽提两次，合并水相。

4. DNA 的透析或沉淀

（1）DNA 的透析：用于制备分子量为 150～200kb 的 DNA。将含有 DNA 的上层水相移入透析袋中（透析袋应留出大于样品体积 1.5～2.0 倍的空间），4℃透析 4 次，每次使用透析液 1L，间隔 6 小时以上透析一次。

（2）DNA 的沉淀：用于制备分子量为 100～150kb 的 DNA。在酚的三次抽提后，将全部水相移入一洁净离心管中。于室温加入 0.2 倍体积 10mol/L 的乙酸铵、2 倍体积的无水乙醇，转动离心管直至溶液充分混匀。DNA 立即形成沉淀，用 U 形玻棒将 DNA 沉淀移出，而污染的寡核苷酸仍存留于乙醇溶液中。如果沉淀的 DNA 为碎片，则 U 形玻棒不适用，此时应于室温下 5000g 离心 5 分钟收集 DNA 沉淀。以 70% 的乙醇洗涤 DNA 沉淀 2 次，5000g 离心 5 分钟收集 DNA 样品。尽量吸去 70% 的乙醇溶液。在室温下，打开离心管盖，待可见的残留乙醇挥发完（不可使 DNA 完全干燥，否则 DNA 极难溶解）。按每 0.1ml 的起始细胞（5×10^7/ml）加入 1ml 的 TE（pH 8.0）缓冲液，置离心管于摇床上，4℃轻轻旋动溶液 12～24 小时，直至 DNA 完全溶解。然后 4℃分装保存。

5. DNA 质量鉴定

DNA 的质量鉴定包括浓度分析、纯度鉴定以及大小完整性的分析。具体操作与实验方案参见实验 4。浓度分析与纯度鉴定最简便快速的方法是紫外分光光度法。通过 OD_{260} 可以定量，通过 OD_{260}/OD_{280} 的比值可以分析其纯度。1 个 OD_{260} 相当于 50μg 的双链 DNA，OD_{260}/OD_{280} 的比值为 1.8 是高纯度 DNA 的标志。但需要注意的是，由于高分子量的 DNA 样品非常黏稠，匀质性不好，因此在常规鉴定时所取的 DNA 样品并不能很好地反映整个 DNA 制品的质量。另外，可通过脉冲场凝胶电泳或常规的 0.6% 琼脂糖凝胶电泳分析 DNA 样品的大小与完整性。

【结果讨论】

1. 利用本法，从 5×10^7 培养的非整倍体哺乳动物细胞（如 HeLa 细胞）大约可以制备分子量在 100～150kb 的 DNA 200μg，自 20ml 血液标本可得 250μg 高分子量 DNA，组织标本则因含有大量的纤维结缔成分，其产量一般都不高，且因不同的组织类型而有较大的差异。

2. OD_{260}/OD_{280} 的比值为 1.8 是高纯度 DNA 的标志，高于或低于此值均表示不纯。但比值为 1.8 的 DNA 溶液也不能完全断定为纯的 DNA 溶液，可能兼有蛋白质、酚与 RNA 的污染。其中蛋白质与酚的污染均使比值下降，而 RNA 的污染则使比值升高。一般情况下，OD_{260}/OD_{280} 的比值在 1.75～1.80 之间是可以接受的。但 OD_{260}/OD_{280} 的比值若低于 1.75，则表明有显著量的蛋白质污染。此时需要加入终浓度为 0.5% 的 SDS，并重复步骤 2～4。

3. 通过脉冲场凝胶电泳或常规的 0.6% 琼脂糖凝胶电泳分析，DNA 样品的大小一般应在 100～150kb。0.6% 的琼脂糖凝胶电泳较 0.3% 的琼脂糖凝胶电泳易于操作，更常使用。目前，脉冲场凝胶电泳对线性 DNA 分子的有效分离上限已达 5000kb 以上，完全可以胜任本法制备的 DNA 大小的分析，但需要特殊的装置。常规的琼脂糖凝胶电泳是一替代的方法，还可以很容易地判定样品中是否有 RNA 污染，但其分离能力有限。

4. 运用该法可以从单层或悬浮培养细胞、新鲜组织及血液标本中制备少于 10μg 至大到数百 μg 的 DNA 样品。由于分离纯化的每一步都有剪切力的影响，最后得到的 DNA 样品中分子量超过 100～150kb 的很少。但这种大小的 DNA 足以作为 PCR 反应的模板和进行 Southern blotting 分析以及构建以 λ 噬菌体为载体的基因组 DNA 文库。

5. 要制备分子量大于 200kb 的 DNA，可选用甲酰胺解聚法，该法制备的 DNA 样品可以高容量的黏粒为载体，构建基因组 DNA 文库。另外，为避免 DNA 分子在分离提取的操作中受到剪切力的影响，可以将细胞悬浮在融化的低熔点琼脂糖中进行细胞的原位裂解与蛋白水解，然后通过漂洗去除细胞碎片，就可以获得完整的 DNA 分子。DNA 分子经切点很稀少的限制性内切酶进行原位限制酶消化，所得分子量巨大的 DNA 片段可以用于构建以酵母人工染色体（yeast artificial chromosome，YAC）为载体的基因组文库。

6. 就最常用的一些 PCR 来讲，并不需要制备分子量很大的 DNA 样品。20～50kb 大小的 DNA 足以作为 PCR 的模板或用于克隆、限制性内切酶反应和进行单泳道的 Southern 杂交分析。因此可以选用步骤简化、不需要特别小心谨慎操作的 DNA 快速提取法或直接从 96 孔细胞培养板上进行 DNA 快速提取。

【注意事项】

1. 对高分子量 DNA 的制备，由于剪切力的危害甚大，因此每一步都要特别小心温和地操作，避免激烈的吸取、振荡与混匀。

2. 酚的制备要特别小心。一方面，酚的腐蚀性很强，并可引起严重的灼伤，应在化学通风橱中进行操作，操作时须穿戴手套、防护镜及防护衣。与酚接触过的皮肤，应使用大量的水清洗，并用肥皂与水洗涤，忌用乙醇。另一方面，用于 DNA 制备的酚应在重蒸馏后用 0.5mol/L 的 Tris-Cl（pH 8.0）平衡一次，并用 0.1mol/L 的 Tris-Cl（pH 8.0）进行多次充分的平衡，直至有机酚相的 pH 在 7.8～8.0 之间。用于制备 DNA 的酚，其 pH 必须接近 8.0，否则在酚的抽提过程中，DNA 会因为变性而进入两相界面的蛋白质层，低于 7.0 时则进入有机酚相。制备好的酚溶液可转入不透光的玻璃瓶中，在其上面覆盖一层 0.01mol/L 的 Tris-Cl（pH 8.0）缓冲液，于 4℃可保存一个月。

3. 对单层培养或悬浮生长的细胞，在加入细胞裂解缓冲液时，应确保细胞呈分散状态，避免细胞成块、成团而难于处理。

4. 进行组织标本的高分子量 DNA 提取时，最好是新鲜的标本。由于组织标本含有大量的纤维结缔组织，要得到产量较高的高分子量 DNA 比较困难，需要首先清除血液及筋膜等纤维结缔组织，并将组织搅切或研磨成粉末状。

5. 对血液标本应避免使用肝素抗凝，因为肝素是 PCR 反应的抑制剂。

6. 使用液氮时要特别小心地防护，避免吸入液氮气，避免直接冻伤。

7. 对冻藏的标本，应避免反复多次冻融，因为每次冻融都大大降低高分子量 DNA 的产率。

8. 钙离子有助于蛋白酶 K 的构象稳定，缺钙情况下，蛋白酶 K 的水解活性有部分丧失。但钙离子的结合位点与蛋白酶 K 的催化位点有一定距离，并不直接影响蛋白酶 K 的活性。在有 EDTA 存在的条件下，残存的蛋白酶 K 活性足以消化大部分的蛋白质。

9. 以 ACD 或 EDTA 溶液抗凝的血液标本，可在 0℃下保存数天或 −70℃下长期保存备用。但对于高分子量 DNA 的制备，ACD 溶液保存血液的效果优于 EDTA，应作为首选。

10. DNA 的裂解缓冲液曾使用 0.5mol/L 的 EDTA，但由于其与抽提用的酚的密度很接近，使得抽提后的两相分层困难。目前使用 0.1mol/L 的 EDTA，不但能通过螯合重金属、抑制核酸酶活性而有效避免 DNA 的降解，而且有利于有机酚与水相的分层。

11. 本法使用的 DNA 裂解缓冲液中含有较高浓度的无 DNA 酶的胰 RNA 酶（20μg/ml），一是因为裂解液中还含有 0.5% 的 SDS，使 RNA 酶不处于最高活性状态；二是可以省去传统方法在 DNA 抽提后再加 RNA 酶消化的步骤,从而缩短 DNA 的制备时间,减轻各种有害因素对 DNA 完整性的破坏。

12. 在高分子量 DNA 的制备过程中,经酚抽提、离心分层后,取上层 DNA 溶液时往往会牵动两相界面的蛋白质而引入污染。此时可通过缓慢抽吸掉下层的有机酚相,直至处于界面的蛋白质层处于管底。经 5000g 室温离心 20 分钟,蛋白质可较强地沉积、吸附于管底,此时将含 DNA 的上层水相轻缓倒入另一洁净的离心管中即可。

13. 进行高分子量 DNA 样品的透析处理时,透析袋要预留足够的空间,以防样品体积增大后胀破透析袋。由于高分子量的 DNA 溶液非常黏滞,因此透析时间要足够,一般≥24 小时。

14. 进行高分子量 DNA 样品的沉淀处理时,最后一步要去掉乙醇。但要注意不可使 DNA 完全干燥,只要可见的乙醇挥发完即可,否则 DNA 极难溶解。

15. 对本法制备的 DNA 样品进行凝胶电泳分析,通常使用 λ 噬菌体 DNA 及其线性多联体作为分子量大小的标准参照物。λ 噬菌体 DNA 单体的完整大小为 48.5kb,通过 T4 噬菌体 DNA 连接酶催化的连接反应,可得到 λ 噬菌体 DNA 的 2～20 个线性连接的多联体,其分子量为 λ 噬菌体 DNA 单体的整倍数。

16. 溴化乙锭是一种强烈诱变剂和毒性物质,操作时必须戴好手套,避免直接接触和吸入含有溴化乙锭的灰尘。另外,一般是将溴化乙锭掺入融化的琼脂糖凝胶中进行 DNA 着色。

17. 紫外线有危害,对眼睛尤甚,要注意屏蔽,并佩戴护目镜或安全面罩。

附:人外周血白细胞 DNA 提取(微量法)

【原理】

真核细胞 DNA 分子存在于细胞核中,在破碎细胞后,为防止 DNase 对 DNA 分子的降解作用,须加入一些酶抑制剂和蛋白变性剂,如乙二胺四乙酸二钠(EDTA-Na$_2$)、十二烷基硫酸钠(SDS)及蛋白酶 K(或 E),后两者还可解离与 DNA 分子结合的蛋白质。DNA 的纯化常用苯酚萃取的方法,其原理是:苯酚使蛋白质变性,经离心分层后,变性蛋白质分配在高密度的酚相和两相界面处(相分配萃取),而核酸分配在水相中。此外,乙醇沉淀 DNA 分子,是一种浓缩 DNA 或改变其溶剂的标准方法。如果对 DNA 纯度要求很高,可采用透析法除去小分子物质以及经 RNase 处理以去除 RNA。

【器材】

微量高速离心机、水浴箱、冰箱、硅化玻璃滴管及试管、Eppendorf 管、微量加样器。

【试剂】

1. EDTA-Na$_2$ 抗凝新鲜全血。

2. 0.9% NaCl。

3. 10% SDS 称取 SDS 10g,加入蒸馏水约 75ml,稍加热溶解,冷却至室温后,用 1mol/L HCl 调 pH 至 7.2(注:调 pH 时缓慢滴加 HCl,以免过量)。用蒸馏水补充体积至 100ml。

4. 蛋白酶 K 或 E。

5. RNase A。

6. Tris- 水饱和苯酚(pH 8.0,市售,4℃贮存)。

7. 1mol/L NaCl。

8. 0.5mol/L EDTA-Na₂　称取 EDTA-Na₂·2H₂O 18.61g,固体 NaOH 约 2g,加蒸馏水约 70ml 溶解,加固体 NaOH 调节 pH 至 8.0(边加边调边搅拌)。加蒸馏水补充体积至 100ml。

9. NE 溶液(50mmol/L NaCl,25mmol/L EDTA-Na₂,pH 8.0)　取 1mol/L NaCl 10ml、0.5mol/L EDTA-Na₂ 10ml,双蒸水补体积至 200ml。

10. 氯仿-异戊醇(24:1)　棕色瓶贮存。

11. 冷无水乙醇　冻存。

12. 70% 冷乙醇　4℃ 贮存。

13. 3mol/L NaAc(pH 5.2)　称取 NaAc·3H₂O 40.82g,加蒸馏水约 60ml 加热溶解,冷却至室温,用冰乙酸调节 pH 至 5.2,用蒸馏水补体积至 100ml。

14. STMT　含 8% 蔗糖、10mmol/L Tris-Cl、5mmol/L MgCl₂、1% Triton X-100。

15. 1mol/L Tris-Cl(pH 8.0)　称取 Tris 12.1g,加蒸馏水约 70ml 溶解,混匀,用浓盐酸约 5ml 调 pH 至 8.0,用蒸馏水补体积至 100ml。

16. 1×TE(pH 8.0)　取 1mol/L Tris-Cl(pH 8.0)10ml、0.5mol/L EDTA-Na₂(pH 8.0)2ml,蒸馏水补体积至 1000ml。

【操作步骤】

1. 取 0.3ml 新鲜全血(EDTA-Na₂ 抗凝)置于 1.5ml Eppendorf 管中。

2. 加入 1ml STMT,充分混匀使其溶血。

3. 12 000g 离心 1~2 分钟,弃上清液。再加入 0.5ml STMT,吹散沉淀,充分混匀,同上离心,弃上清液。

4. 沉淀部分加 0.5ml 0.9% NaCl 洗涤一次,同上离心,弃上清液。

5. 沉淀部分加入 460μl NE 溶液,用吸头充分吹散打匀。

6. 加入 30μl 10% SDS,迅速轻柔颠倒摇匀,再加 50μl 蛋白酶 K(20mg/ml),轻轻摇匀后置 50℃ 水浴 1~2 小时。

7. 加入等体积苯酚(500μl),轻摇 1 分钟,12 000g 离心 1 分钟,吸转上层水相到另一离心管内。

8. 加入 1/2 体积苯酚和 1/2 体积氯仿-异戊醇(24:1 v/v),同上法抽提一次,离心后,小心吸转上层水相至另一离心管内。

9. 加入等体积氯仿-异戊醇抽提一次,同上离心,吸取水相。

10. 加入 1/10 体积(约 50μl)3mol/L NaAc(pH 5.2)混匀。

11. 加入 1ml 预冷(−20℃)无水乙醇充分混匀,置 −20℃ 1 小时或 −70℃ 15 分钟。

12. 12 000g 离心 5 分钟,弃上清液。

13. 用 70% 乙醇 1ml 漂洗 DNA 一次,同上离心,倒弃乙醇,将离心管倒置在滤纸上,倒尽残余乙醇。

14. 真空干燥 10 分钟。

15. 加入 TE 50μl 溶解沉淀,−20℃ 保存备用。

【注意事项】

1. 操作时最好戴手套,因苯酚为腐蚀剂,另外应防止手上核酸酶或细菌污染 DNA 样品。

2. 提取 DNA 所用的玻璃器皿、溶液等需经高压(15 磅 15 分钟)灭菌处理,以防 DNase 污染。

3. 在乙醇沉淀后去乙醇时要十分注意,不要把 DNA 沉淀也倒掉了。

4. 10^6 个细胞可抽提 DNA 100μg。

（王晓春）

实验2 真核细胞 mRNA 的分离与纯化

RNA 包括 rRNA、tRNA、mRNA。其中 mRNA 占总 RNA 的 1%～5%，含量少，但种类繁多，是分子生物学的主要研究对象之一。真核细胞中 mRNA 的含量少、种类多、分子量大小不一且核苷酸序列各不相同，长度可从几百碱基到几千碱基不等。进行 mRNA 研究中，首先需要对样本进行总 RNA 抽提，抽提得到的 RNA 除含有 mRNA 外，还含有 rRNA 和 tRNA，为防止这两类 RNA 对转录组研究的影响，因此需要对 mRNA 进行分离纯化。真核细胞的 mRNA 分子最显著的结构特征是具有 5′ 端帽子结构（m^7G）和 3′ 端的 poly（A）尾巴。除血红蛋白及某些组蛋白外，绝大多数真核生物的 mRNA 在其 3′ 末端都带有一个长短不一的多聚腺苷酸（polyadenylic acid）结构，即 poly（A）尾巴。这种结构为真核 mRNA 的提取提供了极为方便的选择性标志，寡聚（dT）纤维素或寡聚（U）琼脂糖亲和层析分离纯化 mRNA 的理论基础就在于此。以总 RNA 制品为起始材料，利用核酸分子的碱基配对原理，通过 oligo（dT）- 纤维素或 poly（U）- 琼脂糖凝胶的亲和层析，可以很容易地同时分离到不同种类与大小的 mRNA 分子群体。mRNA 分离纯化的常用方法有 oligo（dT）- 纤维素柱层析法、oligo（dT）- 纤维素液相结合离心法、oligo（dT）- 纤维素柱离心法、顺磁性球珠分离法以及 poly（U）- 琼脂糖凝胶层析等。本实验介绍哺乳动物细胞 mRNA 的 oligo（dT）- 纤维素柱层析法，该法是真核细胞 mRNA 制备的标准方法。此法利用 mRNA 3′ 末端含有 poly（A）的特点，在 RNA 流经寡聚（dT）纤维素柱时，在高盐缓冲液的作用下，mRNA 被特异地结合在柱上，当逐渐降低盐的浓度时或在低盐溶液和蒸馏水的情况下，mRNA 被洗脱，经过两次寡聚（dT）纤维柱后，即可得到较高纯度的 mRNA。

尽管目前已有商品化的快速提取试剂盒，不经总 RNA 提取的中间过程，可一次直接完成 mRNA 的提取，但目前 mRNA 的常规提取仍然是以总 RNA 为起始材料。因此，mRNA 的分离纯化包括两个主要步骤，即总 RNA 的制备与 mRNA 的纯化。总 RNA 的制备方法主要分为两类：①有机溶剂分级提取 RNA，如氯化锂 - 尿素法、Trizol 试剂以及由异硫氰酸胍 - 酚 - 三氯甲烷一步法改进的同时回收 RNA、DNA 和蛋白质的方法等；②利用差速离心沉淀将高相对分子质量的 RNA 和其他类型核酸分离开来。因制备细胞来源不同，所使用的方法和试剂有不同。总 RNA 的制备方法主要有经典的硫氰酸胍 - 酚氯仿一步法。本实验介绍哺乳动物细胞总 RNA 的硫氰酸胍 - 酚氯仿一步法。

无论总 RNA 的制备还是 mRNA 的制备，由于 RNA 酶的广泛存在与不易失活的特点，决定了生物降解是 RNA 提取过程中的主要危害。因此，在 RNA 的制备过程中，尽量排除 RNA 酶的污染，创造一个无 RNA 酶的环境最为关键。

【原理】

硫氰酸胍 - 酚氯仿一步法制备总 RNA。该法以含 4mol/L 硫氰酸胍与 0.1mol/L β- 巯基乙醇的变性溶液裂解细胞，然后在 pH 4.0 的酸性条件下，用酚 / 氯仿抽提裂解溶液，最后通过异丙醇沉淀与 75% 的乙醇洗涤来制备总 RNA。

其中在 2- 巯基乙醇的协同作用下，高浓度的 4mol/L 硫氰酸胍可以极大极快地抑制 RNase 的活性，从而避免 RNA 的降解，保证 RNA 制品的产量与完整性。pH 4.0 的酸性环境既有利于 DNA 的变性又有利于 RNA 的分离。因为 RNA 尽管对剪切力不敏感，但 RNA 具有碱易变性，需要严格控制 pH。酚与氯仿的联合使用，主要在于两者合用时去蛋白的效果更好。而且氯仿还能有效抑制 RNase 的活性，并通过使酚脱水来防止 mRNA 的丢失，同时能加速有机相与水相的分层，去除植物色素、蔗糖以及核酸样品中的痕量酚。

oligo(dT)-纤维素柱层析法从总 RNA 中分离纯化 mRNA。它是以 oligo(dT)-纤维素填充层析柱，加入待分离的总 RNA 样品，其中 poly(A)$^+$RNA 在高盐条件下，通过碱基互补与 oligo(dT)-纤维素形成稳定的 RNA-DNA 杂交体，洗去未结合的其他 RNA，然后在低盐缓冲液中洗脱并回收 poly(A)$^+$RNA。

【器材】

组织或培养的细胞、低温冷冻高速离心机、恒温水浴箱、研磨器、匀浆器或匀浆机、混匀器或旋转器、磁力搅拌子与可调温的磁力搅拌器、300℃以上的烤箱、化学通风橱、一次性层析柱或底部用玻璃棉填塞的巴斯德吸管、凝胶成像分析系统或透射式的紫外灯装置、紫外分光光度计、便携式真空吸液装置、低温冰箱、电泳装置、重蒸馏装置、高压蒸汽灭菌装置、刻度吸管、离心管、微量移液器、加样吸头。

【试剂】

1. 0.1% 的 DEPC 水　用双蒸馏水配制并经高压蒸汽消毒。

2. 氯仿/异戊醇(49∶1, v/v)　分析纯，无污染的新包装。

3. 无水乙醇　分析纯，无污染的新包装。

4. 异丙醇　分析纯，无污染的新包装。

5. 液氮。

6. 水饱和酚(pH 6.0)。

7. 磷酸盐缓冲液(即 PBS，单层培养或悬浮生长细胞选用)　称取 8g NaCl、0.2g KCl、1.44g Na$_2$HPO$_4$ 和 0.24g KH$_2$PO$_4$ 溶于 800ml 蒸馏水中，以 HCl 调节 pH 至 7.4，然后加水至 1000ml。分装后，1.05kg/cm^2 高压蒸汽灭菌 20 分钟。

8. 2mol/L 的乙酸钠溶液(pH 4.0)　在 800ml 水中溶解 272.1g 三水乙酸钠，用冰乙酸调节 pH 至 4.0，加水定容到 1L，分装后高压灭菌。

9. 3mol/L 的乙酸钠溶液(pH 5.2)　在 800ml 水中溶解 408.1g 三水乙酸钠，用冰乙酸调节 pH 至 5.2，加水定容到 1L，分装后高压灭菌。

10. 变性裂解液　含 4mol/L 的硫氰酸胍、25mmol/L 的枸橼酸钠、0.5% 的十二烷基肌氨酸钠和 0.1mol/L 的 2-巯基乙醇。配制方法如下：称 250g 硫氰酸胍溶于 293ml 的 DEPC 水中，加入 17.6ml 0.75mol/L 的枸橼酸钠(pH 7.0)和 26.4ml 的 10%(w/v)的十二烷基肌氨酸钠。于混合液中加入磁力搅拌子，置磁力搅拌器上，65℃加热搅拌，直至所有成分溶解。该液可室温保存数月，但要注意避光。临用前，每 50ml 该液加入 0.36ml 14.4mol/L 的 β-巯基乙醇混匀。

11. 去离子的甲酰胺(RNA 保存时选用)。

12. 1mol/L Tris-Cl(pH 8.0)贮存液　在 800ml DEPC 处理水中溶解 121.1g Tris 碱，加入浓 HCl 调 pH 至 8.0(约加入浓 HCl 42ml，应在溶液冷却至室温后方可最后调定 pH)，加水定容至 1L，分装后高压灭菌。

13. 5mol/L NaCl 贮存液　在 800ml DEPC 处理水中溶解 292.2g NaCl，加水定容至 1L，分装后高压灭菌备用。

14. 0.5mol/L EDTA（pH 8.0）贮存液 在 800ml DEPC 处理水中加入 186.1g EDTA-$Na_2 \cdot 2H_2O$，在磁力搅拌器上剧烈搅拌，用 NaOH 调 pH 至 8.0（约需 20g NaOH 颗粒）后定容至 1L，分装后高压灭菌备用。

15. 2×层析柱上样缓冲液 含 40mmol/L 的 Tris-Cl（pH 7.6）、1mmol/L 的 NaCl、2mmol/L 的 EDTA（pH 8.0）及 0.2%（w/v）的十二烷基肌氨酸钠。配制方法如下：在 DEPC 水处理并经高压蒸汽灭菌的玻璃瓶中，加入 DEPC 水配制的 Tris-Cl（pH 7.6）、NaCl 与 EDTA（pH 8.0）贮存液。混匀，37℃放置 12 小时以上，然后高压蒸汽灭菌 15 分钟。待混合液冷至 65℃时，加入已在 65℃预热了 30 分钟的 10% 十二烷基肌氨酸钠贮存液至所需浓度即可。其中 Tris-Cl 液可用 0.05mol/L 的枸橼酸钠代替。室温保存 2×层析柱上样缓冲液。

16. 1×层析柱上样缓冲液 用等体积的 DEPC 水稀释 2×层析柱上样缓冲液即可。

17. 20%（w/v）的 SDS 贮存液 在 900ml 水中溶解 200g 电泳级 SDS，加热至 68℃助溶，加入几滴浓盐酸调节溶液的 pH 至 7.2，加水定容至 1L，分装备用。

18. 洗脱缓冲液 含 10mmol/L 的 Tris-Cl（pH 7.6）、1mmol/L 的 EDTA（pH 8.0）及 0.05% 的 SDS。Tris-Cl（pH 7.6）与 EDTA（pH 8.0）贮存液应在临用前高压蒸汽灭菌 15 分钟，然后用 DEPC 水稀释到所需浓度，并加入 SDS 贮存液（10% 或 20%）至所需浓度。配好的洗脱缓冲液在高压消毒时会大量起泡，故不能高压处理。

19. 5mol/L 的 NaCl 溶液 用 DEPC 水配制。

20. 10mol/L 的 NaOH 贮存液 0.1mol/L 的工作液用 DEPC 水稀释而成。

21. oligo（dT）-纤维素。

22. pH 试纸。

23. 溴化乙锭 用无菌水配成 10mg/ml 的贮存液，室温保存于不透光的玻璃瓶中。RNA 染色时的终浓度一般为 0.5μg/ml。

24. 1.2% 琼脂糖凝胶。

25. 5×TBE 电泳缓冲贮存液 称取 54g Tris 碱和 27.5g 硼酸，溶于 20ml 0.5mol/L 的 EDTA 溶液（pH 8.0）。应用液为 0.5×TBE，将贮备液用消毒双蒸水稀释 10 倍即可。

【操作步骤】

1. 总 RNA 的制备

（1）细胞的收集与变性裂解：在此分别介绍了 3 种不同来源与类型标本的收集与处理方法，可任选其一进行细胞的收集与裂解。

1）组织细胞的收集与变性裂解：取组织碎片约 100mg，立即置于盛有液氮的研钵中，用液氮预冷的研杵将其研磨成粉末状。将组织粉移入聚丙烯匀浆管中，待液氮蒸发，立即加入 3ml 变性裂解液，匀浆 15～30 秒，即得组织细胞的裂解液。然后转入步骤 2。

2）悬浮生长细胞的收集与变性裂解：细胞悬浮液经 500～2000g 室温离心 5～10 分钟，吸去培养基，收集沉淀的细胞。沉淀细胞用 1～2ml 冰预冷的 PBS 重悬、洗涤一次，离心后吸去 PBS 溶液。每 10^6 细胞加入变性裂解液 2ml，匀浆 15～30 秒，即得悬浮生长细胞的裂解液。然后转入步骤 2。

3）单层培养细胞的收集与变性裂解：吸去细胞培养基，用 5～10ml 冰预冷的 PBS 漂洗一次。吸去 PBS 后，每个 90mm 的细胞培养皿加入 2ml 变性裂解液（60mm 加 1ml），匀浆 15～30 秒，即得单层培养细胞的裂解液。然后转入步骤 2。

（2）酚/氯仿的抽提：将裂解液转入一洁净的聚丙烯离心管中，按每毫升裂解液依次加入 2mol/L 的乙酸钠（pH 4.0）0.1ml、水饱和酚（pH 6.0）1ml、氯仿 - 异戊醇（49∶1）0.2ml。加盖后，充分颠倒混匀，于旋转器上剧烈旋混 10 秒，然后置冰上 15 分钟，使核蛋白完全解离。通过 10 000g 4℃高速离心 20 分钟使之分层。

（3）总 RNA 的首次沉淀：将含 RNA 的上层水相移入一洁净离心管，然后加入等体积的异丙醇，充分混匀后，置 −20℃使 RNA 沉淀 1 小时以上。10 000g 4℃高速离心 30 分钟，将上清异丙醇轻轻倒入另一洁净离心管，收集沉淀的 RNA。

（4）首次沉淀 RNA 的再次 RNA 酶变性处理：按最初组织细胞变性裂解时变性裂解液用量的 30%，加入变性裂解液溶解沉淀的 RNA，以进一步灭活残留的 RNA 酶。

（5）总 RNA 的第二次沉淀：将上述溶液转入离心管，合盖后充分混匀，然后加入等体积的异丙醇，于 −20℃使 RNA 沉淀 1 小时以上。4℃最高速离心 10 分钟后，收集沉淀的 RNA。用 75% 的乙醇洗涤 RNA 沉淀两次，吸去乙醇。开盖几分钟，让可见的乙醇挥发完。加入 50～100μl 的 DEPC 水溶解 RNA 沉淀，−70℃分装保存。

（6）总 RNA 的质量鉴定：RNA 的质量鉴定包括浓度分析、纯度鉴定以及大小、完整性的分析。具体操作与实验方案参见实验 4。浓度分析与纯度鉴定最简便快速的方法是紫外分光光度法。通过 OD_{260} 可以定量，通过 OD_{260}/OD_{280} 的比值可以分析其纯度。1 个 OD_{260} 相当于 38μg 的单链 RNA，OD_{260}/OD_{280} 的比值为 2.0 是高纯度 RNA 的标志。另外，通过常规的琼脂糖凝胶电泳，观察并分析 RNA 的三条特征性区带，可以判定 RNA 的完整性。

从组织提取的总 RNA，DNA 的污染一般不大，但从培养细胞提取 RNA 时，往往因细胞的自发性或诱导性凋亡而引入基因组 DNA 片段的污染。另外，从转染细胞制备 RNA 时，转染的 DNA 片段的污染很难避免。此时，可在 RNA 制备的最后一步，增加一个无 RNA 酶的 DNA 酶消化步骤加以清除，或者通过 oligo（dT）的亲和层析以纯化 mRNA。

2. mRNA 的纯化

（1）oligo（dT）- 纤维素层析柱与 RNA 样品的准备：用 0.1mol/L 的 NaOH 悬浮 0.5～1.0g oligo（dT）- 纤维素。将悬浮液灌入一次性的层析柱或底部填塞有玻璃棉的巴斯德吸管中，使柱床体积达 0.5～1.0ml。先用 3 倍体积的 DEPC 水洗柱，接着用 1× 层析柱上样缓冲液洗柱，直至流出液的 pH 小于 8.0。将灭菌双蒸水溶解的总 RNA，65℃加热 5 分钟后迅速冷却至室温，然后加入等体积的 2× 层析柱上样缓冲液。

（2）poly（A）⁺ RNA 的亲和结合与 poly（A）⁻ RNA 的洗出：将准备好的 RNA 样品上样，立即用灭菌试管收集流出液。待样品全部进入柱床后，加 1 倍柱床体积的 1× 层析柱上样缓冲液，继续收集流出液。当溶液全部流出后，将全部收集液 65℃加热 5 分钟后再次上样并收集流出液。用 5～10 倍体积的 1× 层析柱上样缓冲液洗柱，分步收集流出液，每管 1ml。以 1× 层析柱上样缓冲液为空白对照并对各管做 1∶20 的稀释，测定各管的 OD_{260} 值。先出柱的 OD_{260} 值高，含大量 poly（A）⁻ RNA，可用 2.5 体积的无水乙醇沉淀出来以作他用；后出柱的 OD_{260} 值很低，甚至无吸收，表明已无 RNA 洗出。

（3）poly（A）⁺ RNA 的洗脱：用 2～3 倍柱体积的洗脱缓冲液洗出与 oligo（dT）- 纤维素结合的 poly（A）⁺ RNA，以 1/3～1/2 的柱体积分步收集洗脱液。测定各管的 OD_{260} 值，合并含有 poly（A）⁺ RNA 的洗脱组分。

（4）poly（A）⁺ RNA 的进一步纯化（可选）：通常经一轮 oligo（dT）- 纤维素的亲和层析后，所得 poly（A）⁺ RNA 与 poly（A）⁻ RNA 的量近乎相等。为进一步纯化 poly（A）⁺ RNA，可按如下操作进行：将粗制的 poly（A）⁺ RNA 经 65℃加热 5 分钟后迅速冷却至室温，以

5mol/L 的 NaCl 溶液调整该 RNA 洗脱液的 NaCl 浓度为 0.5mol/L，用同一个 oligo（dT）- 纤维素层析柱进行第二轮层析，再次收集洗脱的 poly（A）$^+$ RNA；在 poly（A）$^+$ RNA 溶液中加入 3mol/L 的乙酸钠溶液（pH 5.2）使终浓度为 0.3mol/L，混匀后加入 2.5 倍体积冰预冷的乙醇混匀，冰浴沉淀 30 分钟以上；10 000g 4℃离心 15 分钟，回收 poly（A）$^+$ RNA 沉淀，用 70% 的乙醇洗涤一次，再离心沉淀，吸去上清液，开盖晾干后，用 DEPC 水溶解 poly（A）$^+$ RNA 沉淀，测定各管的 OD$_{260}$ 值，合并含有 poly（A）$^+$ RNA 的洗脱组分，混匀各组分，−70℃分装保存。

（5）poly（A）$^+$ RNA 的质量鉴定：包括浓度分析、纯度鉴定以及大小完整性的分析。具体操作与实验方案参见实验 4。需要指出的是，用该法制备的 poly（A）$^+$ RNA 具有良好的完整性，而且有关 poly（A）$^+$ RNA 的完整性分析较为复杂，一般不做。如果有足量的 mRNA，可通过凝胶电泳分离 mRNA 并用溴化乙锭染色，完整性良好的 mRNA 应呈现为大约介于 500bp 至 8kb 之间的一片拖影，且大部分 mRNA 位于 1.5～2kb 之间。常规实验中，用经过质量鉴定的总 RNA 来制备 poly（A）$^+$ RNA 时，应主要检测其含量。与总 RNA 的定量相同，1 个 OD$_{260}$ 大约相当于 38μg 的 poly（A）$^+$ RNA。

【结果讨论】

1. 总 RNA 的产量取决于标本的起始量，每毫克组织总 RNA 的产量大约为 4～7μg，每 10^6 细胞大约为 5～10μg。

2. OD$_{260}$/OD$_{280}$ 的比值为 2.0 是高纯度 RNA 的标志，但由于受 RNA 二级结构不同的影响，RNA 的 OD$_{260}$/OD$_{280}$ 的比值可能会有一些波动，一般在 1.8～2.1 之间都可以接受。

3. 鉴定 RNA 纯度所用溶液的 pH 会影响 OD$_{260}$/OD$_{280}$ 的读数。如 RNA 在水溶液中的 OD$_{260}$/OD$_{280}$ 比值就比其在 Tris 缓冲液（pH 7.5）中的读数低 0.2～0.3。故有资料指出，要精确测定 RNA 的浓度，应使用水溶液并加空白对照来测定 OD$_{260}$ 的读数；要精确测定 RNA 的纯度，则需使用 Tris（10mmol/L, pH 7.5）溶液及空白对照来测定并计算 OD$_{260}$/OD$_{280}$ 的比值。

4. 真核生物的 RNA 经琼脂糖凝胶电泳后，应出现特征性的三条区带，包括 28S、18S rRNA 的慢迁移带及由 tRNA 和 5S、5.8S rRNA 构成的相对有些扩散的快迁移条带。若条件控制不好或上样量较少，快迁移带不易观察到。除此之外，应分析三条带的荧光强度，一般 28S rRNA 的荧光强度约为 18S rRNA 的 2 倍，否则提示有 RNA 的降解。如果在加样槽附近有着色条带，则说明有 DNA 的污染。

5. 通过本实验方案，从制备好的总 RNA 中纯化 mRNA，其回收的 poly（A）$^+$ RNA 量可达总 RNA 上样量的 5%～10%。

6. 本实验第一步采用的硫氰酸胍 - 酚氯仿一步法能同时迅速地处理多个标本，且制备的总 RNA 完整性与纯度均很高，可用于体外翻译、点杂交、Northern 杂交、合成 cDNA、构建 cDNA 文库及分离纯化 mRNA 等。适用于从培养细胞和大多数动物组织中分离纯化总 RNA。但该法不适合从富含甘油三酯的脂肪组织中提取 RNA，而且有时 RNA 会带有多糖和蛋白多糖的污染，这些污染将影响乙醇沉淀后 RNA 的溶解，同时抑制 RT-PCR 反应，并通过结合到杂交膜上而影响 RNA 杂交中的印迹步骤。

7. 本实验第二步采用的 oligo（dT）- 纤维素柱层析法，是从哺乳动物细胞中进行大量的非放射性 RNA 提取的首选方法。制备的 mRNA 可用于点杂交、Northern 杂交、RNA 的 S1 核酸酶或 RNA 酶作图、RNA 酶保护试验、RNA 的引物延伸分析及 cDNA 的合成与文库构建等。但该法分离速度慢、易阻塞，不适合同时对多个标本的处理，而且很难回收全部的poly（A）⁺RNA，故不适合对少量RNA样品的分离。

【注意事项】

1. 整个实验过程必须防止RNA酶的污染

（1）空气中弥漫的烟雾与飞扬的灰尘都可能因携带细菌、真菌等微生物而带来RNA酶的污染，所以应选择一个比较洁净的实验室进行操作。

（2）操作者本人也是RNA酶的一个重要污染源，可以通过戴手套与口罩来避免。因头发带来的RNA酶污染往往比手更多，必要时应戴发套。当手套接触了皮肤或不洁的仪器设备后，应及时更换。

2. 提取RNA的所有试剂与玻璃器皿均应用0.1%的DEPC水进行配制与处理，并在处理完后通过高压消毒15～30分钟或70℃加热1小时或60℃过夜以除去残留的DEPC。注意DEPC有致癌性，应小心操作。

3. 玻璃器皿常规洗净后，用0.1%的DEPC水37℃浸泡2小时，再用双蒸灭菌水漂洗几次，然后高压消毒去除DEPC。由于玻璃器皿经高压消毒后并不能有效灭活RNA酶的活性，还应置于250～300℃烘烤4小时或200℃干烤过夜。

4. 最好选用新的一次性塑料用品，使用前高压蒸汽消毒，并于常温下烤干备用。

5. RNA提取用的酚应单独配制和使用。与DNA提取用的酚不同，应使用DEPC处理过的双蒸灭菌水进行饱和，所得水饱和酚为酸性（pH 6.0）。

6. RNA定量用的石英杯应在使用前后以1:1的盐酸/甲醇溶液浸泡30分钟以上，并用大量的无菌水冲洗干净。

7. RNA制备与分析用的仪器设备应保持洁净，尤其是电泳槽等，应该严格处理。建议去污剂洗后用水冲洗，然后用酒精擦干，接着灌满3%的H_2O_2溶液，室温消毒10分钟，最后用0.1%的DEPC水冲洗干净。

8. 使用液氮时要特别小心地防护，避免吸入液氮气，避免直接冻伤。

9. 硫氰酸胍可通过呼吸、摄入或皮肤吸收对人体造成伤害，应小心防护。

10. 通过呼吸、摄入或皮肤吸收的2-巯基乙醇可造成黏膜、上呼吸道、皮肤及眼睛的严重伤害，并且2-巯基乙醇很难闻，除小心防护外，还应在化学通风橱中操作。

11. 变性溶液有很强的腐蚀性，应特别小心地防护。在准备、操作及使用中应佩戴手套、实验服及防护镜。

12. 从富含RNA酶的胰腺或肠组织中制备RNA时，最好先将组织块剪成约100mg大小的碎片，然后立即置于液氮中。迅速冷冻的组织碎片可直接用于RNA的提取，也可以置于−70℃保存数月而不影响RNA的产量与完整性。

13. 用于RNA提取的试剂最好小量分装保存，使用后的分装试剂最好弃掉不再使用。

14. 对于RNA酶含量不高的组织，可在剪成碎片后直接加入变性裂解液进行变性与裂解，不需要液氮冷冻和预先研磨成粉末状。

15. 在总RNA制备过程中，移取含RNA的水相时，为减少界面DNA的污染，不要吸取靠近界面的下层水相。

16. RNA经异丙醇沉淀后，倒出上清异丙醇时，RNA沉淀容易随上清液一起倒掉，故倒出的上清液不要立即扔掉。

17. 从富含RNA酶的巨噬细胞、胰腺和小肠等组织细胞提取RNA时，为防止残留有较高的 RNA 酶活性,可多增加一次变性裂解液对沉淀 RNA 的变性处理。

18. 在进行 RNA 样品制备的最后一步时,需要去掉洗涤用的乙醇。但要注意不可使 RNA 完全干燥,只要可见的乙醇挥发完即可,否则 RNA 不易溶解。

19. 1ml 柱床体积的 oligo(dT)- 纤维素,其总 RNA 载样量可达 10mg。如果用于纯化的总 RNA 量较少,则应该相应地减少 oligo(dT)- 纤维素的用量,否则 mRNA 的得率较低。

20. oligo(dT)- 纤维素比较经久耐用,再生处理后可重复使用多次。与其他许多层析树脂不同,oligo(dT)- 纤维素既不会因水合而溶胀,也不会因变干而龟裂,因此不需要维持层析柱的液流或保持柱相的湿润。

21. 从总 RNA 中纯化 mRNA 时,RNA 样品需经 65℃加热 5 分钟,然后迅速冷却至室温。该处理步骤的目的:一是可以破坏 RNA 的二级结构,使 poly(A)尾充分暴露,有利于提高 mRNA 的回收率;二是解离 mRNA 与 rRNA 的结合,从而避免 rRNA 的污染。

22. 用乙醇沉淀纯化 poly(A)$^+$ RNA 时,通常因量较少而不见 RNA 沉淀,此时不要盲目丢弃。

23. 层析柱上样缓冲液中十二烷基肌氨酸钠的溶解性相对较差,在室温低于 18℃时,会妨碍层析柱的液流速度。以 LiCl 替代上样缓冲液中的 NaCl 可避免液流速度的下降。

24. 溴化乙锭是一种强烈诱变剂和毒性物质,操作时必须戴好手套,避免直接接触和吸入含有溴化乙锭的灰尘。

25. 由于溴化乙锭溶液对 RNA 可能有降解作用,故 RNA 的着色与 DNA 着色不一样,一般应在电泳结束后,通过滴加在凝胶表面进行。

26. 紫外线有危害,对眼睛尤甚,要注意屏蔽,并佩戴护目镜或安全面罩。

附:氯化锂 - 尿素法制备总 RNA

【原理】

利用高浓度尿素在变性蛋白质同时抑制 RNase,再以 3mol/L LiCl 选择性沉淀 RNA。优点是快速简便,适用于大量样品少量组织细胞的 RNA 提取。缺点是易发生 DNA 污染或丢失小分子的 RNA。

【器材】

匀浆器、离心机、Eppendorf 管(高压灭菌)、微量离心机、100～1000μl 微量加样器、10～100μl 微量加样器、100～1000μl 吸头和 10～100μl 吸头(高压灭菌)。

【试剂】

1. LiCl- 尿素溶液　3mol/L LiCl,6mol/L 尿素,0.22μm 滤膜过滤除菌。

2. 悬浮液　10mmol/L Tris-Cl(pH 7.6),1mmol/L EDTA(pH 8.0),0.5% SDS。

3. 酚 / 三氯甲烷 / 异戊醇(25:24:1)。

4. 3mol/L NaAc(pH 5.2)溶液。

5. 70% 乙醇　用 DEPC 双蒸馏水配制。

6. 无水乙醇。

【操作步骤】

1. 每克组织或培养细胞加入 5～10ml LiCl- 尿素溶液,用匀浆器高速匀浆 2 分钟。若细胞数少于 10^7 个,则加入 0.5ml LiCl- 尿素溶液,用手工组织匀浆器反复匀浆,然后移至 Eppendorf 管中。

2. 匀浆液 0～4℃下至少放置 4 小时。

3. 大量制备用 50ml 离心管，4℃离心，2000g，30 分钟。小量制备用 Eppendorf 管，4℃离心，12 000g，30 分钟。

4. 弃上清液，加入原匀浆液 1/2 体积的预冷 LiCl- 尿素溶液，振荡混匀，按步骤 3 条件离心，弃上清液。如沉淀不紧密，呈黏稠松散状，用 21 号针头的注射器反复抽吸溶液剪切 DNA 分子。

5. 用 1/2 原匀浆液体积的悬浮液溶解沉淀物，加入等体积酚 - 三氯甲烷 - 异戊醇，反复颠倒混匀 5～10 分钟，或室温放置 15～30 分钟不时混匀。如 RNA 沉淀较难溶解，可在加入酚 - 三氯甲烷后，振荡使其完全溶解。

6. 室温 3000g 离心 5 分钟，吸出上清液。若中间交界间较厚，可用悬浮液再次抽提，合并两次上清液移入一个清洁离心管中。

7. 加入 0.1 体积 3mol/L NaAc（pH 5.2）和 2 倍体积乙醇混匀，–20℃放置 10～15 分钟。

8. 离心沉淀 RNA，5000g，20 分钟，弃上清液，沉淀用 70% 乙醇漂洗一次，短暂离心后弃上清液，室温下蒸发掉痕量乙醇。

9. 加入适量 DEPC 处理的双蒸水溶解 RNA，检测 RNA 的纯度及含量，或分装后 –70℃保存。

【结果讨论】

1. 实验中酚、三氯甲烷及异戊醇的作用分别是什么？

2. 3mol/L NaAc 和乙醇在实验中起何作用？

【注意事项】

乙醇沉淀离心后，若沉淀物体积较大，常标志着有 DNA 污染。可采用下列方法去除 DNA：用 TE 溶解沉淀物，加入 LiCl 至终浓度为 2mol/L，4℃放置过夜，离心沉淀 RNA 后，弃上清液，然后用 TE 溶解沉淀，乙醇再次沉淀。

（王晓春）

实验 3　质粒 DNA 的提取

质粒（plasmid）是一类存在于细菌和真菌细胞中染色体外自主复制的共价、闭合、环状双链 DNA 分子（covalently closed circular DNA），大小通常在 1～100kb 范围内。质粒具有以下的特点：存在于许多细菌及真菌细胞中；能自主复制的小型环状 DNA 分子；质粒的存在与否对宿主细胞无影响；复制只能在宿主细胞内完成。质粒由于分子小，便于分离和提取，可以携带目的基因进入细菌、动物细胞和植物体内进行扩增与表达，因此质粒可作为基因工程载体；还可以通过分析质粒特征，用于细菌种属鉴定、耐药性、毒力和同源性等方面。质粒 DNA 提取是分子生物学一种最基本的方法。目前常规应用的质粒分离纯化方法主要有碱裂解法、SDS 法、煮沸法、酚 - 氯仿裂解法，还有碱变性法、羟基磷灰石层析法等多种，但其原理和步骤都大同小异，主要包括三个步骤：培养细菌使质粒扩增；收集菌体和裂解细菌；分离纯化质粒 DNA。每种方法或多或少存在一些问题，要获得高纯度的质粒 DNA，需要实验者了解提取原理，针对不同菌种、质粒性质和大小，选用恰当的方法，控制提取过程中的各种不利因素。本实验着重介绍碱裂解法制备质粒 DNA。

一、碱裂解法制备质粒 DNA

【原理】

碱裂解法是一种应用最为广泛的制备质粒 DNA 的方法，其基本原理基于染色体 DNA 和质粒 DNA 的变性和复性的差异而达到分离的目的。当菌体在 NaOH 和 SDS 溶液中裂解时，十二烷基硫酸钠（SDS）是一种阴离子表面活性剂，它既能使细菌细胞裂解，又能使一些蛋白质变性。用 SDS 处理细菌后，会导致细菌细胞破裂，释放出质粒 DNA 和染色体 DNA，两种 DNA 在强碱环境都会变性。由于质粒和主染色体的拓扑结构不同，变性时前者虽然两条链分离，却仍然缠绕在一起不分开；但后者完全变性甚至出现断裂，因此当加入 pH 4.8 的酸性乙酸钾降低溶液 pH，使溶液 pH 恢复较低的近中性水平时，质粒的两条小分子单链可迅速复性恢复双链结构，但是主染色体 DNA 则难以复性。通过离心，染色体 DNA 与不稳定的大分子 RNA、蛋白质 -SDS 复合物等一起沉淀下来，而可溶性的质粒 DNA 留在上清液中。再由异丙醇沉淀、乙醇洗涤，可得到纯化的质粒 DNA。

纯化质粒 DNA 的方法通常是利用了质粒 DNA 相对较小及共价闭环两个性质。例如，氯化铯 - 溴化乙锭梯度平衡离心、离子交换层析、凝胶过滤层析、聚乙二醇分级沉淀等方法，但这些方法相对昂贵或费时。对于小量制备的质粒 DNA，经过苯酚、氯仿抽提，RNA 酶消化和乙醇沉淀等简单步骤去除残余蛋白质和 RNA，所得纯化的质粒 DNA 已可满足细菌转化、酶切及探针标记等要求。

【器材】

超净工作台、恒温振荡培养箱、高速离心机、恒温水浴箱、漩涡混匀器、水平式电泳装置、微量移液器、电泳仪、紫外透射仪或紫外凝胶成像仪、Eppendorf 管、冰箱等。

【试剂】

1. LB（Luria-Bertani）液体培养基　称取蛋白胨（tryptone）10g，酵母提取物（yeast extract）5g，NaCl 10g，溶于 800ml 去离子水中，用 NaOH 调 pH 至 7.5，加去离子水至总体积 1L，高压下蒸汽灭菌 20 分钟。

2. LB 固体培养基　液体培养基中每升加 12g 琼脂粉，高压灭菌。

3. 氨苄西林（ampicillin, Amp）母液　配成 50mg/ml 水溶液，$-20℃$ 保存备用。

4. 3mol/L 乙酸钠（pH 5.2）　50ml 水中溶解 40.81g NaAc·3H$_2$O，用冰乙酸调 pH 至 5.2，加水定容至 100ml，分装后高压灭菌，储存于 4℃ 冰箱。

5. 溶液Ⅰ　50mmol/L 葡萄糖，25mmol/L Tris-Cl（pH 8.0），10mmol/LEDTA（pH 8.0）。溶液Ⅰ可成批配制，每瓶 100ml，高压灭菌 15 分钟，储存于 4℃ 冰箱。

6. 溶液Ⅱ　0.2mol/L NaOH（临用前用 2mol/L NaOH 稀释），1% SDS。

7. 溶液Ⅲ　5mol/L KAc 60ml，冰乙酸 11.5ml，双蒸水 28.5ml，定容至 100ml，并高压灭菌。溶液终浓度为 K$^+$ 3mol/L，Ac$^-$ 5mol/L。

8. RNA 酶 A 母液　将 RNA 酶 A 溶于 10mmol/L Tris-Cl（pH 7.5），15mmol/L NaCl 中，配成 10mg/ml 的溶液，于 100℃ 加热 15 分钟，使混有的 DNA 酶失活。冷却后用 1.5ml Eppendorf 管分装成小份保存于 $-20℃$。

9. 酚 / 氯仿（1:1）　Tris 饱和酚 100ml（pH 8.0，含 0.1% 8- 羟基喹啉），氯仿 100ml，充分混匀。

10. 酚 / 氯仿 / 异戊醇（25:24:1）　Tris 饱和酚 100ml（pH 8.0，含 0.1% 8- 羟基喹啉），氯

仿 96ml，异戊醇 4ml，充分混匀。

11. TE 缓冲液　10mmo/L Tris-Cl（pH 8.0），1mmol/L EDTA（pH 8.0）。高压灭菌后储存于 4℃冰箱中。

12. 电泳所用试剂

（1）TBE 缓冲液（5×）：称取 Tris 54g，硼酸 27.5g，并加入 0.5mmol/L EDTA（pH 8.0）20ml，定溶至 1000ml。

（2）6× 上样缓冲液：0.25% 溴酚蓝，40%（W/V）蔗糖水溶液。

【操作步骤】

1. 细菌培养、扩增质粒

（1）菌种活化：挑取冷冻保存的菌种（如大肠杆菌，含质粒 pUC19），在含相应抗生素（Amp）的 LB 平板培养基上划线培养出单菌落（37℃，16～20 小时）。

（2）细菌培养：挑取单个菌落，加入含 Amp 的 LB 培养液于 3ml 培养管中（Amp 的终浓度为 50μg/ml），将培养管置于摇床中，37℃振摇过夜（200～250r/min，16～18 小时）。

2. 菌体裂解、质粒获取

（1）收集菌体：吸取 1.5ml 培养菌液于无菌离心管中，3000g 离心 3 分钟，弃上清液。

（2）菌体沉淀重悬浮于 100μl 溶液Ⅰ中（需剧烈振荡，使菌体分散混匀），室温下放置 5～10 分钟。

（3）加入新配制的溶液Ⅱ 200μl，盖紧管口，快速温和颠倒 Eppendorf 管数次，以混匀内容物（千万不要振荡），冰浴 5 分钟，使细胞膜裂解（溶液Ⅱ为裂解液，故离心管中菌液逐渐变清）。

（4）加 150μl 溶液Ⅲ，盖紧管口温和颠倒 10 次左右，混合均匀，冰浴 10 分钟。12 000g 离心 5 分钟。

（5）上清液移入干净 Eppendorf 管中，加入等体积的酚 / 氯仿 / 异戊醇，振荡混匀，12 000g 离心 10 分钟。

（6）重复步骤（5）1 次（可以不做）。

（7）小心移出上清液于一新微量离心管中，加入 2 倍体积预冷的无水乙醇，混匀，室温放置 2～5 分钟，12 000g 离心 10 分钟。

（8）用 0.5ml 70% 乙醇洗 DNA 沉淀 1 次，离心 2 分钟，尽量去掉乙醇，风干。

（9）加 50μl TE 缓冲液溶解 DNA 沉淀，然后加入 1μl RNA 酶 A 溶液，37℃过夜，-20℃保存。

【结果讨论】

1. 纯度鉴定　紫外分光光度计测 OD_{260}、OD_{280}，通过其比值判定质粒 DNA 的纯度；也可取少量提取的质粒 DNA 进行琼脂糖凝胶电泳，观察纯度及构型。

2. 样品测定　取一定量质粒 DNA 置一干净的离心管中，加入一定量蒸馏水稀释。然后用紫外分光光度计测定 260nm 和 280nm 的光吸收值。计算 DNA 浓度，并通过 OD_{260}/OD_{280} 比值评估样品纯度。

【注意事项】

1. 碱变性提取时，溶液Ⅰ的 pH 不应低于 8.0。

2. 在加溶液Ⅱ、Ⅲ时，既要使染色体 DNA 与试剂充分作用而变性，又要避免被剪切，这就需试剂与菌液充分混匀，温和颠倒，用力要适当，以达到彻底中和的目的。溶液Ⅱ加入后溶液会变黏稠,如无此现象,则应停止实验,检查所用试剂是否正确,加量是否适当,否则易造成不必要的浪费。

3. 离心后弃上清液时,应倒置于吸水纸上去尽所有液体,否则会影响随后的工作。

4. 酚/氯仿抽提离心后,需小心吸取上清液,勿混入下层有机溶液。尤其是酚,它有使蛋白质变性的作用,带酚的 DNA 不适合进行限制酶酶切及连接反应。需要特别注意的是,苯酚腐蚀性很强,可引起严重烧伤,操作时若皮肤接触了苯酚,应立即用大量水冲洗,并用肥皂洗涤,忌用乙醇。所使用的酚应是 0.5mol/L Tris(pH 8.0)平衡的,并加入 0.1% 8- 羟基喹啉抗氧化。

5. 若提取的质粒 DNA 不能被酶切,可用氯仿、异戊醇再次抽提,将残量的酚去除,然后用乙醇重新沉淀 DNA。如果后续步骤中酶的反应条件要求严格,最可靠的方法是再用水饱和的乙醚抽提一次,以彻底除去核酸样品中的痕量酚与氯仿,随后在 68℃水浴中放置 10 分钟,使残留乙醚蒸发掉。

6. 70% 乙醇漂洗 DNA 沉淀后,离心后应小心地将上清液倒掉,这时 DNA 沉淀较疏松,易从管壁上脱落。70% 乙醇必须去除干净,否则用 TE 溶解时既困难又不完全。

7. 所用试剂应贮存于 4℃冰箱,溶液Ⅱ应临时新鲜配制。

8. 干燥 DNA 沉淀物时,切不可使之完全干燥,否则很难溶解。

二、SDS 裂解法制备质粒 DNA

【原理】

SDS 裂解法是用溶菌酶和 EDTA 破坏细菌细胞壁,细菌破壁后再加阴离子去污剂 SDS,使菌体染色体 DNA 缠绕附着在细胞壁碎片上,离心时易被沉淀出来,从而释放质粒 DNA。为减轻细菌裂解时的机械剪切力,可加入蔗糖提高溶液的渗透压。在溶菌酶处理后再用 SDS 解聚蛋白质与 DNA 的结合,整个操作中物理剪切力小,由于条件温和,该法有利于大质粒 DNA(>15kb)的提取。

【器材】

超净工作台、恒温振荡培养箱、高速离心机、恒温水浴箱、漩涡混匀器、水平式电泳装置、微量移液器、电泳仪、紫外透射仪或紫外凝胶成像仪、Eppendorf 管、冰箱等。

【试剂】

1. LB(Luria-Bertani)液体培养基。

2. 氨苄西林(ampicillin, Amp)母液。

3. 酚/氯仿(1:1)。

4. 酚/氯仿/异戊醇(25:24:1)。

5. TE 缓冲液。

6. 70% 乙醇。

【操作步骤】

1. 增殖细菌 同碱裂解法制备质粒 DNA 的操作步骤 1。

2. 裂解细菌

(1)菌体收集:将 5ml 菌液于 4℃下 3000g 离心 5 分钟,去除液体 LB,用冰预冷的 STE 1ml 重悬沉淀,4℃下 3000g 离心 5 分钟,Eppendorf 管倒置于滤纸上,尽量把液体去尽,收集菌体。

(2)菌体裂解:用 100μl 冰预冷的 10% 蔗糖液重悬菌体,加 20μl 新配制的溶菌酶溶液,再加入 80μl 0.25mol/L EDTA 溶液，颠倒离心管数次，冰上放置 10 分钟。加 40μl 10% SDS，迅速混匀内容物，使 SDS 均匀分散。立即加入 60μl 5mol/L NaCl（终浓度 1mol/L），再次用玻棒温和并彻底地混合内容物，冰浴 1 小时。

（3）收集抽提：4℃下 12 000g 离心 30 分钟，小心转移上清液至另一 Eppendorf 管中，用等体积酚/氯仿抽提 2 次。

（4）乙醇沉淀：转移水相至另一 Eppendorf 管中，加入 2 倍体积的无水乙醇，充分混匀，室温放置 1～2 小时。

（5）沉淀溶解：4℃下 10 000g 离心 20 分钟，室温下以 70% 乙醇洗涤沉淀，离心去乙醇，在真空干燥器内短时间干燥沉淀物，但不要使之完全干燥。

（6）质粒溶解：加 TE 溶液 30μl 溶解质粒 DNA。

【结果讨论】

浓度和纯度鉴定可用紫外分光光度法或琼脂糖凝胶电泳，质粒纯化详见质粒 DNA 的纯化部分。

【注意事项】

1. 步骤 2 中溶液的 pH 小于 8.0 时，溶菌酶不能有效发挥作用。

2. 加入 SDS 裂解细菌时，操作应尽量温和小心，以便最大限度地避免释放出的 DNA 分子被打断。

3. 细菌生长过程中，会排出大量代谢产物，可能抑制限制酶的活性，用 STE 洗涤细菌沉淀，可提高提取质粒 DNA 的纯度。

4. 在质粒 DNA 提取中，质粒 DNA 的质量和产量在很大程度上受培养条件的影响，以下培养方式可获较好结果：①培养应用菌龄不超过 4 天的平板单菌落作为起始菌；②培养菌应在 37℃、220r/min 条件下生长 16～18 小时；③不用经储藏的培养菌进行质粒提取制备。

5. 碱裂解法抽提效果良好，经济且得率较高，每毫升培养物可获得 3～5μg pUC 质粒 DNA，在质粒小量提取中广泛应用；SDS 裂解法产量较低，但比其他方法温和，是提取大质粒 DNA（>15kb）的首选方法；另外，煮沸裂解法也简便且常用，但反应条件较为剧烈，对大质粒 DNA 有明显的剪切作用，只能用于小质粒 DNA（<15kb）的制备。

三、质粒 DNA 的纯化

【原理】

碱裂解法制备的质粒 DNA 可进行酶切、重组、转化等实验。但有些实验对质粒纯化要求高，如哺乳动物细胞转染、转基因动物操作等，需进一步提高质粒 DNA 的纯度。这种纯度不仅要求去除细菌染色体 DNA、RNA 及蛋白质，还要选择质粒 DNA 的分子构型，纯化共价闭环质粒 DNA。

无论用何种方法提取的质粒 DNA，还会有少量染色体 DNA 和大量 RNA 混在其中，含有的质粒 DNA 也常具有 3 种不同构型：共价闭合环状、线状和开环。纯化质粒 DNA 的方法和方案很多，都利用了质粒相对较小和共价闭环的结构特点。其中氯化铯-溴化乙锭梯度平衡离心法和聚乙二醇沉淀法效果好，最为常用，可进一步去除染色体 DNA 和 RNA，并选择共价闭环 DNA。氯化铯-溴化乙锭梯度平衡离心法是纯化质粒 DNA 的可靠经典方法，具有独特优势，但耗资昂贵且费时；聚乙二醇分级沉淀法分离效果虽不如氯化铯法，但经济简便，尤其对碱裂解法制备的质粒 DNA 纯化效果更好。以下仅介绍聚乙二醇沉淀法。

聚乙二醇沉淀法是一种分级沉淀法。首先将粗提质粒 DNA 用氯化锂处理，沉淀大分子 RNA，用 RNA 酶消化污染的小分子 RNA。然后用含 PEG 的高盐溶液沉淀大的质粒 DNA，使短的 RNA 和 DNA 片段留在上清中。沉淀下来的质粒 DNA 用酚/氯仿抽提及乙醇沉淀。用该法纯化的质粒 DNA 足以胜任分子克隆中各种复杂实验，包括高效转染哺乳动物细胞以及利用核酸外切酶产生成套的缺失突变体。

【器材】

微量移液器、微量离心机、紫外分光光度计、Eppendorf 管。

【试剂】

1. PEG-MgCl$_2$ 溶液。

2. 5mol/L LiCl。

3. 70% 乙醇。

4. 无 DNA 酶而含 RNA 酶 A（20μg/ml）的 TE 液。

5. 1.6mol/L NaCl（含 13% 的 PEG 8000）。

6. 酚、酚/氯仿（1∶1，v/v）、氯仿/异戊醇（24∶1，v/v）。

7. 10mol/L 乙酸铵。

8. 无水乙醇。

【操作步骤】

1. 浓缩质粒 DNA　在一定量（300μl）含质粒的 TE 液中加入等量的冰预冷的 5mol/L LiCl 溶液，充分混匀，于 4℃下以 10 000g 离心 10 分钟。LiCl 可沉淀高分子 RNA。将上清液转移到另一离心管内，加等量的异丙醇，充分混匀，于室温以 10 000g 离心 10 分钟，回收沉淀的核酸。小心去除上清液，敞开管口，将管倒置使最后残留的液滴流尽。于室温用 70% 乙醇洗涤沉淀及管壁，流尽乙醇，用与真空装置相连的巴斯德吸管吸去附于管壁的所有液滴，敞开管口并将管倒置，在纸巾上放置几分钟，使最后残余的痕量乙醇蒸发殆尽。

2. 消化 RNA　用 50μl 不含 DNA 酶而含 RNA 酶（20μg/ml）的 TE（pH 8.0）溶解沉淀，将溶液转到一微量离心管中，于室温放置 30 分钟。

3. PEG 沉淀　加 50μl 含 13%（w/v）聚乙二醇（PEG 8000）的 1.6mol/L NaCl，充分混合，用微量离心机于 4℃ 以 12 000g 离心 5 分钟，以回收质粒 DNA。

4. 酚/氯仿抽提吸出上清液　用 40μl TE（pH 8.0）溶解质粒 DNA 沉淀。用酚、酚/氯仿、氯仿各抽提 1 次。

5. 浓缩回收　将水相转到另一微量 Eppendorf 管中，加 10μl 10mol/L 乙酸铵，充分混匀，加 2 倍体积（约 1ml）乙醇，室温放置 10 分钟，于 4℃ 以 12 000g 离心 5 分钟，吸去上清液，加 200μl 70% 乙醇，于 4℃ 以 12 000g 离心 2 分钟，吸去上清液，敞开管口，将管置于实验桌上直到最后可见的痕量乙醇蒸发殆尽。

6. 质粒保存　用 50μl TE 溶液溶解质粒 DNA，贮存于 -20℃ 冰箱。

【结果讨论】

1. PEG 浓度的选择　大小不同的 DNA 分子所用的 PEG 浓度不同，选择沉淀大分子质粒 DNA 时 PEG 所需浓度低（可至 1%），小分子所需 PEG 可高达 20%。

2. 用乙醇洗涤和沉淀 DNA 后，必须将痕量乙醇去净。

3. 聚乙二醇沉淀法不能有效地把带切口的环状分子和闭合环状质粒 DNA 分开。因此，纯化容易带上切口的大质粒 DNA（>15kb）及制备用于生物物理学测定的闭环质粒时，氯化铯-溴化乙锭梯度平衡离心法仍是首选的方法。

（杨清玲）

实验4 核酸的鉴定

分子生物学研究对象为生物大分子，核酸是以核苷酸为基本组成单位的生物信息大分子，细胞内的核酸包括 DNA 与 RNA 两种，具有复杂的结构与重要的功能。所以开展分子生物学研究的前提就是进行核酸分离纯化，核酸纯度、浓度及完整性直接影响后续研究。

目前核酸的浓度和纯度鉴定可通过紫外分光光度法与荧光光度法进行。核酸的完整性鉴定常规使用凝胶电泳法，还有其他方法，如分析 RNA 的完整性、小规模的第一链 cDNA 合成反应、以放射性标记的寡脱氧胸苷酸 oligo（dT）为探针的 Northern 杂交。另外，随着毛细管电泳与生物芯片技术的飞速发展，有关核酸的分离、纯化、鉴定与回收的手段日益丰富。本章主要介绍紫外吸收法和荧光光度法检测核酸的纯度和浓度，并介绍利用琼脂糖凝胶电泳和聚丙烯酰胺凝胶电泳鉴定 DNA 的完整性。

一、紫外吸收检测核酸的纯度和浓度

【原理】

DNA 或 RNA 的嘌呤碱和嘧啶碱具有共轭双键，使碱基、核苷、核苷酸和核酸在 $240 \sim 290nm$ 的紫外波段有一强烈的吸收峰，DNA 钠盐的紫外吸收在 260nm 附近有最大吸收值，而蛋白质在 280nm 时具有吸收峰值。波长为 260nm 时，DNA 或 RNA 的光密度值不仅与总含量有关，也随构型而有差异。当 $OD_{260}=1$ 时，dsDNA 浓度约为 $50\mu g/ml$，ssDNA 浓度约为 $37\mu g/ml$，RNA 浓度约为 $40\mu g/ml$，寡核苷酸浓度约为 $30\mu g/ml$。当 DNA 样品中含有蛋白质、酚或其他小分子污染物时，会影响 DNA 吸光度的准确测定。一般情况下，同时检测同一样品的 OD_{260} 和 OD_{280}，计算其比值来衡量样品的纯度。纯净 DNA 的 OD_{260}/OD_{280} 比值为 1.8，RNA 为 2.0。若比值高于 1.8 说明 DNA 样品中的 RNA 尚未除尽，若样品中含有酚和蛋白质将导致比值降低。紫外分光光度法只能用于测定浓度大于 $0.25\mu g/ml$ 的核酸溶液，对浓度更小的样品，可采用荧光分光光度法。

【器材】

石英比色皿、紫外分光光度计。

【试剂】

双蒸水、提取的 DNA。

【操作步骤】

1. 紫外分光光度计开机预热 10 分钟。

2. 用重蒸水洗涤比色皿，吸水纸吸干，加入 TE 缓冲液后，放入样品室的 S 池架上，关上盖板。

3. 设定狭缝后校零。

4. 将待测样品适当稀释（DNA $5\mu l$ 或 RNA $4\mu l$，用 TE 缓冲液稀释至 $1000\mu l$）后，记录编号和稀释度。

5. 把装有待测样品的比色皿放进样品室的 S 架上，关闭盖板。

6. 设定紫外光波长，分别测定 260nm 和 280nm 波长时的 OD 值。

【结果讨论】

计算：

双链 DNA 样品浓度（$\mu g/\mu l$）＝OD_{260}×稀释倍数×50/1000

RNA 样品浓度（$\mu g/\mu l$）＝OD_{260}×稀释倍数×40/1000

单链寡聚核苷酸样品浓度（$\mu g/\mu l$）＝OD_{260}×稀释倍数×33/1000

【注意事项】

1. DNA 纯度＝OD_{260}/OD_{280}（要求比值在1.8～2.0范围内），当 DNA 样品中含有蛋白质、酚或其他小分子污染物时，会影响 DNA 吸光度的准确测定。

2. 纯 DNA 的 $OD_{260}/OD_{280} \approx 1.8$（>1.9表明有 RNA 污染，<1.6表明有蛋白质、酚等污染）。纯 RNA：$1.7 < OD_{260}/OD_{280} < 2.0$（<1.7表明有蛋白质或酚污染，>2.0表明可能有异硫氰酸残存）。若样品不纯，则比值发生变化，此时无法用分光光度法对核酸进行定量，可使用其他方法进行估算。

二、荧光法（溴化乙锭）检测核酸浓度

【原理】

溴化乙锭（EB）是一种嵌入型染料，用于观察琼脂糖和聚丙烯酰胺凝胶中的 DNA，其上的一个扁平的基团可插入到 DNA 或 RNA 链的堆积碱基之间。溴化乙锭的嵌入基团与碱基的接近使二者紧密结合。DNA 吸收254nm 的紫外辐射并传递能量给 EB，而 EB 本身在302nm 和366nm 处有光吸收。吸收的能量在590nm 处释放，并表现为橙红色荧光。结合 EB 的荧光产率远大于游离 EB 的荧光产率。EB 结合量的多少与 DNA 的大小和构型有关，而荧光强度正比于嵌入溴化乙锭的量。对于单一构型的同种 DNA 样品来说，溴化乙锭的嵌入量与样品溶液的 DNA 含量成正比。它与 DNA 的结合几乎没有碱基序列特异性。在高离子强度的饱和溶液中，大约每2.5个碱基插入一个溴化乙锭分子。当染料分子插入后，其平面基团与螺旋的轴线垂直并通过范德华力与上下碱基相互作用。这个基团的固定位置及其与碱基的密切接近，导致与 DNA 结合的染料呈现荧光，是观察 DNA 最常用的方法。

【器材】

小型凝胶电泳槽、透射型紫外线灯（或凝胶成像系统）。

【试剂】

1. 标准 DNA 样品　已知浓度的线状 DNA，以 TE 稀释为梯度浓度的一系列标准样品；质粒 DNA 的酶切样品（待测）。

2. 5$\mu g/ml$ 溴化乙锭（EB）　以 pH 8.0 的 TE 稀释 10mg/ml 母液而得。

3. 0.8% 琼脂糖凝胶　0.8g 琼脂糖用 100ml 1×TAE 沸水浴溶解。

【操作步骤】

1. 塑料薄膜法

（1）将一张塑料薄膜平铺于透射型紫外线灯玻璃上。

（2）将 1～5μl 待测样品点于膜上。

（3）取与样品等容积的一系列 DNA 浓度标准品（0.5～20$\mu g/ml$）依次点在膜上（样品与标准品的分子量应接近，RNA 样品用 RNA 或单链 DNA 作标准对照）。

（4）每一点核酸溶液上加等容积的 TE，小心混匀。

（5）短波紫外线（254nm）进行照相，比较样品与标准品之间的荧光强度，以此估计核酸浓度。

2. 琼脂糖平板法　也可采用琼脂糖平板法测定DNA浓度，优点是可避免DNA样品中含有增强或猝灭荧光的污染物干扰。

（1）制备含溴化乙锭的1%琼脂糖平板。

（2）将核酸样品溶液1～5μl及相应体积的对照样品点在琼脂糖表面。

（3）将凝胶在室温下放置数小时，让小分子污染物充分扩散出去。

（4）将琼脂糖凝胶置于紫外线（254nm）下照相，与标准对照比较，估计样品浓度。

3. 微型凝胶电泳法　若DNA样品中含RNA或其他杂质，凝胶电泳是一种方便而较准确的定量方法。

（1）取2μl DNA样品，加0.4μl电泳上样缓冲液，混匀后加样于含0.5μg/ml溴化乙锭的琼脂糖微型电泳凝胶的孔格内。

（2）取一系列浓度不同的2μl标准DNA样品（0.5～50μg/ml）与0.4μl上样缓冲液混合上样。标准DNA溶液中应含有一种与样品DNA分子量大小相近似的DNA分子。

（3）电泳使DNA移入琼脂糖胶内。一般至溴酚蓝迁移2cm左右停止。

（4）将凝胶浸入含0.01mol/L $MgCl_2$的电泳缓冲液中，背景脱色5分钟。

（5）在短波紫外线（254nm）下进行拍照，比较样品DNA与DNA标准品的荧光强度，并计算出待测样品中DNA浓度。

荧光法具有灵敏、快速的优点。但它的荧光强度决定于溴化乙锭嵌入碱基中的多少，这与DNA的超螺旋程度密切相关，标准与样品难以完全一致，并且还受其他荧光发光污染物的影响。

【注意事项】

1. 标准样品含单一种类的DNA，且大小与待测样品相近。

2. 待测样品和标准样品使用同样的体积。

3. EB具有中度毒性、强致癌性，操作时切记戴手套，切勿沾染到衣物、皮肤、眼睛、口鼻等。沾有EB的用具使用完毕统一集中于回收容器中，经净化处理后方可弃去。

三、DNA琼脂糖凝胶电泳

【原理】

琼脂糖凝胶电泳是分离鉴定和纯化DNA片段的常用方法。琼脂糖是由琼脂分离制备的链状多糖，其结构单元是D-半乳糖和3,6-脱水-L-半乳糖，大量琼脂糖依靠氢键等次级键相互盘绕形成绳状琼脂糖束，构成大网孔型凝胶。当其加热至90℃左右，即形成清亮、透明的液体，在40～45℃凝固。将熔化液倒入胶模中，固化后形成一种固体基质。DNA分子在琼脂糖凝胶中泳动时有电荷效应和分子筛效应，DNA分子在pH高于等电点的溶液中带负电荷，在电场中向正极移动。由于糖磷酸骨架在结构上的重复性质，相同数量的双链DNA几乎具有等量的净电荷，因此它们能以同样的速度向正极方向移动。不同浓度琼脂糖凝胶可以分离从100bp至50kb的DNA片段。在琼脂糖溶液中加入低浓度的溴化乙锭（EB），在紫外光下可以检出10ng的DNA条带，在电场中，pH 8.0条件下，凝胶中带负电荷的DNA向正极迁移。

琼脂糖凝胶有如下特点：

（1）DNA 的分子大小：在凝胶基质中其迁移速率与碱基对数目的常用对数值成反比，分子越大迁移得越慢。

（2）琼脂糖浓度：一个特定大小的线性 DNA 分子，其迁移速度在不同浓度的琼脂糖凝胶中各不相同。DNA 电泳迁移率（u）的对数与凝胶浓度（t）呈线性关系。

（3）电压：低电压时，线性 DNA 片段迁移速率与所加电压成正比，但是随着电场强度的增加，不同分子量 DNA 片段的迁移率将以不同的幅度增长，随着电压的增加，琼脂糖凝胶的有效分离范围将缩小。要使大于 2kb 的 DNA 片段的分辨率达到最大，所加电压不得超过 5V/cm。

（4）电泳温度：DNA 在琼脂糖凝胶电泳中的电泳行为受电泳时的温度影响不明显，不同大小的 DNA 片段其相对迁移速率在 4℃ 与 30℃ 之间不发生明显改变，但浓度低于 0.5% 的凝胶或低熔点凝胶较为脆弱，最好在 4℃ 条件下电泳。

（5）嵌入染料：荧光染料溴化乙锭用于检测琼脂糖凝胶中的 DNA，染料嵌入到堆积的碱基对间并拉长线性和带缺口的环状 DNA，使其刚性更强，还会使线性 DNA 迁移率降低 15%。

（6）离子强度：电泳缓冲液的组成及其离子强度影响 DNA 电泳迁移率。在没有离子存在时，如误用蒸馏水配制凝胶，电导率最小，DNA 几乎不移动。在高离子强度的缓冲液中，如误加 10× 电泳缓冲液，则电导很高并明显产热，严重时会引起凝胶熔化。

对于天然的双链 DNA，常用的几种电泳缓冲液有 TAE、TBE 等，一般配制成浓缩母液，室温保存，用时稀释。

【器材】

稳压稳流电泳仪、水平式凝胶电泳槽、微波炉、加样梳、紫外线检测仪、凝胶成像系统。

【试剂】

1. 三羟甲基氨基甲烷（Tris）。

2. 硼酸。

3. 乙二胺四乙酸（EDTA）。

4. 溴酚蓝。

5. 蔗糖。

6. 琼脂糖。

7. 溴化乙锭（0.5μg/ml）。

8. DNA 分子量标准。

9. DNA 样品。

【操作步骤】

1. 胶板的制备

（1）将安装好的制胶模具放在工作台的水平位置。

（2）配制足够用于灌满电泳槽和制备凝胶所需的电泳缓冲液（0.5× TBE）；准确称量琼脂糖粉；缓冲液不宜超过锥形瓶或玻璃瓶的 50% 容量；在电泳槽和凝胶中务必使用同一批次的电泳缓冲液，离子强度或 pH 的微小差异会在凝胶中形成前沿，从而大大影响 DNA 片段的迁移率。

（3）在锥形瓶的瓶颈上松松地包上一层厚纸。如用玻璃瓶，瓶盖须拧松。在沸水浴或微波炉中将琼脂糖溶解（注意：琼脂糖溶液若在微波炉里加热过长时间，溶液将过热并暴沸。应核对溶液的体积在煮沸过程中是否由于蒸发而减少，必要时用缓冲液补充）。

（4）使溶液冷却至 60℃。加入溴化乙锭（用水配制成 10mg/ml 的贮存液）到终浓度为 0.5μg/ml，充分混匀。

（5）放置梳子，以便加入琼脂糖后可以形成完好的加样孔。

（6）将温热琼脂糖溶液倒入胶模中，凝胶的厚度在 3～5mm 之间，检查梳子的齿下或齿间是否有气泡。

（7）在凝胶完全凝固后（于室温放置 30～45 分钟），小心移去梳子，将凝胶放入电泳槽中。

（8）加入恰好没过胶面约 1mm 深的足量电泳缓冲液。

2．加样 DNA 样品与所需上样缓冲液混合后，用微量移液器慢慢将混合物加至样品槽中，此时凝胶已浸没在缓冲液中。一个加样孔的最大加样量依据 DNA 的数量及大小而定，一般为 20～30μl 样品。

已知大小的 DNA 标准应同时加在凝胶的左侧和右侧孔内，用来确定未知 DNA 的大小。测量未知 DNA 的大小时，所有样品都应用相同的样品缓冲液。

3．电泳 在低电压条件下，线性 DNA 片段的迁移速度与电压成比例关系，但是在电场增加时，不同相对分子质量的 DNA 片段泳动度的增加是有差别的。因此，随着电压的增加，琼脂糖凝胶的有效分离范围随之减小。为了获得电泳分离 DNA 片段的最大分辨率，电场强度不应高于 5V/cm。当溴酚蓝指示剂移到距离胶板下沿约 1～2cm 处，停止电泳。

4．灯下观察橘红色荧光，或置于凝胶成像系统中观察、拍照、分析结果。

【注意事项】

1．琼脂糖 不同厂家、不同批号的琼脂糖，其杂质含量不同，影响 DNA 的迁移及荧光背景的强度，应有选择地使用。

2．缓冲系统 在没有离子存在时，电导率最小，DNA 不迁移或迁移极慢，在高离子强度的缓冲液中，电导很高并产热，可能导致 DNA 变性，因此应注意缓冲液的使用是否正确。长时间高压电泳时，更新缓冲液或在两槽间进行缓冲液的循环是可取的。

3．加热溶解琼脂糖 最好在微波炉中进行，既可使瓶壁上的琼脂糖颗粒完全溶解，又可防止水分蒸发过多而改变琼脂糖浓度。容器最好用三角烧瓶，以 1/3 以下容器容积的液体为好。加热时用滤纸盖瓶口留出缝隙，以防瓶盖在加热时被蒸气冲开。

4．凝胶的制备 凝胶中所加缓冲液应与电泳槽中的相一致，溶解的凝胶应及时倒入板中，避免倒入前凝固结块。灌胶时要避免气泡，有气泡用吸头吸去。

5．样品加入量 一般情况下，0.5cm 宽的梳子可加 0.5μg 的 DNA 量，加样量的多少依据加样孔的大小及 DNA 中片段的数量和大小而定，加样时吸头不必插入孔中（切不可破坏凝胶孔壁，否则 DNA 带型不整齐），对准加样孔在上方加样即可，样品会自动沉下，否则易插入凝胶中而堵塞管头；上样量不可过多，过多的量会造成加样孔超载，从而导致条带拖尾和弥散，对于较大的 DNA 此现象更明显。

6．电泳 一般是在追踪染料泳动到胶的 80% 部位时停止。注意：电泳期间，电泳槽盖要安全盖好，以防止液体蒸发，又可以降低电击的可能性。

7．电泳系统的变化会影响 DNA 的迁移，加入 DNA 标准参照物进行判定是必要的。

8．DNA 迁移率取决于琼脂糖凝胶的浓度、迁移分子的形状及大小。采用不同浓度的凝胶有可能分辨范围广泛的 DNA 分子，制备琼脂糖凝胶可根据 DNA 分子的范围来决定凝胶的浓度。小片段的 DNA 电泳应采用聚丙烯酰胺凝胶电泳以提高分辨率。

9．紫外线对眼睛有伤害，观察时注意防护。

10. 如果要对某一条带（如质粒）进一步分析，可用刀片将含该带的凝胶切割下来，从带中回收 DNA。

四、DNA 的聚丙烯酰胺凝胶电泳

【原理】

聚丙烯酰胺凝胶是通过丙烯酰胺和交联剂甲叉双丙烯酰胺在一个适当的游离基催化下，丙烯酰胺单体聚合成链并交联，共聚而成的高分子多孔化合物。通常用过硫酸铵作催化剂，四甲基乙二胺（TEMED）为加速剂。聚丙烯酰胺凝胶孔径大小与丙烯酰胺和甲叉双丙烯酰胺的浓度有关，聚丙烯酰胺凝胶在分离小片段 DNA 分子时效果很好，其分辨率极高，相差 1bp 的 DNA 片段都能分开，而且在一个标准点样孔中可以容纳相对大量的 DNA。常用的聚丙烯酰胺凝胶有两种：非变性聚丙烯酰胺凝胶和变性聚丙烯酰胺凝胶，前者用于分离和纯化双链 DNA 片段，后者用于分离和纯化单链 DNA 片段。本实验仅介绍非变性聚丙烯酰胺凝胶电泳。

【器材】

稳压电泳仪、垂直电泳装置、脱色摇床、凝胶成像仪、离心管架、吸头盒、移液器。

【试剂】

1. 5×TBE 缓冲液。

2. 30% 丙烯酰胺凝胶溶液。

3. 丙烯酰胺 29g，N，N′-亚甲基双丙烯酰胺 1g，加水至 100ml，37℃溶解，置于棕色瓶中 4℃保存。

4. 溴酚蓝上样缓冲液。

5. 10% 过硫酸铵（AP）。

6. TEMED（N，N，N′，N′-四甲基乙二胺）。

7. DNA 分子量标准。

8. 银染溶液的组成

（1）固定液：10% 乙醇。

（2）氧化液：1% 硝酸。

（3）染色液：0.1% $AgNO_3$。

（4）显色液：2% Na_2CO_3，无水碳酸钠 6g，硫代硫酸钠 0.3mg，溶于 300ml 纯水中，用时加入 37% 甲醛 0.4ml。

（5）终止液：4% 醋酸。

9. 分离纯化的核酸 DNA。

【操作步骤】

1. 聚丙烯酰胺凝胶的制备、点样与电泳

（1）电泳装置的准备：将聚丙烯酰胺垂直电泳槽中的凝胶玻璃板充分洗净，晾干后小心装入胶框，再装在垂直电泳槽中。

（2）聚丙烯酰胺凝胶的制作（8% PAGE，100ml）：30% 丙烯酰胺 26.6ml，5×TBE 20ml，蒸馏水 52.7ml，10% AP 0.7ml，TEMED 35μl。

注意：可根据垂直电泳槽的大小参照 100ml 凝胶各成分的用量制备聚丙烯酰胺凝胶（避光 4℃保存）。

（3）灌胶、点样：将胶混匀后快速倒入玻璃板夹层中，插入梳子，待胶凝固后（1小时左右），拔掉梳子，用水冲洗加样孔，然后用移液器或吸水纸吸取水分（目的是防止电泳后带不整齐及胶断裂），再点样，并加DNA分子量标准。

（4）电泳：向胶槽中倒入电泳缓冲液0.5×TBE，200～300V电泳至溴酚蓝上样缓冲液至适当位置时停止电泳，电泳时间3小时左右。

（5）回收垂直电泳槽中的电泳缓冲液，卸下玻璃板，用薄钢勺或刀片小心地将上面的玻璃板从一角撬起，将上面的玻璃板平稳地拿开，将胶剥离至染色缸内。

2．聚丙烯酰胺凝胶中DNA的染色　常用的染色方法有两种，一种为溴化乙锭染色法，另一种为硝酸银溶液染色法。本实验介绍常规的硝酸银溶液染色法。

（1）将染缸中的凝胶先用蒸馏水冲洗一遍。

（2）固定：加入10%乙醇固定10分钟，弃去固定液。

（3）氧化：加入1%硝酸，3分钟，弃去氧化液。用蒸馏水漂洗2次，每次1分钟。

（4）染色：加入0.1% $AgNO_3$，放在脱色摇床上，15～30分钟后，将硝酸银倒掉，用蒸馏水漂洗2次，每次20秒。

（5）显色：用2% Na_2CO_3 显色，待条带清晰后将溶液倒掉，然后加入4%的乙酸溶液停止显色，回收乙酸溶液待后用，胶浸泡水中照相。

【注意事项】

1．清洗玻璃板时一定要冲洗干净，否则残留洗涤液可能导致染色背景偏深，影响观察结果；同时戴橡胶手套，避免手指上的油污污染干净的玻璃板。

2．凝胶中不能有气泡，因电泳时DNA遇到气泡会绕道迁移挤压旁边区带，从而影响DNA分子区带的形状和迁移方向。故玻璃板一定要清洗干净，灌胶操作应连续，灌胶前胶液可抽真空以去除溶液中的气泡。胶一般制成0.5～2mm厚，过厚的凝胶因产热而导致DNA电泳带型不齐。

3．丙烯酰胺是强烈的神经毒素，可经皮肤吸收，其作用具有累积性，故称取时必须戴手套和面具，取用含上述化学药品溶液时也应戴手套。聚丙烯酰胺一般认为无毒，但为防止可能含少量未聚合的丙烯酰胺，还是应小心操作。

4．拔出梳子后，以水冲洗样品孔的步骤不能少，因梳子取出后，梳子上吸附的和胶顶部未聚合完的丙烯酰胺会流入样品孔，再聚合而使样品孔底形状不整齐，最终导致电泳带型不整齐。

5．聚丙烯酰胺凝胶会淬灭溴化乙锭的荧光，不能检出少于10ng的DNA区带，故采用银染法灵敏度更高。

6．琼脂糖和聚丙烯酰胺通过浓度变化可形成大小不同的分子网孔，从而分离不同分子量的核酸片段。聚丙烯酰胺凝胶的优点：①分辨率高，相差1bp的DNA片段也可分开；②装载DNA样品量大；③从凝胶回收的DNA样品纯度高；④抗腐蚀性强，机械强度高，韧性好。

（杨清玲）

第三部分
核酸扩增技术

实验5　聚合酶链反应

聚合酶链反应（polymerase chain reaction，PCR）技术是从 20 世纪 80 年代中期发展起来的一种模拟体内核酸半保留复制过程的核酸体外扩增技术。该技术具有极高的特异性和扩增效率，重复性好，可在短时间内获得大量拷贝（2^n）的靶核酸片段，是生物医学领域中的一个革命性里程碑。

【原理】

PCR 技术的基本原理是在 4 种脱氧核糖核苷三磷酸（dNTPs）、一对特异性寡核苷酸引物、含 Mg^{2+} 的反应缓冲液共同存在的条件下，耐热 *Taq* DNA 聚合酶催化待扩增 DNA（模板 DNA）合成反应，并不断重复此过程以达到对靶序列的大量扩增。反应中使用的引物由化学合成，分别与模板 DNA 两条链的末端互补，引物序列决定了目的片段扩增的特异性。

普通的 PCR 反应包括 3 个基本步骤：高温变性、低温退火和中温延伸。①变性（denaturation）：对反应混合液进行加热至高温（94℃左右），使双链模板 DNA 解链成为两条单链 DNA，便于与单链引物结合形成局部双链，为退火过程做准备；②退火（annealing）：将反应混合液的温度降至低温（一般低于引物熔点温度 5℃左右），使引物与靶序列末端形成杂交双链，为延伸过程做准备；③延伸（elongation）：将反应混合液的温度升至 72℃，以 dNTPs 为合成原料，将游离碱基按照互补配对原则依次加至引物的 3′ 末端，在 *Taq* DNA 聚合酶催化作用下沿着模板链 5′→3′ 的方向不断延伸，直至形成新的 DNA 双链。由此可见，通过一个变性、退火和延伸循环后，靶分子 DNA 的数量可增加一倍。由于每次扩增的产物又可作为下一次扩增的模板，因此经过 n 次循环后，一个分子的模板 DNA 的拷贝数可达 2^n。

本实验扩增的是人谷胱甘肽转移酶基因（*GSTP1*），扩增产物用琼脂糖凝胶电泳的方法进行检测。

【器材】

PCR 热循环仪、凝胶成像分析系统、双重纯水蒸馏器、水平电泳槽、电泳仪、台式低速离心机、漩涡混匀器、微波炉或电炉、微量移液器及吸头、Eppendorf 管（0.2ml）。

【试剂】

（一）PCR 扩增反应试剂

1. 模板 DNA　以 EDTA 抗凝血为标本，从中提取的人类基因组 DNA 为模板。

2. 引物　上游引物序列为：5′-GCAGCATGTGGCACCATCTC-3′，下游引物序列为：5′-AGAGCCATGGACCCCCACAC-3′，预测扩增产物 420bp。合成的引物可先用双蒸水配制成浓度为 100μmol/L 的贮存液，实验时再用双蒸水稀释成 10μmol/L 的应用液。

3. *Taq* DNA 聚合酶 一般购买的商品化试剂中包括 *Taq* DNA 聚合酶和反应缓冲液,有的缓冲液中含 Mg^{2+},有的不含,按试剂说明书进行操作。

4. 脱氧核糖核苷三磷酸(dNTPs) PCR 反应体系中的 dNTPs 是指 dATP、dCTP、dGTP、dTTP 按等摩尔浓度配制而成,是 PCR 反应的作用底物。一般购买商品化试剂,按试剂说明书进行操作。

5. 灭菌双蒸水。

(二)PCR 产物检测试剂

1. 琼脂糖(电泳级) 琼脂糖从琼脂中提纯而得,主要是由 D- 半乳糖和 3,6 脱水 L- 半乳糖连接而成的一种线性多糖。配制琼脂糖凝胶时将琼脂糖粉悬浮于缓冲液中加热煮沸至溶液变为澄清,注入凝胶槽后室温下冷却凝聚即可。琼脂糖之间以分子内和分子间氢键形成较为稳定的交联结构(保证琼脂糖凝胶有较好的抗对流性质)。琼脂糖凝胶的孔径可以通过琼脂糖的最初浓度来控制(表 5-1),低浓度的琼脂糖凝胶形成较大的孔径,而高浓度的琼脂糖凝胶形成较小的孔径。

表 5-1 琼脂糖凝胶浓度与可分离线性 DNA 分子范围之间的关系

琼脂糖凝胶浓度(m/V,%)	线性 DNA 分子的分离范围(kb)
0.3	5~60
0.6	1~20
0.7	0.8~10
0.9	0.5~7
1.2	0.4~6
1.5	0.2~3
2.0	0.1~2

2. 电泳缓冲液 核酸电泳缓冲液是指在进行核酸分子电泳时所使用的缓冲溶液,在电泳过程中维持合适的 pH,使溶液具有一定的导电性,抑制核酸酶的活性,从而有利于核酸分子的迁移。常用的核酸电泳缓冲液有 TAE、TBE、TPE 三种(表 5-2),一般先将其配制成高浓度的贮存液,使用时再配制成所需要浓度的工作液。

表 5-2 常见核酸电泳缓冲液的配制

缓冲液	贮存液	工作液
TAE	50×	1×
	Tris 碱:242g	Tris- 乙酸:40mmol/L
	EDTA(0.5mmol/L,pH 8.0):100ml	EDTA:1mmol/L
	冰乙酸:57.1ml	
	用去离子水定容至 1000ml	
TBE	5×	0.5×
	Tris 碱:54g	Tris- 硼酸:45mmol/L
	EDTA(0.5mmol/L,pH 8.0):20ml	EDTA:1mmol/L
	硼酸:27.5g	
	用去离子水定容至 1000ml	

续表

缓冲液	贮存液	工作液
TPE	10×	1×
	Tris 碱：10g	Tris- 磷酸：90mmol/L
	EDTA（0.5mmol/L，pH 8.0）：40ml	EDTA：2mmol/L
	磷酸（85%，1.697g/L）：15.5ml	
	用去离子水定容至 1000ml	

3．核酸荧光染料 核酸荧光染料主要是指能特异结合核酸并改变其发光特性的化合物。最早使用溴化乙锭（EB），后来逐渐出现了一系列的 EB 替代品，如 SYBR 系列、UltraPower、GelRed & GelGreen 核酸染料等，但安全性问题还存在争议。本实验仍然使用 EB（10mg/ml）：称取 1.0g 固体 EB 于 100ml 蒸馏水中，用磁力搅拌器搅拌数小时（保证其完全溶解），然后转移至棕色瓶或铝箔包裹的瓶中室温或 4℃冰箱保存。使用时终浓度为 0.5μg/ml。

4．上样缓冲液 上样缓冲液的主要作用是增加样品密度，使其比重增加，确保样品均匀沉入胶孔内；使样品呈色，加样操作更为方便；在电泳中形成肉眼可见的指示带，可预测样品电泳的速度和位置（表 5-3）。常用的上样缓冲液如 6× Loading Buffer，其成分为：30mmol/L EDTA、0.25% 溴酚蓝、0.25% 二甲苯青 FF、30% 甘油，使用时所加体积为总体积的 1/6。

表 5-3 琼脂糖凝胶浓度与电泳指示剂迁移率的关系

琼脂糖凝胶浓度（W/V，%）	溴酚蓝迁移率（相当于线性 DNA 分子片段，kb）
0.6	1.0
1.0	0.6
1.4	0.2
2.0	0.15

5．DNA marker（分子量参照物） 商品化试剂，可根据扩增条带的大小来进行选择。

【操作步骤】

（一）确定反应程序

进行 PCR 扩增反应之前，必须确定反应程序并且将其在 PCR 扩增仪上进行设置。一个常规的 PCR 扩增反应程序主要包括预变性、变性 - 退火 - 延伸、循环数、循环后再延伸等步骤（表 5-4）。

表 5-4 *GSTP1* 基因扩增反应程序

反应程序	温度（℃）	时间（分钟）	循环数（次）
预变性	95	5	
变性	94	0.5	
退火	59	0.5	30
延伸	72	0.5	
再延伸	72	5	

（二）配制反应体系

1．取洁净 PCR 反应管（0.2ml Eppendorf 管），按表 5-5 加入各试剂。

表 5-5 *GSTP1* 基因扩增反应体系

PCR 反应体系	终浓度	所需体积（μl）
10×PCR Buffer（Mg^{2+}）	1×	2.5
dNTP Mixture（各 2.5mmol/L）	0.2mmol/L	2.0
Primer1（10μmol/L）	0.1～1.0μmol/L	0.5
Primer2（10μmol/L）	0.1～1.0μmol/L	0.5
Taq DNA Polymerase（2.5U/L）	0.5～2.5U/50μl	0.3
Genome DNA（0.4～1.2ng/ml）	1～10ng/ml	2
ddH$_2$O		17.2
Total volume		25

2. 加完试剂后充分混匀，6000g 离心 30 秒，使液体沉至管底。

3. 扩增反应　把 PCR 反应管放入 PCR 扩增仪，按仪器操作要求启动扩增程序（表 5-4）。反应结束后，将 PCR 反应管于 6000g 离心 30 秒，取扩增产物进行电泳分析（亦可将 PCR 产物物置 4℃保存待检）。

（三）产物分析

1. 准备缓冲液　按照表 5-2 将贮存缓冲液进行稀释待用。

2. 制胶　将电泳制胶平板置于专门的凝胶槽中，插入加样梳。根据待分离 DNA 分子大小范围选择凝胶浓度并称取琼脂糖粉，定量加入电泳缓冲液，在沸水浴或微波炉中加热熔化使琼脂糖粉至完全溶解，冷却至 50～60℃后加入 EB，将温热凝胶液缓慢倒入凝胶槽中（厚度约 3～5mm），凝固后小心取出加样梳，将凝胶放入电泳槽中（样品孔端置于阴极端），加入电泳缓冲液没过胶面 1～2mm 为宜。

3. 加样　取 5μl PCR 扩增产物与 1μl 6×Loading Buffer 混匀，用移液器将样品和 DNA 分子量参照物依次加入凝胶样品孔内。

4. 电泳　立即接通电源，电场强度为 10V/cm，直到溴酚蓝迁移至合适位置即可停止电泳。

5. 观察结果　取出凝胶置于凝胶成像分析系统中进行观察并分析结果。

【结果讨论】

1. 被检样品管的扩增产物中可见一条约 420bp 的条带。

2. 如设阴性对照，则阴性对照管的扩增产物中无扩增条带。

【注意事项】

由于 PCR 技术灵敏度高，极微量的污染也会造成扩增结果出现假阳性（图 5-1）。另外，实验过程中所用到的相关试剂也存在一定的危险性。因此，必须采取相应措施避免发生污染和危险。

1. PCR 实验应设立阴性对照反应，即在反应体系中不加模板 DNA 而是用等体积 ddH$_2$O 代替。

2. PCR 反应必须在专门的 PCR 实验室进行，实验室应包括试剂配制室、模板制备室、PCR 扩增室和产物检测室等功能区。PCR 实验中的各个步骤应在相应的功能区内进行。

3. 标本、模板 DNA、PCR 试剂等应分别保存于不同功能区的冰箱中。

4. 多份样品同时扩增时，可先配制总的反应混合液，并分装于各 PCR 管中，然后再在各管中分别加入模板。如设阴性对照，则在对照管中加等体积的 ddH$_2$O 而不加模板 DNA。

5. 操作时应戴手套，配制反应体系和加模板时应分别使用专用的移液器，所有耗材使用前必须经高压灭菌，用后按规定处理并丢弃在指定区域。

6. 设置一般的 PCR 扩增反应程序时：①预变性温度及时间：为使模板 DNA 能够充分变性解链成为单链，在 PCR 扩增反应开始的第一次变性时，应给予足够的温度和时间（93～95℃，5～10 分钟）。②变性温度为 93～95℃，变性 30 秒足以使双链模板

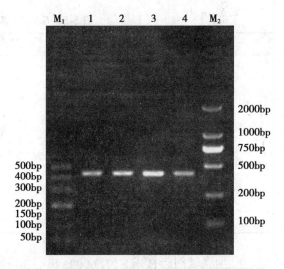

图 5-1 琼脂糖凝胶电泳检测 PCR 扩增产物结果
M$_1$. marker 1；1～4. PCR 扩增产物；M$_2$. marker 2

DNA 变性；如果模板 G＋C 含量较高，或直接用细胞作模板，或被扩增片段较大，变性时间可适当延长。③退火温度取决于引物的 T$_m$ 值，一般实际应用温度低于其 5℃左右，如果两条引物的 T$_m$ 值不同，则以低 T$_m$ 值为准，退火时间一般为 30 秒；如被扩增片段较大，退火所需时间应相应延长；退火温度越高，产物的特异性越高。④延伸温度一般设为 72℃更利于 DNA 的复制；延伸时间视产物长度而异，一般情况下 1kb 用 1 分钟来保证充足的时间，时间过长易导致非特异性扩增。⑤重复次数一般设为 25～35 个循环，低于 25 个循环时扩增产物量相对较少，用荧光染料的方法不易检测；高于 30 个循环时反应即进入平台期，反应体系中各种反应组分的逐渐消耗以及反应副产物的产生，扩增产物量不再随循环次数的增加而呈指数增长。⑥再延伸温度及时间：在进行完上述变性 - 退火 - 延伸循环反应及相应的循环次数后，为了让引物延伸完全并让单链产物完全退火形成双链结构以保证扩增效果，一般在 72℃再保持 3～7 分钟，最后 4℃保存。

7. 在选用 3 种电泳缓冲液时，应注意其各自的适用范围及其优缺点：① TAE 缓冲液是使用最广泛的缓冲系统，因为超螺旋 DNA 分子在其中电泳时更符合其实际相对分子量；适用于 DNA 片段回收电泳；双链线性 DNA 分子在其中的泳动率比在 TBE 和 TPE 中快 10%；大分子量的 DNA 片段（大于 13kb）在其中的分离效果更好；价格低廉；其缺点是缓冲容量小，缓冲能力低。② TBE 缓冲液的特点是缓冲能力强，小于 1kb 的 DNA 片段分离效果更好，适用于长时间电泳；其缺点是易造成高电渗作用；超螺旋 DNA 分子在其中电泳时检测出的相对分子质量会大于实际分子质量，不宜在回收电泳中使用（因其与琼脂糖相互作用生成非共价结合的四羟基硼酸盐复合物而降低 DNA 片段的回收率）。③ TPE 缓冲液缓冲能力强，不宜在回收电泳中使用，因磷酸盐易在乙醇沉淀过程中析出而使 DNA 受到污染，影响后续反应。

8. EB 为强诱变剂并具有中度毒性，是一种强致癌物质，操作时切记戴双层手套，称量时戴面罩，注意防护。沾有 EB 的物品须放入指定地点，净化处理后方可舍弃。

（蔡群芳）

实验 6　PCR-RFLP 检测线粒体 DNA A3243G 异质性突变

A3243G 突变位于线粒体 DNA（mitochondrial DNA，mtDNA）tRNA^{Leu} 基因，是 mtDNA 上最常见的致病突变。A3243G 突变可引起线粒体脑病 - 乳酸酸中毒 - 卒中样发作（mitochondrial encephalopathy-lactic acidosis-stroke like episode，MELAS），以及糖尿病（diabetes）、耳聋（deafness）等疾病。A3243G 为异质性突变，即在同一个体的细胞中同时存在突变型和野生型位点。因此，检测 A3243G 突变位点及其比例是线粒体疾病基因诊断的一项重要内容。

目前，以 PCR 技术为基础的基因点突变的检测方法主要包括 PCR- 单链构象多态性分析（PCR-SSCP）、PCR- 等位基因特异性寡核苷酸杂交（PCR-ASO）、PCR- 变性梯度凝胶电泳（PCR-DGGE）、PCR- 限制性片段长度多态性分析（PCR-RFLP）、不对称 PCR- 单链 DNA、标准 PCR- 双链 DNA 直接测序法以及焦磷酸测序、短链测序法等。其中 PCR-RFLP 具有简便直观、重复性好等优点，在临床上得到广泛应用。

【原理】

聚合酶链反应 - 限制性片段长度多态性（PCR-RFLP）法是采用聚合酶链反应（PCR）扩增目的 DNA 片段，然后将待检测的 DNA 片段用限制性内切酶进行酶切，限制性内切酶识别并切割特异的 DNA 序列，然后将酶切之后的产物进行电泳分析，根据限制性酶切图谱分析不同来源基因序列的差异性。

线粒体 DNA A3243G 突变可产生限制性内切酶酶切位点（GGGCC↓C），*Apa* I 为针对此位点的限制性内切酶，根据限制性内切酶酶切图谱中电泳片段及长度即可进行线粒体 DNA A3243G 突变位点的异质性检测。

【器材】

PCR 仪、离心机、紫外分光光度计、漩涡混匀器、水浴锅、干热器、稳压稳流型电泳仪、紫外凝胶分析系统、恒温水浴锅、移液器、PCR 反应管、Eppendorf 管和各种吸头。

【试剂】

蛋白酶 K、3mol/L 乙酸钾溶液、红细胞裂解液、白细胞消化液、*Apa* I 限制性内切酶、琼脂糖、TAE 缓冲液、10mg/ml 溴化乙锭、10× *Ex Taq* Buffer（Mg^{2+} Free）、dNTPs、25mmol/L MgCl$_2$、引物及去离子水。

【操作步骤】

1. 采集样本　采集被检者外周静脉血约 1ml。

2. 外周血基因组 DNA 提取（乙酸钾裂解法）

（1）取 250μl 全血加入 1ml 红细胞裂解液，充分混匀后，1000g 离心 1 分钟，去上清液。在细胞沉淀加入 200μl 细胞消化液，吹打混匀后加入 20μl 蛋白酶 K（proteinase K），混匀，放入 56℃水浴锅中水浴 8 小时。

（2）水浴结束后，将样本冷却至室温，加入 400μl 预冷的 3mol/L 乙酸钾，剧烈振荡 20 秒后，4℃ 12 000g 离心 10 分钟，使蛋白复合物沉淀下来。

（3）将上清液（约 600μl）转移至已加有 600μl 异丙醇的新 Eppendorf 管中，轻轻混匀，室温 12 000g 离心 15 分钟收集 DNA 沉淀。

（4）弃上清液，室温放置晾干，加入 600μl 无水乙醇，轻轻颠倒混匀，室温 12 000g 离心 15 分钟洗脱 DNA。

（5）弃上清液，室温放置晾干，放在65℃干热器上加热5分钟。

（6）加入100μl预先放在65℃加热器上的Elution Buffer溶解DNA沉淀，65℃加热器上溶解20分钟。

（7）使用分光光度计测定DNA浓度及纯度鉴定，置-20℃保存。

3. PCR扩增包含mtDNA 3243位点的片段

（1）引物设计：上游引物5′-CCTCCCTGTACGAAAGGACA-3′，下游引物5′-CACCCTGATCAGGATTGAG-3′。扩增片段长度为553bp。

（2）PCR反应体系组成（25μl）：见表6-1。

表6-1　PCR反应体系组成

ddH$_2$O	17.8μl
dNTP	2.0μl
10 × *Ex Taq* Buffer（Mg^{2+} Free）	2.0μl
MgCl$_2$（25mmol/L）	1.5μl
上游引物	0.2μl
下游引物	0.2μl
TaKaRa Ex Taq（5U/μl）	0.1μl
DNA模板	1.2μl

（3）PCR反应条件：94℃预变性5分钟；94℃变性45秒，56℃退火45秒，72℃延伸1分钟，共35个循环；72℃再延伸10分钟。

4. PCR产物琼脂糖凝胶电泳分析　配制1.0%琼脂糖凝胶，加入10mg/ml溴化乙锭（终浓度0.5μg/ml），放入盛有1 × TAE缓冲液的电泳槽内；凝胶板内每个样品孔加入5μl DNA样品和6 × 上样缓冲液（Loading Buffer）的混合液；加样结束后立即通电进行电泳，电压100V，时间为20～30分钟；电泳结束后，取出琼脂糖凝胶于紫外灯下观察，同时使用紫外凝胶分析系统拍照并分析结果（图6-1）。

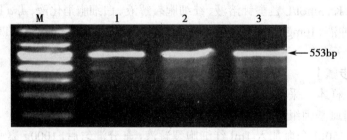

图6-1　PCR产物琼脂糖凝胶电泳鉴定

M. Marker；1～3. PCR扩增产物

5. 限制性酶切片段长度多态性分析　按照表6-2准备酶切反应体系（20μl），置于37℃水浴中，反应2小时。

配制2%琼脂糖凝胶加入10mg/ml溴化乙锭（终浓度0.5μg/ml），放入盛有1 × TAE缓冲液的电泳槽内；每个样品孔加入20μl酶切反应体系和2μl 10 × 上样缓冲液的混合液；加样后通电进行电泳，电压100V，时间为30分钟；电泳结束后，取出琼脂糖凝胶于紫外灯下观察，同时使用紫外凝胶分析系统拍照并分析结果（图6-2）。

表 6-2 酶切反应体系的组成

Apa I	1μl
10× 上样缓冲液	2μl
PCR 产物	5μl
无菌去离子水	12μl

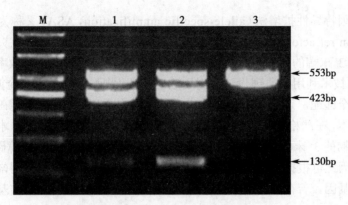

图 6-2 限制性片段长度多态性分析
M. Marker；1～2. A3243G 异质性突变；3. 野生型

【结果讨论】

使用本实验设计的引物，PCR 产物大小为 553bp。如果 mtDNA 存在 A3243G 突变位点，则形成 *Apa* I 内切酶位点，扩增的 553bp 片段可以被切割成 423bp 和 130bp 长度的 2 个片段。如果 A3243G 突变为异质性，则会同时出现 553bp、423bp 和 130bp 共 3 个不同长度的酶切片段；如果 A3243G 为同质性突变，则仅出现 423bp 和 130bp 长度的片段；野生型不存在 *Apa* I 酶切位点，酶切后仅存在 553bp 长度的片段（图 6-2）。

【注意事项】

1. 当设计 PCR-RFLP 分析方案时，最好在突变位置存在自然发生的酶切位点。如果这样的位点不存在，则可以通过合成一个"错配"引物产生合适的限制性内切酶酶切位点。在进行分析的时候，最好使突变的等位基因"获得"而不是"失去"多态性位点。由于突变获得新的酶切位点是明确的，可在凝胶上产生一个新的长度片段，而由于突变丧失酶切位点则不能从未切割的 PCR 产物片段中区分出来。

2. 运用 RFLP 分析检测点突变有时候可能会产生假阳性结果，尤其是在引起酶切位点消失突变的情况下，不仅是因为消化不全或完全不消化的问题，而且由于此类突变会使限制性内切酶酶切位点改变导致酶切位点不断裂，甚至会造成靶突变消失。

3. 通常我们分离血液中的 DNA 来检测 mtDNA 点突变。然而，在某些情况下，肌肉组织的 DNA 能够提供更准确的分子诊断。A3243G 突变在血液中的突变比例较低，除了肌肉组织外，比血液含有更高突变负荷且对诊断有意义的组织来源包括尿液、口腔上皮细胞或唾液。

【临床意义】

线粒体 DNA tRNA$^{Leu(UUR)}$ A3243G 突变可导致 MELAS、糖尿病以及耳聋等线粒体疾病，也是目前国际上唯一公认的线粒体糖尿病突变位点。A3243G 突变的检测，可以对上述线粒体疾病作出基因诊断，并且可以为其他家庭成员开展遗传咨询。另外，PCR-RFLP 也是临床上进行点突变检测最常用的方法之一，该实验方案也可以在其他点突变检测中参考使用。

（李 伟）

实验 7 等位基因特异性扩增法检测结核分枝杆菌 *rpoB* 基因突变

等位基因特异性扩增法（allele-specific amplification，ASA）又称为扩增阻碍突变系统（amplification refractory mutation system，ARMS），是一种检测已知点突变的扩增技术。根据 PCR 引物 3′ 末端的碱基与相应模板之间存在错配时，PCR 的扩增效率极差甚至完全不能扩增。ASA 技术利用此原理设计两对引物，一对引物与正常基因完全匹配，另一对引物与突变基因完全匹配。这两对引物中其中一条引物完全相同，另一条存在差异。利用这两对引物扩增样本，在严格的条件下，只有引物 3′ 末端碱基与模板配对时才出现 PCR 扩增，如错配位于引物的 3′ 末端，链延伸反应就会因 3′，5′- 磷酸二酯键形成障碍而受阻，导致 PCR 不能延伸。因此可根据 PCR 产物来判断何种基因呈扩增阻碍，从而得知检测基因为正常基因还是突变基因。若在 3′ 端额外再引入错配的碱基，该引物区别正常基因和突变基因的能力就更强。

ASA 方法检测的范围：①单点突变：设计的引物通常用于扩增突变基因而正常基因呈扩增阻碍；②基因分型：可用于单个突变的基因分型或 SNP 分析，要求分清杂合子和纯合子，一般需要进行两次独立的 ASA 分析，一次为正常基因扩增阻碍，一次为突变基因扩增阻碍；③多位点突变：可以选择合适的多重 PCR 引物同时检测多个点突变。

【原理】

利福平（rifampin，RFP）是结核病化疗方案中的关键药物，近年来耐利福平的结核分枝杆菌日益增多。由于绝大多数 RFP 耐药菌株同时也对异烟肼耐药，因而一定程度上 RFP 耐药被认为是多重耐药结核分枝杆菌的标志之一。多重耐药结核分枝杆菌所致的结核病病程短，病死率高，给结核病的防治带来了极大的困难。结核分枝杆菌对 RFP 耐药与基因突变有关，主要突变基因为 *rpoB*。

本实验利用 ASA 法检测结核分枝杆菌 *rpoB* 基因突变。根据野生型 *rpoB* 基因设计特异性 ASA 引物，并在引物 3′ 端倒数第 4 个碱基位置再额外引入一个错配碱基，以提高该引物区分正常与突变基因的能力，这对引物可从野生型模板中扩增出 PCR 产物。同时设计一条上游对照引物，其可与正常和突变模板序列有效退火延伸，扩增产物与前一个产物片段大小不同，可通过电泳区别，在实验中作为内对照以区分假阴性扩增。本实验可简便、快速检测耐 RFP 结核分枝杆菌，为临床合理制订治疗方案提供依据。

【器材】

Ⅱ级生物安全柜、PCR 扩增仪、高速冷冻离心机、水平电泳装置、凝胶成像分析系统、漩涡混匀器、高压蒸汽灭菌器、微波炉、pH 计、分析天平、磁力搅拌器、PCR 反应管、移液器、吸头、Eppendorf 管。

【试剂】

1. PCR 反应缓冲液（TC 10×）配制

（1）1mol/L Tris-Cl（pH 8.8）贮存液：称量 12.1g Tris-base 溶解于 80ml 双蒸水中，用浓 HCl 调节 pH 至 8.5，待溶液冷却至室温后调节 pH 至 8.8，定容至 100ml，高压灭菌备用。

（2）1mol/L（NH₄）₂SO₄ 贮存液：称量 12.21g（NH₄）₂SO₄ 溶解于 80ml 双蒸水中，定容至 100ml，高压灭菌备用。

（3）1mol/L MgCl₂ 贮存液：称量 20.33g MgCl₂•6H₂O 溶解于 80ml 双蒸水中，定容至 100ml，高压灭菌备用。

（4）500mmol/L EDTA 贮存液：称量 18.6g 二水乙二胺四乙酸二钠（EDTA-Na₂•2H₂O）溶解于 80ml 双蒸水中，配制的溶液在磁力搅拌器上剧烈搅拌。待完全溶解后，用 NaOH 调节 pH 至 8.0，然后定容至 100ml，高压灭菌备用。

取上述配制的 1mol/L Tris-Cl（pH 8.8）贮存液 6.7ml，1mol/L（NH₄）₂SO₄ 贮存液 0.67ml，1mol/L MgCl₂ 贮存液 1.66ml，500mmol/L EDTA 贮存液 1.34ml 和 14mol/L 巯基乙醇 70μl 混合，用无菌双蒸水定容至 10ml，配制成 PCR 反应缓冲液（TC 10×），分装后保存于 −20℃ 冰箱。

2. 引物 引物名称、序列和扩增产物片段的大小见表 7-1。

表 7-1 引物序列和产物长度

引物名称	引物序列	产物长度（bp）
rpoB 基因 531 位	5'-ACCCACAAGCGCCGACAGTC-3'	216
上游对照引物	5'-CGAATATCTGGTCCGCTTGC-3'	537
下游共同引物	5'-GTCGACCACCTTGCGGTACG-3'	

3. 其他试剂 扩增模板（结核分枝杆菌基因组 DNA）、dNTP、*Taq* DNA 聚合酶、双蒸水、10×TBE 电泳缓冲液、琼脂糖、DL 2000 DNA marker。

【操作步骤】

1. 结核分枝杆菌基因组 DNA 的制备 在结核分枝杆菌培养皿上刮取少量细菌置于无菌 Eppendorf 管中，用 100μl 双蒸水重悬，并反复吹打混匀，然后加入 100μl 的 10% Chelex 100 树脂悬液，待完全混匀后置于 45℃水浴，45 分钟后再煮沸 5 分钟以完全释放基因组 DNA，13 000g 离心 5 分钟，吸取上清液并转移至无菌 1.5ml Eppendorf 管中，取 5μl 用于 PCR 扩增。

2. 配制 PCR 反应体系 在 PCR 反应管中按表 7-2 所示依次加入扩增反应所需的试剂，PCR 反应总体积为 50μl。将 PCR 反应管置于漩涡混匀器混匀并点动离心。

表 7-2 ASA PCR 扩增反应体系的配制

组分	初始浓度	体积	终浓度
双蒸水		38.375μl	
TC 缓冲液	10×	5μl	1×
dNTP	2.5mmol/L	4μl	200μmol/L
上游对照引物	20μmol/L	0.25μl	0.1μmol/L
ASA 特异性引物	20μmol/L	0.375μl	0.15μmol/L
下游共同引物	20μmol/L	0.5μl	0.2μmol/L
Taq DNA 聚合酶	5U/μl	0.5μl	0.05U/μl
模板 DNA	200ng/μl	1μl	4ng/μl

3. 扩增反应 将 PCR 反应管放入 PCR 仪，按仪器操作要求启动扩增程序。本实验的扩增程序：94℃预变性 5 分钟，94℃变性 35 秒，56℃退火 35 秒，72℃延伸 35 秒，重复 35 个循

环后，于72℃再延伸10分钟。

4. PCR产物电泳 取10μl PCR产物与2μl溴酚蓝液混匀，于1%琼脂糖凝胶中分离。在1×TBE电泳缓冲液中进行电泳，电压为5V/cm，电泳时间0.5～1小时，直至各PCR产物片段充分分离。

5. 分析结果 在凝胶成像分析系统下观察PCR扩增结果（图7-1）。

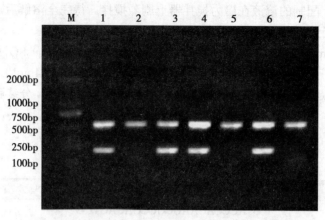

图7-1 结核分枝杆菌 *rpoB* 基因突变的ASA扩增电泳图

M. DNA Marker DL 2000；1、3、4、6. 野生型菌株；2、5、7. *rpoB*
基因531位突变菌株

【结果讨论】

本实验设计的ASA特异性引物与野生型模板间除了3′-OH端的倒数第4个核苷酸错配外，二者完全互补；而与突变型模板间则存在两个错配的碱基。邻近3′末端的碱基错配对PCR扩增的影响很小，因此野生型菌株1、3、4、6号可以扩增出216bp条带，而3′-OH末端的碱基错配则可阻碍PCR引物的延伸，因此2、5、7号为 *rpoB* 基因531位突变菌株，其216bp条带缺失。所有菌株均扩增出537bp条带（图7-1）。

S531L（TCG→TTG）突变是 *rpoB* 基因常见的突变位点，其突变频率可达到53.8%。本实验建立的ASA法扩增分析 *rpoB* 基因突变，能够快速检测结核分枝杆菌对利福平的耐药性。本法所需的时间从基因组DNA制备、ASA扩增到琼脂糖凝胶电泳检测得到结果，全过程仅需4～5小时，缩短了检验时间，适合临床快速检测，可以更好地指导临床用药。ASA检测体系仅需使用简单的仪器和试剂，操作简单，成本低廉，可同时检测多个样品，对结核病的治疗和控制有着广阔的临床应用前景。

【注意事项】

1. 电泳时间应足够充分，使PCR产物充分分离。

2. 如果用微波炉熔解低熔点琼脂糖，必须将火力调至低挡，以免结块。

3. 结核分枝杆菌基因组DNA提取后，若不能立即扩增，8小时之内可置于4℃冰箱，若放置更长时间则需要保存于−20℃冰箱。

4. 若不能立即对PCR产物进行电泳检测，可将产物置于−20℃冰箱。

5. 每次实验完成后，各操作室的工作台面需用可移动紫外灯对工作台面照射30分钟以上，以防止扩增产物对下次检测造成污染。

（郑美娟）

实验 8 TRAP-银染法检测端粒酶活性

端粒（telomere）是位于真核细胞染色体末端的一小段 DNA-蛋白质复合体，其与端粒结合蛋白一起构成一个保护性的"帽子"结构，作用是保持染色体的完整性。正常细胞由于线性 DNA 复制 5′ 末端消失，随着细胞不断增殖，端粒逐渐缩短，当细胞端粒缩至一定程度，细胞停止分裂，处于静止状态，所以端粒的长短和稳定性决定了细胞寿命，并与细胞衰老和癌变密切相关。端粒酶（telomerase）是细胞中负责端粒延长的一种酶，是基本的核蛋白逆转录酶，其在细胞中的主要生物学功能是通过其逆转录酶活性复制和延长端粒 DNA 来稳定染色体端粒 DNA 的长度，近年有关端粒酶的研究表明，端粒酶还参与了对肿瘤细胞的凋亡和基因组稳定的调控过程。

【原理】

端粒重复序列扩增法（telomeric repeat amplification protocol，TRAP）是一种将端粒重复序列延伸与 PCR 技术巧妙结合的检测方法（图 8-1）。主要过程分 4 部分：①制备组织样本或细胞提取液；②加入 TS 引物使端粒重复序列延伸；③加入 CX 引物进行 PCR 反应；④产物用聚丙烯酰胺凝胶电泳进行分离，通过硝酸银染色进行结果观察。其原理如下：首先合成一个 18nt 的 TS 作上游引物，端粒酶结合 TS 末端的 GTT 合并成 AGGGTTAG，然后每经过一次转位合成一个 GGTTAG 的 6 碱基重复序列，端粒酶灭活后，加入 CX 作下游引物，经过多次变性-退火-延伸，扩增端粒酶延伸产物。在此基础上利用银染技术检测端粒酶的活性，阳性结果在凝胶电泳上显示分隔约 6bp 的梯状条带，条带的多、寡、深或浅表示端粒酶活性的大小。

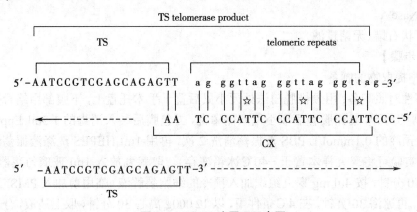

图 8-1 TRAP 法原理示意图

【器材】

月龄 8 周以上的性成熟雄性昆明小鼠 2 只、络合碘、棉签、手术托盘、手术剪刀、无菌手套、镊子、冰盒、1ml 玻璃匀浆器、Eppendorf 管、微量移液器、微量加样吸头、刻度吸管、大培养皿、PCR 仪、电子天平、低温高速离心机、高压蒸汽灭菌器、微量高速离心机、低温冰箱、紫外分光光度计、垂直电泳槽、稳压稳流电泳仪、紫外透射反射分析仪、凝胶成像分析系统。

【试剂】

1. 0.1mmol/L 磷酸盐缓冲液（PBS，pH 7.4） 取 1mol/L Na_2HPO_4 77.4ml 及 1mol/L NaH_2PO_4 22.6ml，用蒸馏水稀释定容至 1000ml。

2. 洗涤液（临用前配制）　10mmol/L HEPES（N-2- 羟乙基哌嗪 -N′-2- 乙磺酸）-KOH（pH 7.5），1.0mmol/L DTT（二硫苏糖醇），1.0mmol/L MgCl$_2$，10mmol/L KCl。

3. 溶解液（临用前配制）　10mmol/L Tris-Cl（pH 7.5），1.0mmol/L MgCl$_2$，1.0mmol/L EDTA，0.1mmol/L PMSF（苯甲基磺酰氟），5.0mmol/L BME（2- 巯基乙醇），0.5% CHAPS（丙基乙醇胺 - 二甲酰胺 - 丙烷磺酸盐），10% 甘油（重蒸馏）。

4. 10 × TRAP 缓冲液　20mmol/L Tris-Cl（pH 8.3），1.5mmol/L MgCl$_2$，63mmol/L KCl，0.05% Tween-20，0.1% BSA（牛血清白蛋白），1.0mmol/L EGTA（乙二醇双四乙酸）。

5. 4 × 0.5mmol/L dNTPs。

6. 15mmol/L MgCl$_2$。

7. 5 × TBE（pH 8.3）　0.45mmol/L Tris，0.45mmol/L 硼酸，0.01mmol/L EDTA。

8. 30% 丙烯酰胺溶液　29g 丙烯酰胺，1g N，N′- 亚甲基甲叉双丙烯酰胺，100ml 双蒸水。

9. 12% 聚丙烯酰胺凝胶（临用前配制）30ml　30% 丙烯酰胺 12ml，5 × TBE 3.6ml，10% 过硫酸铵 0.28ml，TEMED 30μl，双蒸水 14.12ml。

10. DNA 分子量标志物　pBR322 DNA/*Hae*Ⅲ

11. 6 × 上样缓冲液　0.25% 溴酚蓝，0.25% 二甲苯青（FF），40%（w/v）蔗糖水溶液。

12. 固定液　10% 无水乙醇，0.5% 冰乙酸。

13. 染色液　0.2% AgNO$_3$。

14. 显色液 500ml　37% 甲醛 5.43ml，NaOH 7.5g，加双蒸水至 500ml。

15. 1.0 OD TS 引物（相当于 33μg/ml）　序列为 5′-AATCCGTCGAGCAGAGTT-3′。

16. 1.0 OD CX 引物　序列为 5′-CCCCTTACCCTTACCCTTACCCTAA-3′。

17. *Taq* DNA 聚合酶。

18. RNase A。

19. 液状石蜡（无菌过滤）。

【操作步骤】

1. 细胞提取物的制备

（1）阳性对照制备：用颈椎脱白法处死小鼠后置于手术托盘上，下腹部用络合碘消毒后再用手术剪刀剪开，暴露腹腔后取小鼠双侧睾丸，去包膜后装入消毒的 1.5ml Eppendorf 管中称重，用预冷的 0.1mmol/L PBS 液振荡清洗 2 次，再用 1ml HEPES 洗涤液振荡洗涤一次（如不立即实验可将睾丸样本置于 −40℃冰箱冻存）。取睾丸放入 1ml 玻璃匀浆器中，在冰浴中匀浆 10 分钟，按 4μl/mg 睾丸组织加入预冷的细胞裂解液（临用前加入 PMSF），继续匀浆 10 分钟，再冰浴 30 分钟，在 4℃条件下，以 12 000g 离心 30 分钟，取上清液，分装后贮存于 −20℃冰箱。

（2）细胞提取物标本制备同上。

2. 端粒酶延伸 TS 引物及其延伸产物扩增　组织或细胞提取物用酚试剂法测定蛋白浓度后用 1 × TRAP 缓冲液稀释至最适蛋白浓度为 0.3g/L 作为待测样品。待测样品用 RNase A 核酸酶（终浓度为 200μg/ml）于 37℃处理 30 分钟作为阴性对照，以双蒸水代替细胞提取液作为空白对照，以鼠睾丸组织提取液作为阳性对照，按表 8-1 操作。

3. 聚丙烯酰胺凝胶电泳　制作 1.0mm 厚的 12% 聚丙烯酰胺凝胶，取 10～15μl PCR 产物与 2μl 6 × 上样缓冲液混合后点样，电泳缓冲液为 0.5 × TBE。80V 电压平衡约 10 分钟，待样品出孔后电压调至稳压 120V，电泳时间约 2 小时。

表 8-1 端粒酶延伸 TS 引物及其延伸产物扩增操作表

试剂	加入量(μl)
10×TRAP 缓冲液	3
4×0.5mmol/L dNTPs	3
1.0 OD TS 引物	1.5
15mmol/L MgCl₂	3
双蒸水	15.6
模板 DNA	2
液状石蜡	25
25℃延伸 30 分钟,94℃ 3 分钟	
5U/μl *Taq* DNA 聚合酶	0.4
1.0 OD CX 引物	1.5
94℃ 30 秒,55℃ 30 秒,72℃ 1 分钟,30 个循环,72℃ 5 分钟,终止反应	
总体积	55

4. 银染显色
(1) 小心剥下凝胶放入染色皿中,倒入固定液,振摇 10 分钟取出。
(2) 用双蒸水漂洗 2 次,每次 1 分钟。
(3) 倒入染色液,振摇 15 分钟取出。
(4) 用双蒸水漂洗 2 次,每次 20 秒。
(5) 倒入显色液,振摇显色大约 10 分钟左右,见带形清晰而底色不深时即可弃去显色液。
(6) 用双蒸水漂洗 2 次,每次 1 分钟。
5. 摄影 置于凝胶成像系统观察或照相记录结果。
【结果讨论】
实验成功的标志是从最终的凝胶上清晰见到一系列阶梯状分布的 DNA 区带(银染检测显示黑色条带)。以已知大小的 DNA 分子量标志物作为参照,可见各样品泳道均有从 40～250bp 左右大小的端粒酶扩增产物区带,各条区带大小相差为 6 个碱基。蒸馏水泳道则没有这种特征性区带出现,若阴性对照出现阳性结果说明有污染,结果不可信。若阳性对照(睾丸样品泳道)无相应特征性区带,则说明实验操作不规范,PCR 扩增失败。若遇假阳性或假阴性结果,应逐步逐项分析操作步骤各环节的原因。
【注意事项】
1. 端粒酶本身有 RNA 和酶功能基团,极其容易被降解、失活,因此应按提取细胞总 RNA 的要求,尽量在低温条件下,快速操作,避免不必要的反复洗涤程序,提高提取液的蛋白质浓度。
2. 同常规 PCR 一样,TRAP 法有时可产生引物二聚体,从而使本底增高,为了避免引物二聚体的产生,建议采用热启动法,在 94℃时加入 CX 引物及 *Taq* 聚合酶。
3. 在 Eppendorf 管中加入各试剂后应充分混匀,所有试剂加完后应高速短暂离心,若进行 PCR 时 Eppendorf 管盖子温度预先加热至 94℃,则不需加液状石蜡。
4. 对照的设置 因为在标本提取、PCR 扩增等操作过程中的失误可能造成最终端粒酶活性检测的假阳性,所以应同时设置阳性对照标本。端粒酶活性仅存在于生殖细胞、胚胎细胞及一些更新组织的增殖细胞中，经典的方法是选用动物睾丸组织标本作为阳性对照，也有报道用培养的肿瘤组织细胞株作为阳性对照，如 HeLa 细胞等。理想的对照最好在反应过程加入特定核酸序列作为内标一起扩增，这样可避免假阳性结果出现。阴性对照出现阳性结果多由操作不慎污染所致，极少部分由于正常组织有端粒酶活性检出，如有报道表明，正常血液白细胞中存在微弱的端粒酶活性。这种结果要依当时具体情况来分析。

5. 研究表明，适当延长端粒酶延伸的保温时间和增加 PCR 循环次数可提高检测的灵敏度，但过长的 PCR 时间可能增加非特异性产物的产量，降低检测的特异性。正常用 30 个循环左右进行 PCR 扩增反应。若要做定量分析，则应选在 PCR 反应达到平台期前终止反应。

6. DNA 分子量标志物的制备　取 0.5μl pBR322 DNA/*Hae*Ⅲ，10μl 电泳缓冲液 0.5×TBE 及 2μl 上样缓冲液混匀后点样。

7. 12% 的聚丙烯酰胺凝胶中 DNA 的有效分离范围为 40～200bp，在此浓度的凝胶中二甲苯青（FF）的迁移率与 70bp 的 DNA 相同，溴酚蓝的迁移率与 20bp 的 DNA 相同。电泳时待溴酚蓝电泳至凝胶底部，二甲苯青电泳至凝胶的一半时即可终止电泳。

8. 关于银染结果的观察　传统的 TRAP 法采用放射同位素自显影方式检测结果，也有采用溴化乙锭染色方法来观察。前者虽有较高的灵敏度，但操作烦琐，对人体有放射性污染危害；后者操作简单，但灵敏度较低，同时也存在污染环境、致癌的弊端。本法对传统的 TRAP 法做了改良，采用银染观察结果，具备前两者的优点，克服了它们的缺点，其最低可检测出 1ng 左右的靶 DNA，是一种简单、经济、安全、快速的检测方法。

9. PMSF 在水溶液中不稳定，因此裂解缓冲液中的 PMSF 须临用前加入，储存液浓度一般为 10mmol/L，工作浓度为 0.1mmol/L。PMSF 有剧毒，严重损害呼吸道黏膜、眼睛及皮肤，吸入、吞进或通过皮肤吸收后有致命危险。为了安全和健康，需穿实验服并戴一次性手套操作，一旦眼睛或皮肤接触了 PMSF，应立即用大量水冲洗之，凡被 PMSF 污染的衣物应予丢弃。

10. 配制聚丙烯酰胺凝胶时，在半小时内成胶较好，Acr 和 Bis 是神经毒剂，可经皮肤、呼吸道等吸收，操作时要注意保护。

（章　迪）

实验 9　多重 PCR 检测 α-地中海贫血基因缺失

多重 PCR（multiplex PCR）又称多重引物 PCR 或复合 PCR，是在一个扩增反应体系中加入一对以上引物，同时扩增一份 DNA 样品中多个靶序列片段，满足同时分析不同 DNA 序列的需要。多重 PCR 的每对引物扩增的产物序列长短不一，因而根据不同长短的序列存在与否，可检测基因片段的缺失与突变。

多重 PCR 多对引物间的组合须满足以下条件：①将扩增条件较为接近的引物组合在一起，以使该条件能尽量适合所有被扩增的 DNA 片段；②同一扩增反应内各扩增产物片段的大小应不同，以便通过电泳将各 DNA 片段充分分离。

多重 PCR 技术目前作为一种可靠的检测基因序列缺失或突变的方法，主要用于病原微生物的分型、遗传性疾病的诊断、法医学研究以及多种病原微生物的同时检测等方面，其具有高效、高产率、降低检测成本、加速实验进程等优点。

【原理】

α- 地中海贫血（α-thalassemia）是由于 α- 珠蛋白基因缺失或突变，使 α- 珠蛋白链功能异常或合成减少而引起的一种遗传性溶血性疾病。α- 地中海贫血主要分布在热带和亚热带地区，我国南方地区是 α- 地中海贫血的高发区，尤以缺失型 α- 地中海贫血多见。α- 珠蛋白基因簇位于 16p13.3，总长约 30kb，一对 16 号染色体共 4 个 α 基因，根据 4 个 α 基因缺失状态的不同，α- 地中海贫血在临床上可分为 4 种类型：Hb Bart 胎儿水肿综合征、HbH 病、轻型（标记型）α- 地中海贫血和静止型 α- 地中海贫血。最常见的缺失型 α- 地中海贫血有东南亚型缺失（$-\!-^{SEA}$）、右侧缺失（$-\alpha^{3.7}$）和左侧缺失（$-\alpha^{4.2}$）。

本实验采用 α- 地中海贫血 3 个常见的缺失基因位点（$-\!-^{SEA}$、$-\alpha^{3.7}$ 及 $-\alpha^{4.2}$）和正常的 α_2- 珠蛋白基因作内参组成一个多重 PCR 反应体系，在待检的缺失基因片段两端设计引物进行扩增，扩增 3 种缺失型基因和正常的 α_2- 珠蛋白基因，然后用琼脂糖凝胶电泳对扩增产物进行分离，与内参进行比较即能判断被检样本是否存在相应的基因缺失，从而进行快速、简便、可靠的基因诊断。

【器材】

PCR 扩增仪、冷冻高速离心机、水平电泳装置、漩涡混匀器、微波炉、移液器、吸头、PCR 反应管、Eppendorf 管、凝胶成像分析系统。

【试剂】

1. PCR 反应缓冲液　2×GC 缓冲液Ⅱ。

2. 引物混合液　将 4 对引物制备成引物混合液，其中每条引物的终浓度为 12.5pmol/L，4 对引物序列和 PCR 扩增产物片段的大小见表 9-1。

表 9-1　多重 PCR 检测 α- 地中海贫血基因缺失的引物序列和 PCR 产物长度

基因名称	引物序列	产物长度（bp）
SEA	F: 5′-GATCTGGGCTCTGTGTTCTCAGTATTGG-3′	708
	R: 5′-CGGAGATATATGGGTCTGGAAGTGTATC-3′	
$\alpha^{3.7}$	F: 5′-CCCCTCGCCAAGTCCACCC-3′	2022
	R: 5′-AAAGCACTCTAGGGTCCAGCG-3′	
$\alpha^{4.2}$	F: 5′-GGTTTACCCATGTGGTGCCTC-3′	1628
	R: 5′-CCCGTTGGATCTTCTCATTTCCC-3′	
α_2	F: 5′-GTCCACCCCTTCCTTCCTCA-3′	1800
	R: 5′-AGACCAGGAAGGGCCGGTG-3′	

3. 其他试剂　全血基因组 DNA 提取试剂盒、dNTP 混合液、*Taq* DNA 聚合酶、10×TBE 电泳缓冲液、琼脂糖、DL 2000 DNA marker 以及双蒸水。

【操作步骤】

1. 模板 DNA 的提取　EDTA 抗凝的静脉血 1ml，利用全血基因组 DNA 提取试剂盒抽提基因组 DNA。

2. PCR 反应体系的配制　按照表 9-2 依次向 PCR 反应管中加入反应所需的各种试剂，反应总体系为 50μl。将 PCR 反应管置于漩涡混匀器混匀并点动离心。

3. PCR 扩增　将 PCR 反应管放入 PCR 仪，按仪器操作要求启动扩增程序。本实验的扩增程序：94℃预变性 1 分钟，94℃变性 30 秒，62℃退火 1 分钟，72℃延伸 3 分钟，共进行

35个循环。

4. PCR产物电泳 取10μl PCR产物与2μl溴酚蓝上样缓冲液混匀,于2%琼脂糖凝胶电泳中分离,电压为5V/cm,电泳时间1~2小时,直至各产物片段充分分离。

5. 分析结果 在凝胶成像分析系统下观察PCR扩增结果。

表9-2 α-地中海贫血基因缺失多重PCR反应体系的配制

组分	初始浓度	体积	终浓度
Taq DNA 聚合酶	5U/μl	0.5μl	0.05U/μl
GC 缓冲液Ⅱ	2×	25μl	1×
dNTP	2.5mmol/L	5μl	0.25mmol/L
混合引物	20μmol/L	0.24μl	12.5pmol/L
模板 DNA	200ng/μl	1μl	4ng/μl
双蒸水		18.26μl	

【结果讨论】

本实验利用多重PCR方法检测缺失型α-地中海贫血的结果见图9-1。正常对照仅有条1800bp的扩增条带。缺失型杂合子有两个条带,一条为1800bp的正常条带,另一条为某一缺失型的条带。缺失型纯合子仅有一条缺失型条带,无正常条带。双重缺失杂合子的检测样品有两个条带,分别为两种缺失型条带,无正常条带。阳性对照有1800bp和708bp两条带。

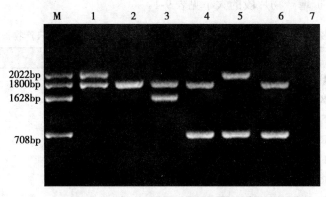

图9-1 PCR扩增产物琼脂糖凝胶电泳结果

M. DNA Marker;1. −α$^{3.7}$/αα(−α$^{3.7}$ 缺失杂合子);2. αα/αα(正常);
3. αα/−α$^{4.2}$(−α$^{4.2}$ 缺失杂合子);4. αα/−−^{SEA}(−−^{SEA} 缺失杂合子);
5. −α$^{3.7}$/−−^{SEA}(−α$^{3.7}$、−−^{SEA} 双重缺失杂合子);6. 阳性对照;7. 阴性对照

α-地中海贫血是由于α-珠蛋白基因缺失或突变导致肽链表达失衡而产生的单基因遗传血液病,是我国南方各省最常见、危害最大的遗传病之一,由于该病目前尚无根本有效的治疗方法,因此开展人口筛查和产前诊断是减少本病发生的有效措施。Southern印迹是分析缺失型α-地中海贫血分子缺陷的可靠技术,但因其操作烦琐,不宜作为常规检测手段。相比之下,单管多重PCR方法可同时检测最常见的东南亚缺失型α-地中海贫血。本实验建立的多重PCR方法能检测中国人常见的3种α-珠蛋白基因缺失类型,其检测覆盖率达95%以上,但仍有罕见的缺失或点突变类型在本方法检测范围之外,可能造成漏检,这类样

本需要用其他方法进一步检测。多重 PCR 检测 α- 地中海贫血基因缺失比多管多次 PCR 具有省时、快捷、简便、准确、重复性好等优点,易于推广应用,可用于产前诊断、临床检测和新生儿筛查,对 α- 地中海贫血的防治具有重要的意义。

【注意事项】

1. 每次实验都应设置阳性对照和阴性对照,以防止 PCR 污染和监测 PCR 扩增条件。

2. 抗凝全血在室温放置不应超过 24 小时,4℃冰箱保存不超过 1 个月,−20℃冰箱保存不超过 2 年,−70℃冰箱可长期保存,冷冻保存时应避免标本反复冻融。

3. 本方法所检测的 4 个条带(3 个缺失条带和 1 个正常条带)中,其中任何一个临床样品的电泳结果应至少有一个条带,否则表明本次实验失败。因此,本实验的 4 个条带共同作为阳性内质控。

4. DNA 提取后,若不能立即扩增,8 小时之内可保存于 4℃冰箱,若放置更长时间则需要置于 −20℃冰箱。

5. 若不能立即对 PCR 产物进行电泳检测,可将产物置于 −20℃冰箱。

6. PCR 产物电泳时间应足够充分,以使 PCR 产物片段充分分离。

7. 每次实验完成后,各操作室的工作台面需用可移动紫外灯靠近工作台面照射 30 分钟以上,以防止扩增产物对下次检测造成污染。

(郑美娟)

实验 10　PCR-SSCP 检测苯丙酮尿症苯丙氨酸羟化酶基因外显子 7 突变

1989 年,日本 Orita 等研究发现,双链 DNA 被变性成为单链 DNA 后,每一条单链 DNA 都基于它们的内部序列而呈现出一种独有的折叠构象,即使同样长度的 DNA 单链因其碱基顺序不同,甚至单个碱基不同,就可以产生不同的空间构象。空间构象有差异的单链 DNA 分子在电泳场中的迁移率不同,产生不同的泳动带。因此,通过非变性聚丙烯酰胺凝胶电泳(polyacrylamide gel electrophoresis,PAGE),可以非常敏感地将构象上有差异的分子分离开,该方法称为单链构象多态性(single-strand conformation polymorphism,SSCP)分析。在随后的研究中,将 SSCP 用于检测 PCR 扩增产物的基因突变,从而建立了 PCR-SSCP 技术。PCR 扩增后的 DNA 片段经变性成单链后在非变性聚丙烯酰胺凝胶中电泳,与正常比较,出现泳动带的变位即可推测存在碱基突变,该方法简便、快速、灵敏,不需要特殊的仪器,适合一般实验室的需要。但其碱基突变的性质必须经过 DNA 测序才能确定。因此 PCR-SSCP 检测是测序之前突变筛查的常用手段。

【原理】

PCR-SSCP 的基本过程是首先 PCR 扩增目的基因,然后将特异的 PCR 扩增产物变性,而后快速复性,使之成为具有一定空间结构的单链 DNA 分子,再将单链 DNA 进行非变性聚丙烯酰胺凝胶电泳,最后通过放射性自显影、银染或溴化乙锭显色分析结果。若发现单链 DNA 条带的迁移率与正常对照相比发生改变,就可以判定该链构象发生改变,进而推测该 DNA 片段中存在碱基突变。

苯丙酮尿症(phenylketonuria,PKU;OMIM 261600)是一种常染色体隐性遗传病,是新生儿常规筛查项目之一。在我国,PKU 的发病率为 1/11 500。经典型 PKU 患者是因肝脏中苯丙氨酸羟化酶（phenylalanine hydroxylase，PAH）基因突变，导致 PAH 酶活性降低或丧失，使得苯丙氨酸不能转化为酪氨酸，在体内大量积蓄而致病。*PAH* 基因全长约 90kb，包括 13 个外显子和 12 个内含子，点突变发生的类型多种多样，其中外显子 7 位于 PAH 蛋白的核心功能区，这个区域的碱基突变往往对酶活性影响较大。国际互联网 PAH 数据站公布的统计资料显示，外显子 7 是突变种类分布最多的外显子，尤以 R243Q 突变频率最高。设计人的 *PAH* 基因外显子 7 的上游引物为：5′-CTCCTAGTGCCTCTGACTCA-3′，下游引物为：5′-ACCAGCCAGCAAATGAACCC-3′，特异性扩增人 *PAH* 基因外显子 7 及两侧内含子部分，产物长 291bp。

【器材】

PCR 扩增仪、台式离心机、低温高速离心机、漩涡混匀器、琼脂糖凝胶电泳系统、垂直电泳系统、磁力搅拌器、恒温水浴箱、凝胶成像分析系统、微量移液器（0.5～10μl 连续可调）及吸头、移液管、Eppendorf 管（0.2ml）、离心管。

【试剂】

1. 外周血细胞基因组 DNA 的提取 见实验 1。

2. PCR 扩增

（1）*Taq* DNA 聚合酶。

（2）10×PCR 缓冲液。

（3）$MgCl_2$（25mmol/L）。

（4）dNTPs（每种 dNTP 各 10mmol/L）。

（5）上游引物和下游引物（各 20μmol/L）。

3. 琼脂糖凝胶电泳

（1）琼脂糖。

（2）6×上样缓冲液。

（3）DNA marker。

（4）GoldView 溶液：使用时 100ml 琼脂糖胶溶液中加入 5μl GoldView™ 溶液。

（5）50×TAE 电泳缓冲液：将 242g Tris 碱溶解于 600ml 蒸馏水中，然后加入 57.1ml 冰乙酸，并加入 37.2g EDTA-Na_2·$2H_2O$，置磁力搅拌器上搅拌，溶解完全后定容至 1000ml，pH 约 8.5。临用时用蒸馏水稀释为 1×TAE 电泳缓冲液。

（6）GeneRuler 100bp DNA Marker。

4. PAGE

（1）50% 聚丙烯酰胺贮存液：将 49g 丙烯酰胺和 1g N，N′-亚甲基双丙烯酰胺溶于总体积为 60ml 的蒸馏水中，加热至 37℃溶解，补加蒸馏水至终体积为 100ml。用滤纸过滤除菌，置棕色瓶中保存于室温。

（2）10% 过硫酸铵：将 1g 过硫酸铵溶解于终量为 10ml 的蒸馏水中，4℃可保存数周。

（3）SSCP 上样缓冲液：取 100% 甲酰胺 95ml，0.5mol/L EDTA 2ml，50mg 溴酚蓝，50mg 二甲苯青，蒸馏水 3ml 混匀，室温保存。

（4）四甲基乙二胺（N，N，N′，N′-tetramethylethylenediamine，TEMED）。

（5）50% 甘油：将 100ml 甘油溶于 100ml 蒸馏水中，高压灭菌保存。

（6）5×TBE 电泳液：将 54g Tris 碱溶解于 600ml 蒸馏水中，然后加入 27.5g 硼酸，置磁力搅拌器上搅拌，并加入 0.5mol/L EDTA（pH 8.0）20ml，溶解完全后定容至 1000ml。临用前取 200ml 5×TBE 加蒸馏水至 1000ml，即成 1×TBE 应用液。

（7）0.5mol/L EDTA（pH 8.0）：在 700ml 蒸馏水中加入 186.1g 二水乙二胺四乙酸二钠（EDTA-Na$_2$·2H$_2$O），在磁力搅拌器上剧烈搅拌至溶解，用 10mol/L NaOH 调节溶液 pH 至 8.0（约需 50ml），然后定容至 1000ml，分装后高压灭菌备用。

5．银染

（1）固定液：取无水乙醇 100ml，5ml 冰乙酸，用去离子蒸馏水补至 1000ml。室温保存。

（2）染色液：将 1g AgNO$_3$ 溶于 800ml 去离子蒸馏水中，定容至 1000ml。室温保存。

（3）显色液：称取 15g NaOH，用 800ml 去离子蒸馏水溶解，补去离子蒸馏水至 1000ml。临用前每 100ml 1.5% NaOH 加 0.4ml 甲醛。室温保存。

【操作步骤】

1．外周血细胞基因组 DNA 的提取　见实验 1。

2．PCR 扩增

（1）PCR 反应体系组成见表 10-1（冰上操作）。

表 10-1　PCR 反应体系组成

组成	加入量
10×PCR 缓冲液	2.5μl
MgCl$_2$（25mmol/L）	1.5μl
脱氧核苷三磷酸（每种 dNTP 各 10mmol/L）	0.5μl
上游引物（20μmol/L）	0.5μl
下游引物（20μmol/L）	0.5μl
Taq DNA 聚合酶	1U
血液样品 DNA	0.1～1μg
去离子蒸馏水	补足至 25μl

将上述反应成分加于 0.2ml Eppendorf 管，短暂离心混匀。

（2）将各 PCR 反应管放入 PCR 扩增仪，94℃ 5 分钟，然后按以下条件进行热循环：94℃ 1 分钟，56℃ 40 秒，72℃ 90 秒，循环 35 次。最后 72℃ 再延伸 10 分钟。反应结束后，PCR 产物置 4℃ 保存。

3．2% 琼脂糖凝胶电泳鉴定 PCR 扩增产物

（1）制胶：称取琼脂糖 4g 放入三角烧瓶，加 1×TAE 至体积 200ml，加 10μl GoldView™，于微波炉内加热溶解。待凝胶冷至 60℃ 左右，倾倒于已放好加样梳的制胶槽中，凝胶厚度 3～5mm 为宜。待凝胶完全凝固后，将托架放于电泳槽中，加样孔位于负极端。加入电泳缓冲液，使之没过胶面约 2mm，拔出加样梳。

（2）加样：在微量加样板上将 5μl PCR 产物与 1μl 6×上样缓冲液混匀，用微量加样器加入凝胶样品孔中，将 GeneRuler 100 bp DNA marker 加入另一样品孔中。

（3）电泳：盖上电泳槽，接通电源，以 5V/cm 左右的电压进行电泳。一般溴酚蓝（上样缓冲液内的示踪染料）前移 3～4cm 时，即可停止电泳。

（4）检测：将凝胶置于凝胶成像分析系统中，观察各泳道是否有绿色荧光带的出现，并与同时电泳的 DNA marker 条带相比较，在紫外灯下初步观察有否 291bp 特异性条带出现。若有非特异条带出现，则弃之，重新优化扩增条件，直到得到特异性高的扩增产物。

4. 非变性聚丙烯酰胺凝胶
（1）6% 非变性聚丙烯酰胺凝胶配方见表 10-2。

表 10-2 6% 非变性聚丙烯酰胺凝胶

组成	加入量
聚丙烯酰胺凝胶（49∶1）	6ml
去离子蒸馏水	34ml
5×TBE	10ml
50% 甘油	5ml
10% 过硫酸铵	250μl
TEMED	25μl
总体积	55.275ml

将梳子插入模子，从梳子一端缓慢注胶，防止气泡形成，室温放置 1 小时使之凝固，然后拔掉梳子，用蒸馏水冲洗顶部，然后加入 1×TBE 封闭，备用。

（2）取 5μl PCR 产物与等体积 SSCP 上样缓冲液混合，盖紧 Eppendorf 管盖，沸水煮沸 10 分钟，立即置于冰水混合物中 5 分钟，将水相全部快速上样，电压 300V，4℃恒温电泳 4～6 小时。

5. 银染
（1）从电泳槽中取下凝胶，立即浸入固定液中固定 10 分钟。
（2）倾去固定液，用去离子蒸馏水洗 2 次，倒掉去离子蒸馏水。
（3）加入染色液，浸过凝胶，室温染色 10 分钟，不断摇动。
（4）倒掉染色液，用去离子蒸馏水漂洗 3 次。
（5）倒入新配制的显色液，摇动容器，使其显色均匀，显色直至条带清晰。
（6）用去离子蒸馏水漂洗 2 次，观察结果并拍照，制成干板保存。

【结果讨论】
正常图谱可见两条电泳带；突变图谱可能出现迁移位置与正常相比发生改变的其他条带（图 10-1）。

【注意事项】
SSCP 是一种快速、简便、灵敏的检测基因突变的方法，为了使 SSCP 达到最佳效果，应注意下列事项。

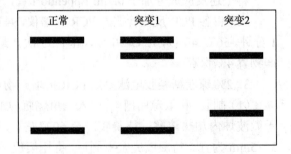

图 10-1 *PAH* 基因外显子 7 的 SSCP 图谱

1. 重复性 影响 SSCP 重复性的主要因素为电泳的电压和温度。这两个条件保持不变，SSCP 图谱可保持良好的重复性。

2. 目的基因序列长度 SSCP 对短链 DNA 点突变的检出率高于长链 DNA，可能是由于长链 DNA 分子中单个碱基的改变在维持立体构象中起的作用较小的缘故。据统计，该法用于 100～300bp 分子大小时的检出率可达 97%。一般认为在 DNA 链较短（400bp 以下）的情况下，DNA 的长度不会影响 SSCP 的效果。

3. 电泳的电压和温度 为了使单链 DNA 保持一定的稳定立体构象,SSCP 应在较低温度下进行(一般 4～15℃之间)。在电泳过程中除环境温度外,电压过高也是引起温度升高的主要原因,因此在没有冷却装置的电泳槽上进行 SSCP 时,开始的 5 分钟应用较高的电压(200V),以后用 100V 左右电压进行电泳。在实验中应根据具体实验条件确定电泳电压。

4. DNA 片段中点突变的位置对 SSCP 的影响 点突变在 DNA 中的位置对 SSCP 检测率的影响取决于该位置对维持立体构象作用的大小,而不是仅仅取决于点突变在 DNA 链上的位置。DNA 链中任何部位的突变,只要对其单链立体构象没有影响,都有可能被漏检。

5. SSCP 的结果断定 由于在 SSCP 分析中非变性 PAGE 不是根据单链 DNA 分子量和带电量的大小来分离的,而是以单链 DNA 片段空间构象的立体位阻大小来实现分离的,因此这种分离不能反映出分子量的大小。有时正常链与突变链的迁移率很接近,很难看出两者之间的差别。因此一般要求电泳长度在 16～18cm 以上,以检测限为指标来判定结果。检测限是指突变 DNA 片段与正常 DNA 片段可分辨的电泳距离差的最小值。一般检测限定为 3mm,当两带间距离在 3mm 以上,则说明两链之间有改变。一般 SSCP 图谱是两条单链DNA 带,但有时有的 DNA 片段可能只呈现一条单链 DNA 带,这主要是由于两条单链 DNA之间存在相似的立体构象;有时 DNA 片段可能有 3 条以上,这主要是由于正常 DNA 片段和突变型 DNA 片段共同存在的结果。

6. SSCP 分析中的其他条件 如 PCR 产物的上样量、聚丙烯酰胺凝胶的交联度以及胶的浓度等,都应根据具体实验进行选择确定。SSCP 只能作为一种突变检测方法,要最后确定突变的位置和类型,还需进一步测序。

7. 染色最好在塑料盘中进行。

(何於娟)

实验 11 实时荧光定量 PCR 检测乙型肝炎病毒(HBV)核酸

实时荧光定量 PCR 技术是指在 PCR 反应体系中加入荧光基团,利用荧光信号累积实时监测整个 PCR 反应进程,最后通过相关数据分析方法对目的基因进行定量分析的技术。常用的实时荧光定量 PCR 技术主要包括荧光染料技术和荧光探针技术。目前,荧光探针技术又可分为水解探针技术、双杂交探针技术和分子信标技术等。本实验主要介绍水解探针技术检测乙型肝炎病毒 DNA。

【原理】

HBV 是一种长 3.2kb、部分双链 DNA 病毒。血清中 HBV 颗粒经裂解液处理后提取其基因组 DNA,用实时 PCR 技术对 HBV DNA 进行定性或定量检测,可以了解被检者 HBV感染情况。

本实验以水解探针方法对 HBV DNA 进行检测。在 PCR 反应体系中除了有一对引物外还需要一条荧光素标记的探针。探针的 5′端标记荧光报告基团 R(report group),探针的3′端标记荧光淬灭基团 Q(quencher group)。当完整探针因 R 基团与 Q 基团分别位于探针的两端,距离很近而使 R 基团发射的荧光被 Q 基团淬灭,导致没有荧光发射。在扩增过程中,*Taq* DNA 聚合酶沿着模板移动合成新链,当移动到与模板互补的探针处时,*Taq* DNA 聚合酶同时还发挥其 5′→3′核酸外切酶活性,从探针的 5′端逐个水解脱氧核苷三磷酸,R 基团与 Q 基团随之分离,此时 R 基团不再受 Q 基团的抑制而发射出荧光,仪器的检测系统便可检测到荧光信号。理论上，PCR 扩增时每增加一个循环，反应体系中荧光信号强度就增加一倍。当荧光信号强度超过仪器的检测灵敏度（阈值）时，即可被仪器检测到并被识别为阳性信号，到达阈值时的 PCR 循环数被称为阈值循环数（threshold cycle，C_t）。C_t 值的大小与样本中模板 DNA 的起始拷贝数成反比，起始模板量越高，C_t 值越小，反之则 C_t 值越大。以 C_t 值的形式判断检测结果仍然是定性分析。如果在实验体系中设置已知拷贝数的靶序列 DNA 作为标准品，将标准品经系列稀释后与被检样本同时扩增，扩增完成后仪器自动绘制出标准曲线。根据标准曲线可以对样本中 HBV DNA 进行定量分析。

【器材】

荧光定量 PCR 仪（iCycler、LightCycler 或 PE7700 等）、移液器、吸头、0.5ml 离心管、PCR 反应管、Eppendorf 管、离心机、漩涡混匀器、生物安全柜、干式加热模块（或电炉和水浴锅）。

【试剂】

本实验使用商品化的 HBV DNA 定量检测试剂盒，其中包括：DNA 提取液 1、DNA 提取液 2、HBV-PCR 反应液（含有 $MgCl_2$、dNTP、PCR 反应缓冲液、引物、荧光标记的探针）、Taq DNA 聚合酶（1U/μl）、UNG、强阳性对照、临界阳性对照、阴性对照、去离子水。标准品模板共 4 管，浓度分别为 $(1\sim5)\times10^7$ 拷贝/毫升、$(1\sim5)\times10^6$ 拷贝/毫升、$(1\sim5)\times10^5$ 拷贝/毫升和 $(1\sim5)\times10^4$ 拷贝/毫升。

【操作步骤】

1．采集样本　采集被检者静脉血 1ml，尽快分离血清。

2．样本处理　取血清以及阴、阳对照各 100μl，分别加入到 0.5ml 离心管中；加入等体积 DNA 提取液 1，混匀，13 000g 离心 10 分钟，吸弃上清液（离心时注意固定离心管方向，尽可能吸弃上清液而不碰沉淀）；再加入 25μl DNA 提取液 2，振荡混匀直至沉淀完全溶解，置于干式加热模块（约 100℃）中作用 10 分钟，13 000g 离心 10 分钟，上清液即为待检 DNA 溶液。

3．配制 PCR 反应液　将试剂盒中所有试剂取出作瞬时离心后，在每个 PCR 管中加入 37.6μl HBV-PCR 反应液、0.4μl Taq DNA 聚合酶和 0.04μl UNG，充分混匀。2000g 离心 10 秒后置于 4℃。

如果一次实验检测 N 份样本，可以在一个无菌 Eppendorf 管中预先配制 N+8 份反应液（N = 被检样本份数，8 = 标准品 4 份，包括阴性对照血清、临界阳性对照和强阳性对照血清各一份，另一份用于补足分装所致体积误差），混匀。2000g 离心 10 秒。

4．加样　在所设定的 N 个反应管中分别加入步骤 2 中所处理的样本、阴性对照、阳性对照上清液以及工作标准品各 2μl，盖紧 PCR 反应管，置于定量 PCR 仪上。

5．扩增反应　PCR 扩增程序为：37℃孵育 5 分钟，94℃变性 1 分钟后进入 PCR 循环，即 94℃变性 10 秒、55℃退火 30 秒、72℃延伸 40 秒，共进行 40 个循环反应。

6．设定基线

（1）PE7700：把标准荧光定为 TAMRA。当没有 $C_t<16$ 的强阳性被检样本时，应选 3～15 个循环的平均荧光信号为基线分析 C_t；当有 $C_t<16$ 的样本时，将此样本定为强阳性，并将此样本从数据库中剔除，再以 3～15 个循环的平均荧光信号作为基线分析 C_t。

（2）iCycler：基线一般取自设值（2～10）。在实验结束后，点击"PCR baseline subtract"选项扣除基线值。若曲线出现无规则的起伏状跳动，应视为非正常现象，此时应将其从结果中剔除（点击"select wells"，消除此孔彩色，然后选择"display wells"）。注意调整坐标，使所有曲线都在坐标以内。

（3）LightCycler：用荧光显示模式 F1/F2 读取结果。基线设定原则以刚好超过正常阴性对照品扩增曲线的最高点，并且 C_t 值不出现任何数值时为准（一般设定在 0.001～0.01 范围内，也可根据仪器本身的实际情况加以调整）。

具体设定请参照各仪器的操作说明。

7. 阈值设定　以刚好高于阴性对照品的扩增曲线最高点，且阴性对照品 $C_t=40$ 或 $C_t=0$ 为原则，调整起始阈值。

8. 设置标准曲线　扩增反应前将标准品模板的起始浓度分别设定为 1×10^7 拷贝／毫升、1×10^6 拷贝／毫升、1×10^5 拷贝／毫升和 1×10^4 拷贝／毫升。反应结束后，仪器的数据分析软件将以标准品模板起始浓度的对数值为横坐标，以标准品 C_t 值为纵坐标绘制标准曲线。

【结果讨论】

（一）定量结果分析

1. 标准曲线的拟合度应 $\leqslant-0.980$，否则视为结果无效，重做实验。

2. 阴性对照血清 HBV DNA 检测值应为 0 拷贝／毫升，阳性对照的检测值应在 1×10^5～1×10^7 拷贝／毫升，临界阳性的检测值应在 1×10^3～9×10^4 拷贝／毫升。

3. 如果检测结果在线性范围之内（5×10^2～5×10^7），可直接报告相应检测值。

4. 如果测得值 $\geqslant$ 线性范围时，既可以直接报告 $>5\times10^7$，也可以用正常人血清按 10 倍梯度稀释后重新测定，测定结果应乘以稀释倍数。

5. 当检测结果 $<$ 最低检测限时，检测结果仅作参考，应视具体情况在必要时复检，或者报告为 $<$ 最低检出限。

6. 检测样本 HBV DNA 检测值若为 0 拷贝／毫升，报告为 0 拷贝／毫升。

目前有些商品化试剂用 IU/ml 作为单位报告结果，IU/ml 与拷贝／毫升的数值相等。

（二）定性结果分析

1. 阳性对照的 C_t 值 <38，阴性对照的 C_t 值 >38，标准品 C_t 值的线性相关性大于 0.980 时，表明实验结果可信。

2. $C_t<38$ 时为阳性结果，提示被检样本中含有 HBV DNA。

3. $38\leqslant C_t<40$ 时，可能由于被检样本中 HBV DNA 拷贝数较低或由于荧光不稳定所致。为避免假阴性结果，需对这些样本进行重复测定。若复检结果 $C_t<40$，应判为阳性。

4. $C_t=40$ 或 $C_t=0$ 时为阴性结果，提示样本中未检测到 HBV DNA。

图 11-1 为 HBV DNA 标准曲线；图 11-2 为乙型肝炎病毒感染者血清样本中 HBV DNA 的扩增曲线。

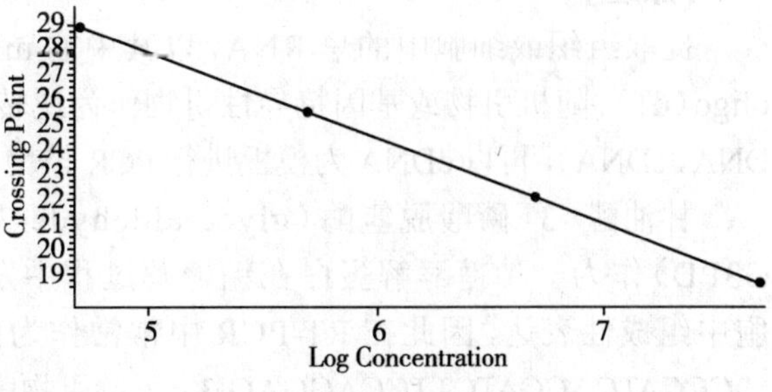

图 11-1　HBV DNA 标准曲线

【注意事项】

1. 为防止扩增产物污染，目前在售的商品试剂盒常使用 UNG/dUTP 系统，其原理如下：扩增中以 dUTP 取代 dTTP，扩增产物可以被 UNG 酶消解。在经加热后，即在 dUTP 处断

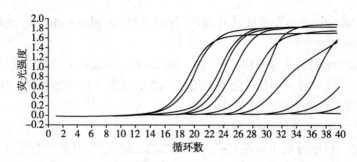

图 11-2　荧光定量 PCR 检测 HBV 感染者血清样本中 HBV DNA 的扩增曲线

裂,不再作为模板被扩增。而 UNG 加热后可被灭活。在 PCR 过程前进行 UNG 处理,预变性处理加热后,可能的扩增产物污染即可消除。

2. 在配制扩增反应混合液时,应计算包括质控、标准曲线、待测样本等在内的总反应液需要量,一次配好,以保证体系的均一性。反应混合液应充分复融,平衡至室温后再取用,以保证取液量的准确性。*Taq* DNA 聚合酶与 UNG 酶应在用前从冰箱中取出,以保证酶的活性不降低。

3. 实验操作应严格按照 PCR 实验的有关规定进行。

4. 应将样本视为有潜在的传染性,须严格遵守实验室的相关规定和操作要求;实验结束后必须对工作台面作彻底清洁和消毒,与样本有接触的所有耗材在丢弃之前都应做相应处理,防止污染。

（曹颖平）

实验 12　逆转录 - 聚合酶链反应检测 甘油醛 -3- 磷酸脱氢酶 mRNA

逆转录 - 聚合酶链反应（reverse transcription-polymerase chain reaction,RT-PCR）是将 RNA 的逆转录（RT）和 cDNA 的聚合酶链反应（PCR）相结合的技术。首先经逆转录酶的作用从 RNA 合成 cDNA,再以 cDNA 为模板,扩增合成目的片段。RT-PCR 技术灵敏而且用途广泛,可用于检测细胞中基因表达水平、细胞中 RNA 病毒含量和直接克隆特定基因的 cDNA 序列。

【原理】

提取组织或细胞中的总 RNA,以其中的 mRNA 作为模板,在逆转录酶的催化下,以 oligo（dT）、随机引物或基因特异性引物作为逆转录引物,合成互补的 DNA（complementary DNA,cDNA）,再以 cDNA 为模板进行 PCR 扩增,从而获得目的基因或检测基因表达。

甘油醛 -3- 磷酸脱氢酶（glyceraldehyde-3-phosphate dehydrogenase,GAPDH 或 G3PD）作为一种糖酵解蛋白在糖酵解过程中发挥重要作用。GAPDH 在各种组织和细胞中组成性表达,因此在 RT-PCR 中常常作为内参。设计人的 GAPDH 上游引物序列: 5′-CCCATCACCATCTTCCAGGAG-3′;下游引物序列: 5′-GTTGTCATGGATGACCTTGGC-3′, PCR 扩增产物片段长度为 284bp。

【器材】

PCR 扩增仪、台式离心机、低温高速离心机、漩涡混匀器、琼脂糖凝胶电泳系统、凝胶成像分析系统、微量移液器（0.5～10μl 连续可调）及吸头、Eppendorf 管（0.2ml）。

【试剂】

1. 人外周血单个核细胞的分离

（1）人 EDTA 抗凝静脉血。

（2）人淋巴细胞分离液。

（3）0.9% 氯化钠溶液。

（4）白细胞稀释液：100ml 1% 冰乙酸中加入 10g/L 亚甲蓝 3 滴。

2. 总 RNA 提取

（1）TRIZOL 试剂。

（2）氯仿（分析纯）。

（3）异丙醇（分析纯）。

（4）75% 乙醇：750μl 无水乙醇＋250μl DEPC 水，临用前配制。

（5）DEPC 水：在 100ml 去离子蒸馏水中加入 0.2ml DEPC，剧烈振荡至 DEPC 溶解。高压灭菌，灭活残留的 DEPC，备用。DEPC 是一种致癌剂，配制和使用时应戴手套并在通风橱中操作。

3. RT-PCR

（1）逆转录酶。

（2）RNA 酶抑制剂 RNasin。

（3）oligo（dT$_{12-18}$）。

（4）dNTP 溶液（每种 dNTP 各 10mmol/L）。

（5）5× 逆转录缓冲液。

（6）*Taq* DNA 聚合酶。

（7）GAPDH 引物序列：上游引物 5′-CCCATCACCATCTTCCAGGAG-3′，下游引物 5′-GTTGTCATGGATGACCTTGGC-3′。

（8）10× PCR 缓冲液。

（9）MgCl$_2$（25mmol/L）。

4. 琼脂糖凝胶电泳

（1）琼脂糖。

（2）6× 上样缓冲液。

（3）DNA marker。

（4）GoldView 溶液：使用时 100ml 琼脂糖胶溶液中加入 5μl GoldView™ 溶液。

（5）50× TAE 电泳缓冲液：将 242g Tris 碱溶解于 600ml 蒸馏水中，然后加入 57.1ml 冰乙酸，并加入 37.2g EDTA-Na$_2$·2H$_2$O，置磁力搅拌器上搅拌，溶解完全后定容至 1000ml，pH 约 8.5。临用时用蒸馏水稀释为 1× TAE 电泳缓冲液。

【操作步骤】

1. 人外周血中单个核细胞的分离

（1）取淋巴细胞分离液 4ml 加入洁净玻璃试管中，备用。

（2）取人 EDTA 抗凝静脉血 2ml，加入等体积生理盐水稀释，混匀，采用一次性塑料吸管吸取稀释抗凝血沿试管壁缓慢加于淋巴细胞分离液上面。

（3）将试管置于离心机中，室温 500g 离心 20 分钟。离心后试管内液面可分为 5 层，从上至下依次为血浆、单个核细胞、淋巴细胞分离液、粒细胞、红细胞。单个核细胞层为云雾状的白膜。弃去最上层的血浆,小心吸取单个核细胞层,移入另一干净试管中,加入 $1\sim2$ 倍量的生理盐水,混匀,室温 $500g$ 离心 5 分钟,弃去上清液。

(4)加入 2ml 生理盐水重悬细胞沉淀,室温 $500g$ 离心 5 分钟,弃去上清液。

(5)加入 1ml 生理盐水重悬细胞沉淀,混匀,转入 Eppendorf 管中。

(6)取 20μl 单个核细胞悬液加入 380μl 白细胞稀释液中,混匀,取 10μl 充池改良 Neubauer 型计数板,显微镜下细胞计数,单个核细胞/升 = 四大方格内单个核细胞总数 $/20\times10^9$。要求细胞数量大于 1×10^6 个。

(7)将 Eppendorf 管中的单个核细胞悬液于 $500g$ 离心 5 分钟,弃去上清液,留取细胞沉淀于 Eppendorf 管中用于下一步的总 RNA 提取。也可在细胞沉淀中加入 500μl TRIZOL 试剂,用加样枪吹打混匀,室温静置 5 分钟,待细胞完全裂解,$-70℃$ 保存,备总 RNA 提取之用。

2. 单个核细胞中总 RNA 的提取

(1)在留有细胞沉淀的 Eppendorf 管中加入 500μl TRIZOL 试剂,漩涡混匀器上混匀,室温静置 5 分钟,待细胞完全裂解,$4℃$ $12\,000g$ 离心 5 分钟,收集上清液至另一 Eppendorf 管中。

(2)加入 200μl 氯仿,快速颠倒混匀 15 秒,直至溶液充分乳化,室温静置 3 分钟。$4℃$ $12\,000g$ 离心 15 分钟。离心后分 3 层:上层为水相(约 $300\sim600$μl);中层为蛋白质层;下层为氯仿。小心吸取上层水相转入一新 Eppendorf 管(注意勿吸取水相与有机相的界面层,此层含有 DNA 及蛋白质)。

(3)加入等体积异丙醇,振荡混匀,室温静置 10 分钟,$4℃$ $12\,000g$ 离心 15 分钟。

(4)离心后可见管底或管壁的白色沉淀,即 RNA。小心弃去上清液后,加入 $800\sim1000$μl 冰预冷的 75% 乙醇,用加样枪将 RNA 沉淀轻轻吹起,尽量不要吹散。$4℃$ $7500g$ 离心 5 分钟。

(5)弃上清液,重复上述步骤洗涤一次。

(6)小心倒掉上清液,并用加样枪小心吸去残留在 Eppendorf 管底部的少量液体(注意不要吸到管底 RNA 沉淀),将 Eppendorf 管倾斜放置于冰上晾干,尽量晾干,但时间不可过长,一般不超过 4 分钟。

(7)加 $20\sim50$μl DEPC 水溶解 RNA,取 $3\sim5$μl 用于琼脂糖凝胶电泳鉴定 RNA 完整性,取 3μl 用于紫外分光光度法测 RNA 浓度,其余部分 $-70℃$ 保存,备逆转录之用。

3. 逆转录反应

(1)逆转录反应体系组成(表 12-1):冰上操作。

表 12-1 逆转录反应体系

组成	加入量
样品总 RNA	$1\sim5$μg
AMV 逆转录酶	20U
oligo(dT$_{12\text{-}18}$)	100pmol
脱氧核苷三磷酸(每种 dNTP 各 10mmol/L)	2μl
5 × 逆转录缓冲液	4μl
RNasin(20~40U/μl)	0.5μl
DEPC 水	补足至 20μl

阴性对照用 DEPC 水代替样品总 RNA，其余成分相同。将上述反应成分加于 0.2ml Eppendorf 管，混匀，短暂离心。

（2）将反应管放入 PCR 扩增仪中，42℃ 60 分钟。

（3）将反应管在 95℃加热 5 分钟，使逆转录酶失活和 RNA-cDNA 杂合物变性。逆转录产物（cDNA）于 −20℃保存备用。

4．PCR 扩增

（1）PCR 反应体系组成（表 12-2）：冰上操作。

表 12-2　PCR 反应体系

组成	加入量
10×PCR 缓冲液	5μl
MgCl₂（25mmol/L）	3μl
脱氧核苷三磷酸（每种 dNTP 各 10mmol/L）	1μl
GAPDH 上游引物（20μmol/L）	1.5μl
GAPDH 下游引物（20μmol/L）	1.5μl
Taq DNA 聚合酶	2U
cDNA 模板	5μl
去离子蒸馏水	补足至 50μl

以反转录阴性对照代替 cDNA 模板作为 PCR 阴性对照，将上述反应成分加入 0.2ml Eppendorf 管，短暂离心混匀。

（2）将各 PCR 反应管放入 PCR 扩增仪，94℃ 5 分钟，然后按以下条件进行热循环：94℃ 1 分钟，55℃ 30 秒，72℃ 1 分钟，循环 30 次。最后 72℃再延伸 5 分钟。

5．琼脂糖凝胶电泳法检测 GAPDH RT-PCR 产物

（1）制胶：称取琼脂糖 3g 放入三角烧瓶，加 1×TAE 至体积 200ml，加 10μl GoldView™，于微波炉内加热溶解。待凝胶冷至 60℃左右，倾倒于已放好加样梳的制胶槽中，凝胶厚度 3~5mm 为宜。待凝胶完全凝固后，将托架放于电泳槽中，加样孔位于负极端。加入电泳缓冲液，使之没过胶面约 2mm，拔出加样梳。

（2）加样：在微量加样板上将 5μl RT-PCR 产物与 1μl 6×上样缓冲液混匀，用微量加样器加入凝胶样品孔中，将 GeneRuler 100bp DNA marker 加入另一样品孔中。

（3）电泳：盖上电泳槽，接通电源，以 5V/cm 左右的电压进行电泳。一般溴酚蓝（上样缓冲液内的示踪染料）前移 3~4cm 时，即可停止电泳。

（4）检测：将凝胶置于凝胶成像分析系统中，观察各泳道是否有绿色荧光带的出现，并与同时电泳的 DNA marker 条带相比较。GAPDH RT-PCR 产物条带为 284bp。扫描各泳道 GAPDH RT-PCR 产物的荧光强度，可对 GAPDH mRNA 进行半定量分析。

【结果讨论】

见图 12-1。

【注意事项】

1．Eppendorf 管（0.2ml）及吸头等需高压灭菌并一次性使用。不能高压灭菌的器材均采用 DEPC 水浸泡过夜后烤干。

2．用塑料吸管吸取稀释抗凝血加于淋巴细胞分离液上面时，动作要轻缓，稀释抗凝血

与淋巴细胞分离液的体积大致相等。

3. 离心后试管内液面可分为5层，从上到下依次为血浆、单个核细胞、淋巴细胞分离液、粒细胞、红细胞。单个核细胞层为云雾状的白膜。

4. 抽提总RNA时应小心吸取上层水相转入Eppendorf管，注意勿吸取水相与有机相的界面层，此层含有DNA及蛋白质，这些物质对PCR扩增有影响。

5. 在实验过程中要防止RNA的降解，保持RNA的完整性。在总RNA的提取过程中，注意避免mRNA的断裂。

6. 总RNA的提取及RT-PCR的各种试剂均应在冰上溶解后，置于冰上备用。尤其是使用各种酶类时，应轻轻混匀，避

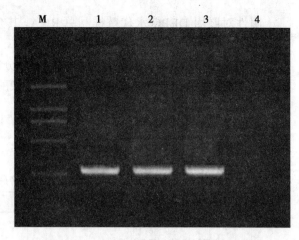

图12-1　GADPH基因片段PCR产物电泳

泳道M为DNA分子参照物，其片段大小依次为100bp、250bp、500bp、750bp、1000bp、2000bp；泳道1～3为正常人GADPH基因PCR产物片段；泳道4为空白对照

免起泡，避免酶的变性。由于酶保存液中含有50%的甘油，黏度高，分取时应慢慢吸取。

7. 逆转录反应液和PCR反应液均在冰上配制。

8. RT-PCR的关键步骤是RNA的逆转录，要求RNA模板完整，且不含DNA、蛋白质等杂质。常用的逆转录酶有两种，即鸟类成髓细胞性白细胞病毒（avian myeloblastosis virus，AMV）逆转录酶和莫罗尼鼠类白血病病毒（moloney murine leukemia virus，MMLV）逆转录酶。AMV逆转录酶有强的聚合酶活性和RNA酶H活性，最适作用温度为42℃；MMLV逆转录酶有强的聚合酶活性，但RNA酶H活性相对较弱，最适作用温度为37℃。现有MMLV逆转录酶的RNase H-突变体，商品名为Superscript，此种酶较其他酶能将更大部分的RNA转换成cDNA，能将含二级结构的、低温逆转录很困难的mRNA模板合成较长的cDNA。

9. oligo(dT)、随机引物或基因特异性引物均可作为逆转录引物。oligo(dT)是一种对mRNA特异的引物。因绝大多数真核细胞mRNA具有3′端poly(A)尾，此引物与其配对，仅mRNA可被转录。由于含poly(A)的mRNA仅占总RNA的1%～4%，故此种引物合成的cDNA比随机六聚体作为引物所得到的cDNA在数量和复杂性方面均要小。随机引物是不特异的随机六聚体引物，当特定mRNA由于含有使逆转录酶终止的序列而难以拷贝其全长序列时，可采用此种引物来拷贝全长mRNA，通常用此引物合成的cDNA中96%来源于rRNA。特异性引物是用含目的RNA互补序列的寡核苷酸作为引物，用此类引物仅产生所需要的cDNA，从而具有更为特异的PCR扩增。

10. 为了防止非特异性扩增，必须设阴性对照。

11. 不同公司所提供的总RNA提取试剂、逆转录试剂、PCR试剂会有所差异，具体的体系、反应条件应根据实际情况调整。

（何於娟）

第四部分

核酸分子杂交技术

核酸分子杂交是在 DNA 变性和复性的基础上建立起来的一种分子生物学技术。单链的核酸分子在合适的温度和离子强度下,通过碱基互补同与其具有同源序列的核酸形成双链杂交体的一类技术称作核酸分子杂交技术。其原理是指具有一定同源性的两条 DNA 链、两条 RNA 链或一条 DNA 链和一条 RNA 链,按照碱基互补配对原则缔合成异质双链的过程。

由于核酸分子杂交的高特异性及检测方法的高灵敏度,使其成为目前生物化学和分子生物学研究中应用最广泛的技术之一,是定性或定量检测特异 RNA 或 DNA 序列片段的有力工具,被广泛应用于基因克隆筛选鉴定、基因表达、基因突变分析和疾病的基因诊断等方面。

核酸分子杂交根据其反应环境的不同可分为固相杂交和液相杂交两类,其中固相杂交应用较多。常用的固相杂交技术类型包括 Southern 印迹杂交、Northern 印迹杂交、斑点或狭缝杂交、菌落杂交和组织或细胞原位杂交。该部分主要介绍最常用的核酸分子杂交技术,如探针的制备、Southern 印迹 DNA 分子杂交、Northern 印迹 RNA 分子杂交、荧光原位杂交和反向点杂交法等。

关于探针的制备,主要介绍 DNA 探针标记、RNA 探针标记、寡核苷酸探针标记方法。DNA 探针标记法是利用 DNA 分子的变性、复性以及碱基互补配对的高度精确性,对某一特异性 DNA 序列进行探查的技术。RNA 探针标记法是一类很有前途的核酸探针,由于 RNA 是单链分子,所以它与靶细胞的杂交反应效率极高。寡核苷酸探针是利用人工合成的寡核苷酸 5′ 端缺少磷酸基因的条件,用 T4 噬菌体多核苷酸激酶进行磷酸化反应,将标记的 ATP 的 -P 转移至寡核苷酸 5′ 端。

本章通过实验探针的制备及标记法,使学生掌握探针制备原理,熟悉实验过程,了解实验涉及的临床应用。

实验 13　探针的制备

探针(probe)是用放射性核素、生物素或荧光染料进行标记的已知序列核酸片段。探针可用于分子杂交,杂交后通过放射自显影、荧光检测或显色技术,使杂交区带显现出来。标记的核酸探针是核酸分子杂交、DNA 测序技术的基础,被广泛应用于分子领域中的克隆筛选、酶切图谱制作、DNA 测序、基因点突变分析及临床诊断等方面。

核酸探针分子标记是分子生物学常用的技术,也是核酸分子杂交技术的基础。根据探针的来源及性质可以分为 DNA 探针、RNA 探针、寡核苷酸探针等;根据标记物的不同又可以分为放射性(核素)和非放射性(非核素)标记;根据是否存在互补链,可分为单链和双链探针；根据放射性标记物掺入情况，可分为均匀标记和末端标记探针。非核素与核素标记的原理与过程基本一致，仅仅是所使用的掺入标记物的性质不同。

一、DNA 探针标记法

DNA 探针是最常用的核酸探针，其长度是几百个碱基对以上的双链 DNA 或单链 DNA 探针。现已获得的 DNA 探针有细菌、病毒、原虫、真菌、动物和人类细胞 DNA 探针。这类探针多为某一基因的全部或部分序列，或某一非编码序列。

【原理】

DNA 标记反应体系的主要成分有 DNA 酶 I，大肠埃希菌，DNA 聚合酶，3 种三磷酸脱氧核糖核苷酸如 dATP、dTTP、dGTP，一种核素标记的核苷酸[^{32}P]dCTP，以及待标记 DNA 片段。首先在极微量 DNA 聚合酶的作用下，在双链 DNA 分子的其中一条链上随机切开若干个缺口（注意不是切断 DNA 或将其降解），然后大肠埃希菌 DNA 聚合酶 I 在切口的 3′-OH 端逐个加入新的核苷酸，同时由于该酶具有 5′→3′ 外切酶的活性，所以该酶可同时切除 5′ 端游离的核苷酸。

3′ 端核苷酸的加入和 5′ 端核苷酸的切除同时进行，导致切口以另一互补链为模板，按碱基互补的原则合成，所以导致新旧链的核苷酸序列完全相同。由于 DNA 标记反应体系中含有一种或两种核素标记的单核苷酸，使新合成的链带有核素标记，所以缺口平移实际上是核素标记的核苷酸取代了原 DNA 链中不带核素的同种核苷酸。DNA 酶 I 的作用是在两条链的不同部位随机打开缺口，从而使两条链都被核素均匀地标记，使得标记的 DNA 具有较高的放射比活性。

【器材】

水浴锅、温度计、微量离心管、微量移液器、超速离心机、琼脂糖凝胶电泳槽、稳压稳流电泳仪、紫外光透射反射分析仪、聚甲基丙烯酸甲酯有机玻璃防护屏。

【试剂】

1. 双蒸水。

2. 1mol/L MgSO$_4$ 24.6g MgSO$_4$·7H$_2$O 加水至 100ml。

3. 1mol/L MgCl$_2$ 20.3g MgCl$_2$·6H$_2$O 加水至 100ml。

4. 1mol/L Tris-Cl 在 800ml H$_2$O 中溶解 121g Tris 碱，用浓盐酸调校至所需的 pH，混匀后加水至 1L。

5. 1mol/L 二硫苏糖醇（DTT） 在 100ml H$_2$O 中溶解 15.45g DTT，于 −20℃ 保存。

6. 10mg/ml 牛血清白蛋白（组分 V） 在 100ml H$_2$O 中溶解 1g 牛血清白蛋白。

7. 1.5mol/L NaCl 将 87.8g NaCl 溶于 900ml H$_2$O，定容至 1L。

8. 0.15mol/L NaCl，50%（v/v）甘油 将 8.8g NaCl 与 50ml 甘油溶于 50ml 水。

9. 10mol/L NaOH 称取 400g NaOH 溶于 450ml H$_2$O 中，加蒸馏水至 1L。

10. 0.5mol/L EDTA 在 700ml H$_2$O 中溶解 186.1g EDTA-Na$_2$·2H$_2$O，用 10mol/L 的 NaOH 校准 pH 至 8.0（约 50ml），补加 H$_2$O 至 1L。

11. 20mmol/L Tris-Cl 将 1mol/L Tris-Cl 2ml 加水定容到 100ml。

12. 150mmol/L NaOH，50mmol/L Tris-Cl（pH 7.5），1mmol/L EDTA 将 6g NaOH 溶解于 100ml 水并与 1mol/L Tris-Cl 50ml 及 0.5mol/L EDTA 2ml 混匀，加水定容到 1L。

13. 0.1% 8-羟基喹啉 将 0.1g 8-羟基喹啉溶于 90ml 水，并定容到 100ml。

14. 7.5mol/L 乙酸铵　在 150ml 水中溶解 289.0g 乙酸铵（NH₄Ac），补加水至 500ml。

15. TE 缓冲液（pH 8.0）　10mmol/L Tris-Cl，1mmol/L EDTA。取 1mol/L Tris-Cl（pH 8.0）10ml 和 0.5mol/L EDTA 2ml，用灭菌双蒸水将体积补充到 1L。

16. 无水乙醇。

17. 75%（v/v）乙醇。

18. 胰 DNA 酶 I（DNase I）10ng/ml　从试剂公司直接购买商品 DNase I，按 1mg/ml 将 DNase I 溶于含 0.15mol/L NaCl、50%（v/v）甘油的溶液中，将此溶液储存于 -20℃，并采用冰预冷的含 50%（v/v）甘油的 1× 切口平移缓冲液稀释 DNase I。

19. 5U/μl 大肠埃希菌 DNA 聚合酶 I（E.coli DNA polymerase I）　从试剂公司直接购买商品大肠埃希菌 DNA 聚合酶 I，按试剂说明保存。

20. ³²P 核素标记

（1）未标记的 5× dNTP 混合溶液：dATP、dTTP、dGTP 各 1mmol/L 的混合物，pH 6.5，从试剂公司可购置各 dNTP 溶液，将各 dNTP 溶液混合，加水稀释到所需的终浓度。

（2）³²P 核素标记 dNTP：从试剂公司购买[α-³²P]dCTP 的水溶液，比活度大于 111GBq/mol（3000Ci/mmol），370kBq/μl（10μCi/μl）。

21. 非核素标记

（1）未标记的 5× dNTP 混合溶液：dCTP、dATP、dGTP 各 0.25mmol/L 的混合物。

从试剂公司可购置各 dNTP 溶液，将各 dNTP 溶液混合，加水稀释到所需的终浓度。

（2）地高辛标记混合溶液：0.08mmol/L 地高辛 -11-dUTP，0.17mmol/L dTTP。

（3）生物素标记混合溶液：0.08mmol/L 生物素 -16-dUTP，0.17mmol/L dTTP。

（4）荧光素标记混合溶液：0.08mmol/L 荧光素 -12-dUTP，0.17mmol/L dTTP。

以上各试剂均可直接从试剂公司购买，并用 20mmol/L 的 Tris-Cl 稀释到所需的终浓度。

22. 质粒 DNA pBR322 5μg　可直接从试剂公司购买，并用双蒸水稀释到所需要的浓度。

23. 限制性内切酶 EcoR I 10U/μl　可直接从试剂公司购买，试剂公司还会随内切酶附送对应此内切酶最适合的 10× 反应缓冲液和 10mg/ml 牛血清白蛋白。

24. 琼脂糖。

25. 苯酚：氯仿：异戊醇（25：24：1）　将 25 份水饱和的重蒸酚[150mmol/L NaOH/50mmol/L Tris-Cl（pH 7.5）/1mmol/L EDTA]与 24 份氯仿及 1 份异戊醇混合。加终浓度为 0.1% 的 8- 羟基喹啉。分成几份储存于 -20℃，超过 6 个月则废弃。

26. 10× 连接平移缓冲液　0.5mol/L Tris-Cl（pH 7.6），50mmol/L MgCl₂，10mmol/L DTT，500μg/ml 牛血清白蛋白（组分 V）。取 1mol/L MgCl₂ 5ml，1mol/L Tris-Cl 50ml，1mol/L DTT 1ml，10mg/ml 牛血清白蛋白（组分 V）5ml，加 H₂O 补充到 100ml，将此贮存液分装成小份，贮存于 -20℃。

【操作步骤】

1. 线性化 pBR322 DNA 的制备

（1）利用 EcoR I 线性化质粒 DNA，在室温下依次加入以下试剂并混匀：10× 酶切反应缓冲液 2μl，EcoR I 1μl，pBR322 2μg，BSA（1mg/ml）2μl，用双蒸水将总体积补充到 20μl，在 37℃温育 1 小时。

（2）取酶切产物 5μl，用 1% 的琼脂糖电泳鉴定酶切效果，如果酶切完全，琼脂糖凝胶上将出现一条 4362bp 的 DNA 条带。

（3）酶切产物的纯化：①将剩余的酶切产物转入 1.5ml 干净微量离心管中，用双蒸水将其体积补足到 200μl，加入等体积的苯酚：氯仿：异戊醇（25：24：1），充分振荡混匀；②低温 15 000g 离心 10 分钟，将上层水相转移入另一个干净的 1.5ml 微量离心管，用双蒸水将体积补充到 200μl；③加入 1/3 以上溶液体积的 7.5mol/L 乙酸铵，振荡混匀；④在以上溶液中，再加入 3 倍于以上溶液体积的预冷的无水乙醇，充分振荡混匀；⑤将以上混合物置于 −20℃ 的条件下储存过夜；⑥在 4℃ 15 000g 的转速下离心 20 分钟，去上清液；⑦用 1ml 预冷的 75% 乙醇清洗沉淀，在相同的条件下离心，去上清液，将以上步骤重复一遍；⑧将沉淀置于室温干燥 10 分钟，重溶于 20μl 的 TE 缓冲液，储存待用。

2．在冰浴的情况下，依顺序加入以下试剂并混匀：

（1）10× 切口平移缓冲液 5μl。

（2）线性化的 pBR322 DNA（0.5μg）10μl。

（3）用于核素标记的未标记 5× dNTP 混合溶液（1mmol/L）10μl[或用于非核素标记的未标记 5× dNTP 混合溶液（0.25mmol/L）10μl]。

（4）[α-^{32}P]dCTP 5μl（或非核素标记混合溶液 5μl）。

（5）DNase I（振荡混匀）5μl。

（6）大肠埃希菌 DNA 聚合酶 I（轻轻振荡混匀）1μl。

（7）用双蒸去离子水补充总体积至 50μl。

3．瞬间离心（8000～14 000g×3 秒）以沉淀各反应试剂。

4．于 16℃ 水浴 1 小时。

5．加入 0.5mol/L EDTA（pH 8.0）1μl 终止反应。

【结果讨论】

1．如果采用核素标记，可以用液闪计数的方式检测探针的标记效率和放射活性。

2．如果采用非核素标记，就要采用倍比稀释杂交的方式，检测探针标记的效率和活性。

3．标记的探针可以经乙醇沉淀或柱层析的方式纯化。

【注意事项】

1．标记物应在脱氧核苷三磷酸的 α- 磷酸位上。

2．水溶液形式的[^{32}P]dNTP 可直接使用，而以 50% 乙醇水溶液形式提供的，必须用冷冻干燥法将之干燥浓缩后才能使用。

3．切口平移法所用的 DNA 聚合酶必须是大肠埃希菌 DNA 聚合酶 I 全酶，由于此聚合酶的 Klenow 大片段不具有 5′→3′ 外切核酸酶活性，所以不能用大片段代替进行。

4．DNase I 的浓度一定要适当。DNase I 浓度过大，则将导致 DNA 链上形成的切口过多，从而使探针长度过短，影响下一步杂交反应的效率；如 DNase I 量过小，则不足以形成足量的切口，使标记效率下降。

5．反应温度一定要控制在 14～16℃ 之间，可在恒温水浴中进行反应，条件不允许时可用碎冰块随时进行调节。

6．适宜的反应条件包括以下几方面：

（1）放射性核素的比活：一般保证为 3000μCi/mmol 的[α-^{32}P]dCTP。

（2）核素的取量：一般标记 1μg DNA 需 100μCi 核素。

（3）酶量：在一定的范围内，DNA 聚合酶 I 的量与标记率（掺入率）成正比关系。通常以每 1μg DNA 加入 5～20U DNA 聚合酶为宜。

（4）DNA 的纯度：DNA 片段不应有苯酚、琼脂糖等的污染。

（5）用本方法得到的探针长度较短，约为 400～800bp。

（6）反应时间掌握在 1～2 小时为宜。

7. 各种螺旋状及线状的双链 DNA 均可作为缺口平移法标记的底物。单链 DNA 和 RNA 不能采用此方法进行标记。该方法也适用于标记＜200bp 的 DNA 片段。

8. 放射性标记过程中应注意放射性物质的污染，并在有机玻璃防护屏的保护下戴手套操作。

二、RNA 探针标记法

RNA 探针是一类很有前途的核酸探针，由于 RNA 是单链分子，所以它与靶序列的杂交反应效率极高。早期采用的 RNA 探针是细胞 mRNA 探针和病毒 RNA 探针，这些 RNA 是在细胞基因转录或病毒复制过程中得到标记的，标记效率往往不高，且受到多种因素的制约。这类 RNA 探针主要用于研究目的，而不是用于检测。近几年体外转录技术不断完善，已相继建立了单向和双向体外转录系统。该方法能有效地控制探针的长度并可提高标记物的利用率。

【原理】

RNA 探针标记法是将靶基因克隆到含 T3/T7 或 SP6 启动子的质粒中，用适当的限制性内切酶将质粒线性化，利用噬菌体 RNA 聚合酶的转录活性，在 4 种 NTP（其中一种为标记的 NTP）的存在下，即可得到高标记活性的 RNA 探针。

【器材】

微量离心管、超速离心管、微量移液器、水浴锅、温度计、超速离心机、琼脂糖凝胶电泳槽、稳压稳流电泳仪、紫外光透射反射分析仪、聚甲基丙烯酸甲酯有机玻璃防护屏。

【试剂】

1. 含 T3/T7 启动子的载体 DNA λZAP/R 5μg 可从试剂公司购买。

2. 10U/μl RNasin 可从试剂公司购买。

3. T3 或 T7 依赖 DNA 的 RNA 聚合酶 可从试剂公司购买，试剂公司会随酶附送相应的转录反应缓冲液。

4. 1mg/ml 无 RNase 的 DNase Ⅰ 可从试剂公司购买，试剂公司会随酶附送相应的反应缓冲液。

5. 10× 转录储存缓冲液 400mol/L Tris-Cl（pH 7.5），60mmol/L $MgCl_2$，20mmol/L 亚精胺（spermidine），100mmol/L DTT，1mg/ml 牛血清白蛋白因子（组分 V），灭菌消毒后分装成小份，贮存于 −20℃。

6. ^{32}P 核素标记

（1）未标记 10× dNTP 混合溶液：10mmol/L ATP、UTP、GTP。

（2）[α-^{32}P]CTP：3000Ci/mmol（1.84×10^{11}bq/mol）；10mCi/ml（3.7×10^{8}Bq/ml）：配制方案见 DNA 探针标记法试剂 20。

7. 非核素标记 NTP

（1）未标记 10× NTP 混合溶液：10mmol/L ATP、CTP、GTP。

（2）地高辛标记混合溶液：3.5mmol/L DIG-11-UTP/6.5mmol/L UTP。

（3）生物素标记混合溶液：3.5mmol/L 生物素 -16-UTP/6.5mmol/L UTP。

（4）荧光标记混合溶液：3.5mmol/L 荧光素 -12-UTP/6.5mmol/L UTP。

8．1mol/L DTT　在 100ml H_2O 中溶解 15.45g DTT，于 $-20℃$ 保存。

9．1mg/ml BSA　在 100ml H_2O 中溶解 0.1g 牛血清白蛋白。

10．10mol/L NaOH　称取 400g NaOH 溶于 450ml H_2O 中，加蒸馏水至 1L。

11．0.5mol/L EDTA　在 700ml H_2O 中溶解 186.1g EDTA-Na_2·$2H_2O$，用 10mol/L 的 NaOH 校准 pH 至 8.0（约 50ml），补加 H_2O 至 1L。

12．10% SDS　在 900ml 水中溶解 100g 电泳级 SDS，加热至 68℃ 助溶，加入几滴浓盐酸调节溶液的 pH 至 7.2，加水定容到 1L，分装备用。

13．终止反应液　100mmol/L EDTA，10% SDS；将 0.5mol/L EDTA 20ml 与 10% SDS 10ml 混匀，用双蒸水定容到 100ml。

14．10U/μl EcoR I　直接从试剂公司购买，公司会同时附送 10×酶切反应缓冲液和 10mg/ml BSA。

15．7.5mol/L 乙酸铵　在 150ml 水中溶解 289.0g 乙酸铵（NH_4Ac），补加水至 500ml。

16．苯酚∶氯仿∶异戊醇（25∶24∶1）　将 25 份水饱和的重蒸酚 [150mmol/L NaOH/50mmol/L Tris-Cl（pH 7.5）/1mmol/L EDTA] 与 24 份氯仿及 1 份异戊醇混合。加终浓度为 0.1% 的 8- 羟基喹啉。分成几份储存于 $-20℃$，超过 6 个月则废弃。

【操作步骤】

1．线性化载体 DNA λZAP/R 的制备

（1）利用 EcoR I 线性化质粒 DNA，在室温下依次加入以下试剂并混匀：10×酶切反应缓冲液 2μl，EcoR I 1μl，λZAP/R 2μg，BSA（1mg/ml）2μl，用双蒸水将总体积补充到 20μl，在 37℃ 孵浴 1 小时。

（2）取酶切产物 5μl，用 1% 的琼脂糖电泳鉴定酶切效果，如果酶切完全，琼脂糖凝胶上将出现两条 21.8kb 和 18.1kb 的 DNA 条带。

（3）酶切产物的纯化：①将剩余的酶切产物转入 1.5ml 干净微量离心管中，用双蒸水将其体积补足到 200μl，加入等体积的苯酚∶氯仿∶异戊醇（25∶24∶1），充分振荡混匀；②低温 15 000g 离心 10 分钟，将上层水相转移入另一个干净的 1.5ml 微量离心管，用双蒸水将体积补充到 200μl；③加入 1/3 以上溶液体积的 7.5mol/L 乙酸铵，振荡混匀；④在以上溶液中，再加入以上溶液 3 倍体积的预冷的无水乙醇，充分振荡混匀；⑤将以上的混合物置于 $-20℃$ 的条件下储存过夜；⑥在 4℃ 15 000g 的转速下离心 20 分钟，去上清液；⑦用 1ml 预冷的 75% 乙醇清洗沉淀，在相同的条件下离心，去上清液，将以上步骤重复一遍；⑧将沉淀置于室温干燥 10 分钟，重溶于 20μl 的 TE 缓冲液，储存待用。

2．在经 DEPC 处理后高压灭菌的微量离心管中，依次在室温下混合以下溶液：10×转录反应缓冲液 2μl，未标记 NTP 混合物 2μl，RNase 抑制物 2μl，线性化的载体 DNA（约 1μg）1μl，[α-^{32}P]CTP 5μl（或地高辛标记混合溶液 2μl，生物素标记混合溶液 2μl，荧光标记混合溶液 2μl），RNA 聚合酶（10U）2μl，DTT 0.2μl，用无菌双蒸水将终体积补充到 20μl。

3．在 37℃ 条件下温育 1～1.5 小时。

4．加入 5μl 终止反应液。

5．加入 1mg/ml 无 RNAase 的胰 DNA 酶 I 1μl，混合于 37℃ 温育 30 分钟。

6．将产物转入 1.5ml 干净微量离心管中，按 DNA 探针标记法的操作步骤纯化标记探针 RNA。

【结果讨论】

1. 如果采用核素标记,可以用液闪计数的方式检测探针的标记效率和放射活性。

2. 如果采用非核素标记,就要采用倍比稀释杂交的方式,检测探针标记的效率和活性。

3. 标记的探针可以经乙醇沉淀或柱层析的方式纯化。

【注意事项】

1. 如果使用 T3 或 T7 RNA 聚合酶,需在 37℃条件下温育 1～1.5 小时。

2. 如果使用 SP6RNA 聚合酶,需在 40℃条件下温育 1～1.5 小时。

3. 可使用 Sephadex G-50 离心柱层析的方式纯化探针。

三、寡核苷酸探针标记法

对已知序列的基因可以人工合成与之互补的寡核苷酸,通过标记制成寡核苷酸探针。寡核苷酸探针的优点是能区分单一核苷酸点突变序列,从而被应用到分析含有单一碱基置换的基因。

【原理】

人工合成的寡核苷酸 5′ 端缺少磷酸基因,因此可用 T4 噬菌体多核苷酸激酶进行磷酸化反应,将标记的 ATP 的 -P 转移至寡核苷酸 5′ 端。

【器材】

水浴锅、温度计、微量离心管、微量移液器、超速离心机、聚甲基丙烯酸甲酯有机玻璃防护屏等。

【试剂】

1. 寡核苷酸(10pmol/μl) 从试剂公司购买。

2. 10×T4 噬菌体多核苷酸激酶缓冲液 0.5mol/L DTT、1mmol/L 盐酸亚精胺、1mmol/L EDTA(pH 8.0)。

3. ^{32}P 核素标记 dNTP 从试剂公司购买[γ-^{32}P]dATP 的水溶液,比活度 185GBq/mol(5000Ci/mmol),370kBq/μl(10μCi/μl)。

4. T4 噬菌体多核苷酸激酶 从试剂公司购买。

5. 5mol/L 乙酸铵 在 150ml 水中溶解 192.7g 乙酸铵(NH$_4$Ac),补加水至 500ml。

6. 无水乙醇及 70% 的乙醇。

7. 双蒸水。

【操作步骤】

1. 在微量离心管中加入以下试剂并混匀:寡核苷酸(10pmol/μl)1.0μl,LO×T4 噬菌体多核苷酸 2.0μl,激酶缓冲液,标记的 dATP 5.0μl,双蒸水 11μl。

2. 在反应液中加入 8U(约 1μl)T4 噬菌体多核苷酸激酶,混匀。

3. 37℃温育 45 分钟。

4. 68℃ 10 分钟灭活 T4 噬菌体多核苷酸激酶。

5. 在反应管中加灭菌双蒸水 30μl,混匀。

6. 加入 240μl 5mol/L 乙酸铵,混匀。

7. 加入预冷的无水乙醇 20 分钟。

8. 4℃ 12 000g 离心 20 分钟。

9. 弃上清液,加入 500μl 70% 乙醇,稍振荡洗涤后,4℃ 12 000g 离心 10 分钟。

10. 弃上清液,沉淀溶于 100μl TE(pH 7.6)中。

【结果讨论】

1. 如果采用核素标记,可以用液闪计数的方式检测探针的标记效率和放射活性。

2. 如果采用非核素标记,就要采用倍比稀释杂交的方式,检测探针标记的效率和活性。

3. 标记的探针可以经乙醇沉淀或柱层析的方式纯化。

【注意事项】

1. 使用 Klenow DNA 聚合酶的链延伸法获得高放射性的寡核苷酸探针(因为寡核苷酸探针标记方法是在每个探针的 5′ 末端多加了一个磷酸,理论上,这会影响其与 DNA 的杂交)。

2. 除了常见的核素标记探针外,还有利用非核素标记探针和杂交的方法(许多公司都有不同的非核素标记探针的杂交系统出售,可根据这些公司所提供的操作步骤进行探针的标记和杂交)。

四、探针的纯化

【原理】

在一定的盐浓度下,乙醇等有机溶剂可以有效地沉淀核酸分子,将标记的探针与掺入的游离 dNTP 或 NTP 分离开来。

【器材】

低温高速离心机、微量离心管、微量移液器。

【试剂】

1. 1mol/L Tris-Cl(pH 7.4)　在 800ml H_2O 中溶解 121g Tris 碱,用浓盐酸调校至所需的 pH,混匀后加水至 1L。

2. 10mol/L NaOH　称取 400g NaOH 溶于 450ml H_2O 中,加蒸馏水至 1L。

3. 0.5mol/L EDTA　在 700ml H_2O 中溶解 186.1g EDTA-Na_2·$2H_2O$,用 10mol/L 的 NaOH 校准 pH 至 8.0(约 50ml),补加 H_2O 至 1L。

4. 7.5mol/L 乙酸铵　在 150ml 水中溶解 289.0g 乙酸铵(NH₄Ac),补加水至 500ml。

5. 预冷的无水乙醇　将无水乙醇存放在 −20℃ 达 1 小时以上。

6. 预冷的 75% 乙醇　将 25ml 水与 75ml 乙醇充分混匀,存放在 −20℃ 达 1 小时以上。

7. TE 缓冲液　将 1mol/L Tris-Cl 10ml 与 0.5mol/L EDTA 2ml 混匀,加水将体积补充到 1L。

8. 苯酚:氯仿:异戊醇(25:24:1)　将 25 份水饱和的重蒸酚[150mmol/L NaOH/50mmol/L Tris-Cl(pH 7.5)/1mmol/L EDTA]与 24 份氯仿及 1 份异戊醇混合。加终浓度为 0.1% 的 8- 羟基喹啉。分成几份储存于 −20℃,超过 6 个月则废弃。

【操作步骤】

1. 将标记反应液转入 1.5ml 干净微量离心管中,用双蒸水将其体积补足到 200μl,加入等体积的苯酚:氯仿:异戊醇(25:24:1),充分振荡混匀。

2. 低温 15 000g 离心 10 分钟,将上层水相转移入另一个干净的 1.5ml Eppendorf 管,用双蒸水将体积补充到 200μl。

3. 加入 1/3 以上溶液体积的 7.5mol/L 乙酸铵,振荡混匀。

4. 在以上溶液中,再加入 3 倍体积以上的预冷的无水乙醇,充分振荡混匀。

5. 将以上的混合物置 −20℃ 的条件下储存过夜。

6. 在 4℃ 15 000g 的转速下离心 20 分钟, 用移液管小心地去除上清液。

7. 用 1ml 预冷的 75% 乙醇清洗沉淀, 在相同的条件下离心, 去除上清液。

8. 将沉淀置于室温干燥 10 分钟, 重溶于 10～50μl 的 TE 缓冲液, 储存待用。

【结果讨论】

也可以用异丙醇代替乙醇用于标记探针核酸分子的沉淀, 但异丙醇的挥发性比乙醇低, 难以去除, 可能会对后续的分子生物学操作带来一定的影响, 故而最好采用乙醇沉淀探针分子。

【注意事项】

1. 如果标记核酸分子的量太少, 低于 10μg/μl, 可以在第 3 步之前加入 1μl 的糖原(20μg/μl), 以促进核酸分子的沉淀。

2. 也可以用其他的盐取代乙酸铵, 如 3mol/L 的乙酸钠。

3. 在步骤 6～7 中, 当用移液管小心地移去上清液时, 不要触动沉淀的核酸, 一定要小心操作, 因为有时沉淀肉眼看不见。

(姜　勇)

实验 14　DNA 分子杂交

核酸分子杂交是在 DNA 变性和复性的基础上建立起来的一种分子生物学技术, 其原理是指具有一定同源性的两条 DNA 链或两条 RNA 链或一条 DNA 链和一条 RNA 链, 按照碱基互补配对原则缔合成异质双链的过程。由于核酸分子杂交的高特异性及检测方法的高灵敏度, 使其广泛应用于特定 DNA 或 RNA 序列的定量或定性检测、基因克隆筛选鉴定、基因表达和基因突变分析及疾病的基因诊断等分子生物学领域中, 是目前分子生物学研究和分子诊断的主流技术之一。

核酸分子杂交根据其反应环境的不同可分为固相杂交和液相杂交两类。液相杂交应用不如固相杂交普遍。固相杂交是将待测的靶核酸分子预先固定于固体支持物, 然后放入含有标记探针的杂交液中, 进行杂交反应, 使杂交分子留在支持物上。固相杂交能防止靶 DNA 分子的自我复性, 且通过漂洗易除去未杂交的游离探针, 故被广泛应用。常用的固相杂交类型包括 Southern 印迹杂交、Northern 印迹杂交、斑点或狭缝杂交、菌落杂交和组织或细胞原位杂交。使用时应根据实验目的的不同选择合适的杂交方法。

Southern 印迹杂交(Southern blotting)是一种膜上检测 DNA 的杂交技术, 1975 年由英国爱丁堡大学的 Southern EM 首创, 因此而得名。其主要包括两个过程: 一是将凝胶电泳分离的待测 DNA 片段转移并结合到一定的固体支持物上(通常为尼龙膜或硝酸纤维素薄膜), 即印迹(blotting); 二是固定于膜上的 DNA 分子与核素或非核素标记的探针在一定的温度和离子强度下退火, 即分子杂交。Southern 印迹杂交的关键环节是将经电泳分离的 DNA 片段转移到固相支持物上, 其常用方法有 3 种: 毛细管转移法、电转移法、真空转移法。本实验采用毛细管转移法, 利用放射性核素 ^{32}P 标记的探针与附着在膜上的 DNA 杂交, 通过放射自显影确定特定序列 DNA 片段的位置和大小。

【原理】

首先用适当的限制性内切酶消化待测 DNA 样品, 消化后的 DNA 片段经琼脂糖凝胶电泳按大小分离，然后采用碱变性方法使 DNA 在凝胶中变性（原位变性），再将变性的单链 DNA 片段从凝胶中转移到固相支持物后即可用于杂交。本实验以 pBR322 质粒的酶切片段为样品，经琼脂糖凝胶电泳和碱变性后，采用毛细管转移法将待测 DNA 样品转移到硝酸纤维素膜上，吸附在膜上的单链 DNA 片段与 α-^{32}P 标记的 pBR322 质粒 DNA 探针杂交，通过放射自显影检测杂交信号。

【器材】

水平电泳槽、稳压稳流电泳仪、紫外透射仪、恒温水浴箱、水浴锅、杂交袋、转移槽、保鲜膜、吸水纸、Whatman 3MM 滤纸、硝酸纤维素膜或尼龙膜、微量移液器、玻璃板、纸巾、塑料或玻璃平台、玻璃棒、X 射线光片、增感屏、平皿若干。

【试剂】

1. 质粒 pBR322 5μg。

2. 限制性内切核酸酶 EcoRⅠ 10U/μl　购自试剂公司，试剂公司附送相应的 10× 酶切反应缓冲液。

3. 限制性内切核酸酶 PvuⅠ 10U/μl　购自试剂公司，试剂公司附送相应的 10× 酶切反应缓冲液。

4. 琼脂糖凝胶电泳试剂

（1）10mg/ml 溴化乙锭（EB）。

（2）电泳级琼脂糖 10g。

（3）DNA marker DL15000 购于试剂公司。

（4）6× 上样缓冲液：0.25% 溴酚蓝，0.25% 二甲苯青，40%（w/v）蔗糖水溶液，4℃ 保存。

（5）5× TBE　0.45mol/L Tris- 硼酸，0.01mol/L EDTA。将 27g Tris 碱、13.8g 硼酸、10ml 0.5mol/L EDTA（pH 8.0），用少量蒸馏水溶解后定容至 500ml，此为浓贮存液，应用液为 0.5× TBE。

0.5mol/L EDTA（pH 8.0）：在 800ml 蒸馏水中加入 186.1g 二水乙二胺四醋酸二钠（EDTA-Na$_2$•2H$_2$O），在磁力搅拌器上剧烈搅拌，用 NaOH 调节溶液的 pH 至 8.0（约需 20g NaOH 颗粒），然后定容至 1L，分装后高压灭菌备用。

5. 变性液　1.5mol/L NaCl，0.5mol/L NaOH。将 87.8g NaCl 与 20g NaOH 溶于 900ml 蒸馏水中，定容到 1L。

6. 中和液　1.0mol/L Tris-Cl（pH 7.4），1.5mol/L NaCl。将 87.8g NaCl 溶于 500ml 1mol/L Tris-Cl，加蒸馏水定容到 1L。

1mol/L Tris-Cl：在 800ml 蒸馏水中溶解 121.9g Tris 碱，加入浓 HCl 调节 pH 至所需值，加蒸馏水定容至 1L，分装后高压灭菌。

7. 转移液（20× SSC）　3mol/L NaCl，0.3mol/L 枸橼酸钠。在 800ml 蒸馏水中溶解 175.3g NaCl 和 88.2g 枸橼酸钠，加入数滴 10mol/L NaOH 溶液调节 pH 到 7.0，加蒸馏水定容至 1L，分装后高压灭菌。

8. 6× SSC　将 30ml 20× SSC 加蒸馏水定容到 100ml。

9. 10% SDS　在 900ml 水中溶解 100g 电泳级 SDS，加热至 68℃ 助溶，加入几滴浓盐酸调节溶液的 pH 至 7.2，加水定容至 1L，分装备用。

10. 10mg/ml 变性鲑精 DNA　在 1ml 水中溶解 10mg Sigma Ⅲ 型鲑精 DNA（钠盐），用粗的注射器针头快速抽吸 20 次以剪切 DNA，然后置沸水中 10 分钟，迅速冷却，置 -20℃ 保存。临用前再加热至100℃达5分钟，并置冰浴中冷却。

11. 50×Denhardt液 Denhardt试剂通常配成50×贮存液，过滤后保存于−20℃。可将该贮存液10倍稀释于0.5% SDS和100μg/ml经变性被打断的鲑精DNA的6×SSC组分中。50×Denhardt液中含5g聚蔗糖（Ficoll 400）、5g聚乙烯吡咯烷酮和5g牛血清白蛋白（组分V），加水至终体积为500ml。

12. α-^{32}P标记的pBR322探针，比活性为1×10^{9}dpm/μg。

13. 硫酸葡聚糖。

14. 10mg/ml鲑精DNA。

15. 去离子甲酰胺。

16. 显影液 将蒸馏水800ml加热至50℃，依次加入对甲氨基酚磷酸盐（米吐尔）4.0g，无水亚硫酸钠65.0g，对苯二酚（海得尔）10.0g，无水碳酸钠45.0g，溴化钾5.0g，用蒸馏水定容至1000ml，置棕色瓶中4℃保存。

17. 定影液 将蒸馏水800ml加热至50℃，依次加入硫代硫酸钠240.0g，无水硫酸钠15.0g，98%乙酸15ml，硫酸钾铝15.0g，定容至1000ml，置棕色瓶中4℃保存。

【操作步骤】

1. 样品DNA的制备 用适当的限制性内切核酸酶消化待测DNA样品，然后加热灭活限制酶。以质粒pBR322的双酶切为例。

（1）在1.5ml微量离心管中加入以下各成分并混匀：质粒pBR322 1μg，EcoRⅠ 1μl，PvuⅠ 1μl，10×EcoRⅠ酶切反应缓冲液3μl，BSA（1μg/μl）3μl，用灭菌双蒸水将总反应体积补充到30μl。

（2）将微量离心管置37℃温育1小时，再加热到65℃达5分钟，以终止反应。

（3）取酶切反应物5μl，1%琼脂糖凝胶电泳鉴定酶切效果，如果出现3373bp和626bp的两条带，说明酶切成功。

（4）纯化余下的酶切产物，重新溶于5μl的灭菌双蒸水中。

2. 琼脂糖凝胶电泳分离DNA片段 取5μl纯化酶切产物，加6×上样缓冲液1μl，混匀，以DNA分子量参照物（DNA marker）为对照，在0.8%琼脂糖凝胶中电泳约20分钟，紫外透射鉴定。

3. 采用碱变性方法原位变性凝胶中的DNA

（1）电泳分离DNA片段后，将凝胶转移到一平盘中，用刀片切去凝胶边缘的无用部分，并将凝胶的左下角切去以标记凝胶方向。

（2）将凝胶浸泡于适量变性液中（完全浸没），室温放置45分钟，不间断轻轻摇动。

（3）用蒸馏水漂洗凝胶，然后将其浸泡于适量中和液中，室温放置30分钟，不间断轻轻摇动。随后，换一次新鲜中和液继续浸泡凝胶15分钟。

4. 将变性的凝胶上的DNA转印至固体支持物 采用毛细管转移方法，使单链DNA在高盐转移缓冲液的推动作用下从琼脂糖凝胶转移到固体支持物上（文末彩插图14-1）。

（1）戴上手套，剪一张每边均比凝胶大1mm的硝酸纤维素膜或尼龙膜，同时剪去位置和大小与凝胶相似的一角，用蒸馏水完全润湿后，用滤纸吸走薄膜上的水分，然后放入20×SSC溶液中浸泡至少5分钟。

（2）取一个长方形大平皿，在平皿中加入适量20×SSC溶液。

（3）将塑料或玻璃支持平台放入平皿中。

（4）剪一张 Whatman 3MM 滤纸，其宽度和平台相同，长度需可以跨过平台延伸至平皿中的溶液。

（5）用 20×SSC 溶液将滤纸湿润，平放到平台上，用移液管或玻璃棒在滤纸上滚动以除去滤纸和平台之间的气泡，并确保滤纸的终端浸入平皿中的 20×SSC 溶液。

（6）从中和液中取出凝胶，沥去凝胶上的液体，放到滤纸中央，注意两者之间不要产生气泡。

（7）用保鲜膜覆盖住凝胶四周，以确保滤纸不会和将要放到凝胶上的吸水纸直接接触，否则转移液会直接流向吸水纸而不经过凝胶，使 DNA 转移效率降低。

（8）用适量 20×SSC 溶液将凝胶湿润。将浸泡好的硝酸纤维素膜或尼龙膜小心覆盖于凝胶上，并使两者切角重叠。为避免产生气泡，应当先使膜的一角与凝胶接触，再缓慢地将膜放于凝胶上。注意膜一经与凝胶接触即不可再移动，因为从接触的一刻起，DNA 已开始转移。

（9）将两张预先用 20×SSC 溶液浸湿与硝酸纤维素膜或尼龙膜大小相同的 Whatman 3MM 滤纸覆盖于膜上，避免气泡产生。

（10）裁一叠与转移膜大小相同的吸水纸巾（约 5~8cm 厚），覆盖于滤纸上，在纸巾上压一玻璃板，其上放置一重物（约 500g）。转移液在吸水纸的虹吸作用下，被虹吸到薄膜的同时，带动 DNA 从凝胶中转移至薄膜上。

（11）静置 10~24 小时使其充分转移，其间更换纸巾 3~4 次。

（12）移走纸巾和滤纸，将凝胶和薄膜置于一张干燥的滤纸上，并且标明加样孔的位置。

5. 变性 DNA 在固相膜上的固定

（1）剥离凝胶，将膜浸泡于 6×SSC 溶液中 5 分钟，以除去凝胶碎块。

（2）用滤纸吸干膜表面的转移液，在室温下干燥 30 分钟，然后将其夹在两层干燥的滤纸中置于 80℃真空 2 小时，使 DNA 固定于膜上。硝酸纤维素膜需用铝箔包好真空保存，尼龙膜则需用塑料薄膜密封保存备用。

6. 预杂交 用非特异性 DNA 分子封闭杂交膜上非特异性 DNA 结合位点。

（1）将结合了 DNA 的硝酸纤维素膜或尼龙膜浸泡于 6×SSC 溶液中 2~5 分钟，使其充分湿润。

（2）制备预杂交液：包括 6×SSC、5×Denhardt 液、0.5% SDS、100μg/ml 变性的鲑精 DNA、50% 甲酰胺（也可不用）。30ml 20×SSC、2ml 50×Denhardt 液、5ml 10% SDS、50ml 去离子甲酰胺和 1ml 100μg/ml 经变性并断裂的鲑精 DNA 混匀，加蒸馏水定容到 100ml。

（3）将膜放在杂交袋（塑料袋）中，按 200μl/cm² 膜加入预杂交液，密封袋口，浸入恒温水浴箱中保温。不加甲酰胺时，恒温 68℃保温 1~2 小时；加甲酰胺时，42℃保温 2~3 小时（对于尼龙膜，将时间减少至 15 分钟）。保温过程中应不时地将杂交袋摇动几次。

7. 杂交反应 使特异的单链核酸探针与待测核酸分子中特定序列在一定温度下形成异质双链。

（1）将 α-³²P 标记的 pBR322 探针于 100℃加热 10 分钟，然后迅速置于冰浴中。

（2）配制杂交液：包括 6×SSC、0.5% SDS、100μg/ml 变性的鲑精 DNA、50% 甲酰胺（可不用）、10% 硫酸葡聚糖。

（3）取出杂交袋，将预杂交液倒掉，按 80μl/cm² 膜加入杂交液和变性的 α-³²P 标记探针（探针的量需使杂交袋中的探针终浓度为 2ng/ml）。42℃或 68℃保温 12~16 小时或过夜，需不间断轻轻摇动。

8. 洗膜　洗去膜上未结合的探针分子和非特异性杂交的探针分子。

（1）用等体积的 2×SSC 和 0.1% SDS 溶液，室温振荡漂洗 2 次，每次 5 分钟。

（2）等体积的 0.2×SSC 和 0.1% SDS 溶液，42℃振荡漂洗 2 次，每次 15 分钟。

（3）室温下用 2×SSC 溶液漂洗滤膜，用滤纸吸取残留液体。

9. 放射自显影

（1）将膜用保鲜膜包好。

（2）在暗室中将膜放置在增感屏前屏上，光面向上，压 1 张 X 线胶片，再压上增感屏后屏，光面向 X 线胶片。

（3）盖上压片盒，放入 –70℃，自显影 16～24 小时。

（4）取出 X 线胶片，浸入 18～20℃的显影液中 5 分钟，流水冲洗 1 分钟。

（5）将胶片浸入 18～20℃的定影液中 5 分钟，流水冲洗 1 分钟。

（6）将胶片挂起干燥。

（7）如曝光不足，可再压片重新曝光。

【结果讨论】

1. 转膜前后分别在紫外灯下观察条带数目、大小。

2. 以结果 1 作为对照，判断 X 线胶片上条带数目和大小。

pBR322 的质粒大小为 4362bp，经 EcoRⅠ和 PvuⅠ酶切后会出现两条 DNA 片段，分别为 3373bp 与 626bp。pBR322 的探针可以分别与这两条 DNA 片段杂交，经放射自显影，在 X 线胶片上应出现 2 条放射自显影的条带，分别在 3373bp 与 626bp 的位置。

【注意事项】

1. 琼脂糖凝胶电泳分离 DNA 片段时，配制凝胶厚度应≤1mm。

2. 剪膜时要戴手套，不可用手直接触摸；滤膜一定要充分浸润，否则不能使用。

3. 转膜时滤纸与支持平台之间、滤纸与凝胶之间、凝胶与滤膜之间均不能产生气泡。

4. 转膜时滤膜与凝胶接触后不能再移动。

5. 放射自显影时，曝光时间取决于样品中放射性的强度，大多数情况下必须进行多次不同时间的曝光实验，凭经验确定。

6. 杂交结束洗膜时，为了降低背景，洗膜液的体积可增加 1 倍。

（王志刚）

实验 15　RNA 分子杂交

Northern 印迹杂交（Northern blotting）是指将待测 RNA（主要是 mRNA）从凝胶转印到固体支持物上，与核素或非核素标记的 DNA 探针进行杂交的印迹技术。此技术用于检测 RNA 片段，正好与检测 DNA 的 Southern 印迹杂交相对，故被称为 Northern 印迹杂交。目前该技术已成为研究真核细胞基因表达的基本方法，可用于研究靶基因表达水平、比较同一组织的不同基因或不同组织间相同基因的表达差异。

Northern 印迹杂交采用变性剂（甲醛、乙二醛、甲基氢氧化汞等）去除 RNA 分子内部形成的"发夹"式二级结构，保持其单链线性状态，以便与 DNA 探针杂交、精确分析 RNA 分子的大小。RNA 不能采用碱变性，因为碱会水解 RNA 分子中的 2′羟基基团。

【原理】

提取样品 RNA(细胞总 RNA 或 mRNA),通过甲醛或乙二醛或甲基氢氧化汞变性后,经标准琼脂糖凝胶电泳进行分离,再将变性的 RNA 片段从凝胶转移到固相支持物后即可用于杂交。本实验采用甲醛作为变性剂,通过甲醛变性凝胶电泳分离总 RNA 样品,再用毛细管转移法将待测 RNA 片段转移至尼龙膜上,用地高辛标记的 DNA 特异探针与固定于膜上的 mRNA 进行杂交,杂交后通过酶联免疫与抗地高辛抗体 - 碱性磷酸酶抗体复合物结合,经 BCIP/NBT(5- 溴 -4- 氯 -3- 吲哚 - 磷酸 / 硝基四氮唑蓝)显色法检测杂交分子后,对杂交信号进行分析。

【器材】

水平电泳槽、稳压稳流电泳仪、紫外透射仪、恒温水浴箱、杂交炉或水浴锅、转移槽、保鲜膜、吸水纸、Whatman 3MM 滤纸、尼龙膜、微量加样器、玻璃板、纸巾、塑料或玻璃平台、平皿若干、杂交管或可热封口的塑料袋、加热封口机。

【试剂】

1. TRIZOL 试剂　用于 RNA 样品的制备(包含异硫氰酸胍和酚),直接购买。

2. 经 DEPC(焦碳酸二乙酯)处理的双蒸水(0.1% DEPC 水)　每 1L 双蒸水中加入 1ml DEPC,充分混匀,过夜放置(6～8 小时),随后高压灭菌 20 分钟,去除残留的 DEPC。

3. 37% 的甲醛溶液。

4. 10× MOPS 电泳缓冲液　3-(N- 吗啉)- 丙磺酸缓冲液。0.4mol/L MOPS,pH 7.0,0.5mol/L NaAc,0.01mol/L EDTA,避光保存,如变黄则丢弃。4℃保存可达 3 个月。将 83.7g MOPS 与 68g NaAc•3H$_2$O 和 3.7g EDTA-Na$_2$•2H$_2$O 溶于 900ml 蒸馏水,10mol/L NaOH 试剂调校 pH 至 7.4,加蒸馏水定容至 1L。

5. 去离子甲酰胺。

6. 甲醛凝胶电泳上样缓冲液(0.1% DEPC 水配制)　0.25% 溴酚蓝溶液(m/v),0.25% 二甲苯青(m/v),1mmol/L EDTA(pH 8.0),50% 甘油溶液(m/v),分装 4℃保存。

7. 10mg/ml 溴化乙锭(EB)。

8. 电泳级琼脂糖 10g。

9. 10% 乙醇。

10. 相对分子质量标准物。

11. 0.5mol/L 乙酸铵溶液　把 38.5g 乙酸铵溶解于 800ml 蒸馏水中,再定容至 1L 后过滤除菌。

12. 含 0.5μl/ml 溴化乙锭(EB)的 0.5mol/L 乙酸铵。

13. 0.05mol/L NaOH　2g NaOH 溶于 900ml 蒸馏水中,定容到 1L。

14. 0.5mol/L Tris-Cl(pH 7.4)　在 800ml 蒸馏水中溶解 60.9g Tris 碱,加入浓 HCl 调节 pH 至所需值,加蒸馏水定容至 1L,分装后高压灭菌。

15. 1.5mol/L NaCl　将 87.8g NaCl 溶于 900ml 蒸馏水中,定容到 1L。

16. 转移液(20× SSC)　3mol/L NaCl,0.3mol/L 枸橼酸钠(见实验 14)。

17. 6× SSC　将 30ml 20× SSC 加蒸馏水定容至 100ml。

18. 2× SSC　将 10ml 20× SSC 加蒸馏水定容至 100ml。

19. 甲酰胺预杂交溶液　5× SSC,5× Denhardt 液,50%(m/v)甲酰胺,1%(m/v)SDS,100μg/ml 变性鲑鱼精 DNA(临用前加入)。将 20× SSC 25ml、50× Denhardt 液 10ml、50ml

甲酰胺、10% SDS 5ml 和 100μg/ml 经变性并断裂的鲑精 DNA 1ml 混匀，加蒸馏水定容到 100ml（20×SSC、50×Denhardt 液、10% SDS 和 100μg/ml 经变性并断裂的鲑精 DNA 的配制方案见实验 14）。

20. 0.2×SSC 将 1ml 20×SSC 加蒸馏水定容至 100ml。

21. 0.1% SDS 将 10% SDS 1ml 加蒸馏水定容至 100ml（10% SDS 的配制见实验 14）。

22. 封闭液 5%（m/v）SDS，17mmol/L Na$_2$HPO$_4$，8mmol/L NaH$_2$PO$_4$。

（1）500ml 10% SDS、10ml 170mmol/L Na$_2$HPO$_4$ 与 10ml 80mmol/L NaH$_2$PO$_4$ 混匀，加蒸馏水定容至 1L。室温保存，如果需要，用 0.45μm 滤膜过滤除菌（10% SDS 的配制见实验 14）。

（2）170mmol/L Na$_2$HPO$_4$：24.1g Na$_2$HPO$_4$ 溶于 900ml 水，定容到 1L。

（3）80mmol/L NaH$_2$PO$_4$：9.6g NaH$_2$PO$_4$ 溶于 900ml 水，定容到 1L。

23. 免疫显色试剂

（1）碱性磷酸酶标记的抗地高辛链霉亲和素复合物 150U/μl。

（2）Tris 缓冲盐溶液（TBS）：在 800ml 蒸馏水中溶解 8g NaCl、0.2g KCl 和 3g Tris 碱，加入 0.015g 酚并用 HCl 调节 pH 至 7.4，用蒸馏水定容至 1L，分装后在 15lbf/in^2（1.034×10^{5}Pa）高压下蒸汽灭菌 20 分钟，于室温保存。

（3）发色底物显色液（临用前配制）：将 33μl NBT 储存液与 5ml 碱性磷酸酶缓冲液混匀，加入 17μl BCIP 储存液混匀，室温下 1 小时稳定。

1）NBT（硝基四氮唑蓝）储存液：在 2ml 70% DMF（二甲基甲酰胺）中加入 100mg NBT，4℃保存。

2）BCIP（5-溴-4-氯-3-吲哚-磷酸）储存液：在 2ml 100% DMF（二甲基甲酰胺）中加入 100mg BCIP，4℃保存。

3）碱性磷酸酶缓冲液：0.1mol/L Tris-Cl（pH 7.5），0.1mol/L NaCl，2mmol/L MgCl$_2$。在 800ml 蒸馏水中溶解 12.2g Tris 碱，然后加入 66.7ml 0.1mol/L NaCl 溶液，2ml 1mol/L MgCl$_2$ 溶液，混匀，加入浓 HCl 调节 pH 至所需值，再加蒸馏水定容至 1L，分装后高压灭菌。

4）1mol/L MgCl$_2$ 溶液：在 800ml 水中溶解 203.4g MgCl$_2$·6H$_2$O，用蒸馏水定容至 1L，分装高压灭菌备用。

【操作步骤】

1. 总 RNA 样品的提取，纯度、浓度及完整性的鉴定（操作见第一部分实验 2）。

2. 甲醛-琼脂糖凝胶电泳分离 RNA 样品

（1）RNA 样品的电泳前变性处理：取 RNA 样品液 5.5μl（含总 RNA 15μg），加入 10×MOPS 电泳缓冲液 2.5μl，37% 甲醛溶液 4.5μl，甲酰胺 12.5μl，振荡混匀，并在离心机中短暂离心（5～10 秒），然后于 55℃温育 15 分钟，冰浴冷却 5 分钟，离心 5 秒，加甲醛上样缓冲液 5μl，混匀，稍加离心后待用。

（2）制备 1% 琼脂糖变性胶（含甲醛 2.2mol/L）：①首先将制胶板、挡板、梳子、缓冲液容器均浸泡于 100ml 含 0.1% DEPC 和 10% 乙醇的溶液中 30 分钟，然后无菌水清洗 3 次；②用 72ml DEPC 水加热融化 1g 琼脂糖，冷却至 60℃时，加入 10×MOPS 电泳缓冲液 10ml 和 37% 甲醛溶液 18ml，混匀后将胶倒入胶板，使其静置冷却凝固 10～15 分钟，缓慢拔出梳子。

（3）RNA 电泳：①将凝胶放入电泳槽中，加入 1×MOPS 电泳缓冲液至能淹没凝胶面 1mm 左右；②在加样孔中依次加入足量的 RNA 样品和相对分子质量标准物，采用 5V/cm 的电压进行电泳，根据溴酚蓝染料迁移的位置判断是否终止电泳，一般染料泳动到凝胶中部或 2/3 处为止；③取出凝胶，切下含相对分子质量标准物泳道的凝胶条，在装有 0.5mol/L 乙酸铵无 RNA 酶的玻璃平皿中洗涤两次，每次 20 分钟。然后用含 0.5μl/ml 溴化乙锭（EB）的 0.5mol/L 乙酸铵染色 40 分钟；④在紫外透射仪中使 RNA 显迹，在凝胶条旁放一把尺子拍照，记下相对分子质量标准物的位置，以便杂交后确定膜上杂交带的相对分子质量大小。

3. 转膜与固定

（1）非染色部分凝胶的处理：在印迹转移前，必须去除凝胶中的甲醛。按照下列步骤处理：10 倍胶体积的 0.05mol/L NaOH/1.5mol/L NaCl 中浸泡 30 分钟；10 倍胶体积的 0.5mol/L Tris-Cl（pH 7.4）/1.5mol/L NaCl 缓冲液中和 20 分钟；10 倍胶体积的 20×SSC 中浸泡 45 分钟。

（2）Northern 转印：采用毛细管转移方法，将 RNA 由凝胶中转移到固相支持物上，其方法与 Southern 印迹方法相同，具体操作见实验 14。

（3）RNA 在膜上的固定：转移后的 RNA 经烘烤或紫外线照射，尼龙膜与核酸分子之间形成共价结合，从而使 RNA 固定于转印膜上：①回收膜并在膜上用铅笔标记加样孔的位置，以保证能够识别上下和前后方向。用 2×SSC 洗膜，然后放在一张 Whatman 3MM 滤纸上，让膜完全干燥。②将膜夹在两张 Whatman 3MM 滤纸中，80℃ 真空烤膜 2 小时使之交联，或用能透过紫外线的塑料保鲜膜包裹已干燥的膜，将有 RNA 的一面朝下，用紫外线透射仪（254nm）照射合适的时间，使之交联（照射时间为 30 秒～5 分钟，但确切的时间需经预实验确定）。

4. 预杂交　用 6×SSC 润湿转印膜，将膜放入杂交管或可热密封的塑料袋中，带 RNA 的面朝上。加入甲酰胺预杂交溶液，应覆盖整张膜，一般每 10cm² 膜加入至少 1ml 预杂交液，42℃保温 15 分钟（对于硝酸纤维素膜，时间将增至 2～3 小时）。

5. 杂交

（1）探针的制备、标记、纯化和标记效率检测：本实验以 GAPDH 基因（管家基因）作为探针，用非放射性核素地高辛标记，具体操作见实验 13。

（2）杂交液的准备：探针预先在沸水中热变性 10 分钟后，迅速移至冰浴中冷却，然后用甲酰胺预杂交溶液稀释探针（5～25ng/ml）。

（3）取出杂交管或杂交袋，将预杂交液倒掉，按 80μl/cm² 膜加入杂交液，42℃或 68℃保温 12～16 小时或过夜，需不间断轻轻摇动。

6. 洗膜　倒出杂交液，按以下程序依次洗膜：

（1）用等体积的 2×SSC 和 0.1% SDS 溶液，室温振荡漂洗 2 次，每次 5 分钟。

（2）等体积的 0.2×SSC 和 0.1% SDS 溶液，42℃振荡漂洗 2 次，每次 15 分钟。

（3）室温下用 2×SSC 溶液漂洗滤膜，用滤纸吸取残留液体。

7. 免疫检测

（1）封闭：将杂交后的尼龙膜放入 50ml 封闭液中，37℃振摇封闭 2 小时（对于硝酸纤维素膜，室温孵育 30 分钟即可）。

（2）加入抗体：用封闭液稀释碱性磷酸酶标记的抗地高辛链霉亲和素复合物至 150mU/ml（1∶5000），将滤膜置于其中，37℃缓慢摇动孵育 30 分钟。

（3）洗膜：室温下，在 TBS 中洗膜 3 次，每次 15 分钟。

（4）显色：将膜放入发色底物显色液中，避光显色 10～30 分钟，观察结果。

（5）终止反应并保存结果：获得所需条带的显色强度后，用 50ml 蒸馏水洗膜 5 分钟，终止反应。晾干后拍照留永久的记录。

【结果讨论】

GAPDH 基因是组织和细胞中的管家基因，其在一个生物体的几乎所有细胞中持续表达，故常以此基因的表达及其水平作为研究组织和细胞中其他靶基因表达水平的内参对照。

1. 将杂交的 mRNA 分子在电泳中的迁移位置与相对分子质量标准进行比对，判断细胞中特定基因转录产物的大小。

2. 比较杂交信号的强弱，判断该基因表达的强弱即 mRNA 丰度的高低。

【注意事项】

1. 由于 RNA 非常不稳定，极易降解，因此在杂交过程中要尽量避免 RNA 酶的污染，营造无 RNA 酶的环境（具体措施见实验2）。所有用于 RNA 电泳和杂交的耗材和仪器，如微量离心管、移液管、电泳槽等均需经 DEPC 水浸泡后方可使用，所有用于 Northern 转印的溶液，均须经 DEPC 处理过的无菌去离子水配制。在操作过程中应严防 DNA 的污染。

2. 甲醛具有很强的挥发性和毒性，皮肤接触和吸入甲醛蒸汽对身体有害，故所有涉及甲醛的操作应在通风橱内小心进行。

3. 电泳分离 RNA 时，一般 RNA 点样量 10～30μg。如果待测 mRNA 为低丰度，则需将点样量增大 1 倍。

4. RNA 样品将先在含甲醛的琼脂糖凝胶中经电泳分离，由于凝胶中的核酸染料如溴化乙锭会降低 RNA 转印的效率，因而在 Northern 印迹中不建议使用核酸染料。

（王志刚）

实验 16　荧光原位杂交

荧光原位杂交（fluorescence *in situ* hybridization，FISH）是 20 世纪 80 年代末期在原有放射性原位杂交技术的基础上发展起来的一种非放射性原位杂交技术。使用特殊荧光素标记核酸（DNA）作探针，可在染色体、细胞和组织切片标本上进行 DNA 杂交，对检测细胞内 DNA 或 RNA 的特定序列存在与否最为有效。探针不是放射性的，而是将荧光染料与抗体蛋白结合进行检测，具有高度亲和力，有与放射性探针相同或更高的分辨率。该技术最早用于染色体异常的研究，目前这项技术已经广泛应用于动植物基因组结构研究、基因定位、染色体精细结构变异分析、病毒感染分析、人类产前诊断、肿瘤遗传学和基因组进化研究等许多领域，它已日益发展成为代替常规分子细胞遗传学技术的检测和诊断方法。

【原理】

FISH 是基于 DNA 分子复制原理发展起来的一种技术，其基本原理是用已知的标记单链核酸为探针，按照碱基互补原则，与待检材料中未知的单链核酸进行特异性结合，形成可被检测的杂交双链核酸。由于 DNA 分子在染色体上是沿着染色体纵轴呈线性排列，因而可以将探针直接与染色体进行杂交从而将特定的基因在染色体上定位。与传统的放射性标记原位杂交相比，荧光原位杂交具有快速、检测信号强、杂交特异性高和可以多重染色等特点，因此在分子细胞遗传学领域受到普遍关注。

杂交所用的探针大致可以分为 3 类：①染色体特异重复序列探针，例如 α 卫星、卫星Ⅲ类的探针，其杂交靶位常大于 1Mb，不含散在重复序列，与靶位结合紧密，杂交信号强，易于检测；②全染色体或染色体区域特异性探针，其由一条染色体或染色体上某一区段上不同的核苷酸片段所组成，可由克隆到噬菌体和质粒中的染色体特异大片段获得；③特异性位置探针，由一个或几个克隆序列组成。

探针的荧光素标记可以采用直接和间接标记的方法。间接标记是采用生物素标记的dUTP（biotin-dUTP）经过缺口平移法进行标记，杂交之后用偶联荧光素的抗生物素抗体进行检测，同时还可以利用几轮抗生物素蛋白 - 荧光素、生物素化的抗 - 抗生物素蛋白、抗生物素蛋白 - 荧光素的处理，将荧光信号进行放大，从而可以检测 500bp 的片段。而直接标记法是将荧光素直接与探针核苷酸的磷酸戊糖骨架共价结合，或在缺口平移法标记探针时将荧光素核苷三磷酸掺入。直接标记法在检测时步骤简单，但由于不能进行信号放大，因此灵敏度不如间接标记的方法。最后以碘化丙啶（PI）或 4′, 6- 二脒基 -2- 苯基吲哚（DAPI）染色，在荧光显微镜下观察，染色体呈红色或蓝色，染色体上的特异杂交带呈黄色或绿色。

【器材】

恒温水浴锅、培养箱、染色缸、载玻片、普通显微镜、荧光显微镜、数字显微照相机、盖玻片、封口膜、200μl 移液器、20μl 移液器、暗盒。

【试剂】

1. 缺口平移法标记试剂盒，含 dNTP 混合物、酶混合物。

2. DNA 模板。

3. 胎盘 DNA。

4. 0.5mol/L 乙二胺四乙酸（ethylene diamine tetracetate，EDTA） 将 EDTA 186g，加 ddH_2O 至 800ml，NaOH 调 pH 至 8.0，加 ddH_2O 至 1000ml。

5. 20× 枸橼酸钠缓冲液（saline sodium citrate，SSC） 将 175.3g NaCl、882g 枸橼酸钠，加水至 1000ml，用 10mol/L NaOH 调 pH 至 7.0。

6. 去离子甲酰胺（deionized formamide，DF） 将 10g 混合床离子交换树脂加入 100ml 甲酰胺中，电磁搅拌 30 分钟，用 Whatman 1 号滤纸过滤。

7. 70% 甲酰胺 /2× SSC 甲酰胺 35ml，20× SSC 5ml，水 10ml。

8. 50% 甲酰胺 /2× SSC 甲酰胺 100ml，20× SSC 20ml，水 80ml。

9. 50% 硫酸葡聚糖（dextran sulfate，DS） 65℃水浴中融化，4℃或 −20℃保存。

10. 杂交液 25% DS 8μl，20× SSC 20μl 混合。或 50% DS 40μl，20× SSC 20μl，ddH_2O 40μl 混合。取上述混合液 50μl，与 5μl DF 混合即成。其终浓度为 50% DF、10% DS、2× SSC。

11. 变性液 20× SSC 4ml，ddH_2O 8ml，甲酰胺 28ml。其终浓度为 70% DF、2× SSC，每次新鲜配制。

12. 封闭液 I 5% 牛血清白蛋白（bovine serum albumin，BSA）3ml，20× SSC 1ml，ddH_2O 1ml，Tween-20 5μl 混合。

13. 封闭液 II 5% BSA 3ml，20× SSC 1ml，山羊血清 250μl，ddH_2O 750μl，Tween-20 5μl 混合。

14. PI/antifade（抗褪色）溶液

（1）PI 原液：先以双蒸水配制溶液，浓度为 100μg/ml，取出 1ml，加 39ml 双蒸水，使终浓度为 2.5μg/ml。

（2）antifade 原液：以 PBS 缓冲液配制该溶液，使其浓度为 10mg/ml，用 0.5mmol/L 的

NaHCO$_3$ 调 pH 为 8.0。取上述溶液 1ml，加甘油 9ml，混匀。

（3）PI/antifade 溶液：PI 与 antifade 原液按体积比 1∶9 比例充分混匀，−20℃保存备用。

15. DAPI/antifade 溶液　用去离子水配制 1mg/ml DAPI 储存液，按体积比 1∶300，以 antifade 溶液稀释成工作液。

16. 荧光检测试剂稀释液　5% BSA 1ml，20×SSC 1ml，ddH$_2$O 3ml，Tween-20 5μl 混合。

17. BrdU。

【操作步骤】

（一）生物素标记法

1. 外周血染色体玻片标本制备

（1）外周血淋巴细胞常规培养 66 小时左右加入 BrdU 至终浓度为 12.5μg/ml，继续培养 3.5 小时，加秋水仙素至终浓度 0.2μg/ml，再培养 2.5 小时左右收获。

（2）将 5ml 细胞倒入 10ml 离心管中，2000g（R＝8cm）离心机离心 10 分钟。

（3）弃上清液，加 0.075mol/L KCl 8ml，打匀，37℃ 30 分钟。

（4）加 1ml 新制备的固定液（甲醇∶冰乙酸＝3∶1），打匀，2000g（R＝8cm）离心 10 分钟。

（5）弃上清液，加 8ml 固定液，打匀，37℃静置 15 分钟，2000g（R＝8cm）离心 10 分钟。

（6）重复（4）。

（7）弃上清液，根据沉淀多少加固定液，制成细胞悬液。

（8）用 100μl 移液器吸 7μl 滴片，稍干。

（9）将玻片依次放入 70%、90%、100% 乙醇中各 3 分钟，保存于 −70℃。

2. 缺口平移法生物素标记探针　探针的标记可采用 PCR 或缺口平移法来制备，但多数情况下采用缺口平移法来制备。该过程包括以 DNase Ⅰ 在 DNA 双链上作用产生缺口，并以此作为第二步反应的前提，即大肠埃希菌 DNA 聚合酶 Ⅰ 自缺口处进行修补合成。在修补合成互补链时将生物素标记的 dNTP 掺入，从而复制出带有生物素标记的探针。本实验采用缺口平移法，按 GIBCO 公司提供的方法以 biotin-14-dATP 标记探针。标记好的探针可以在 −20℃ 下长期保存。

总反应体积 50μl，DNA 1μg，10×dNTP 5μl，10×酶混合物 5μl。其中 10×dNTP 为：500mmol/L Tris-Cl（pH 7.8），50mmol/L MgCl$_2$，100mmol/L 2-硫基乙醇，100μg/ml 去除核酸酶的牛血清白蛋白，0.2mmol/L dCTP，0.2mmol/L dGTP，0.2mmol/L dTTP，0.1mmol/L dATP，0.1mmol/L biotin-14-dATP。10×酶混合物为：0.5U/μl DNA 聚合酶 Ⅰ，0.075U/μl DNase Ⅰ，50mmol/L Tris-Cl（pH 7.5），5mmol/L 乙酸镁，1mmol/L 2-硫基乙醇，0.1mmol/L 苯甲基磺酰氟，50%（v/v）甘油，100μg/ml BSA。将上述混合液于 16℃作用 1 小时。用 8.0g/L 琼脂糖 / TBE 缓冲液凝胶电泳检测标记产物。以 DNA 片段长约 300～500bp 为宜。如片段较大，则应加适量 DNase Ⅰ 继续酶切，直至 DNA 片段长度适中。用乙醇沉淀的方法将探针与非掺入的核苷酸分开。

3. 探针的纯化

（1）加 0.5mol/L EDTA（pH 8.0）1μl，65℃加热 10 分钟，终止反应。

（2）加 7.5mol/L NH$_4$Ac 10μl，300 倍模板 DNA 量的胎盘 DNA，加 2 倍体积无水乙醇，−70℃沉淀 30 分钟。

（3）4℃ 20 000g 离心，去上清液。

（4）加 70% 乙醇 60μl，4℃ 20 000g 离心 5 分钟，吸去上清液。

（5）加杂交液（10% 硫酸葡聚糖，50% 甲酰胺，50mol/L PBS，2×SSC）30μl 溶解。

4．探针及标本的变性

（1）探针变性：将探针在 75℃恒温水浴中温育 5 分钟，立即置 0℃ 5～10 分钟，使双链 DNA 探针变性。

（2）标本变性

1）将制备好的染色体玻片标本于 50℃培养箱中烤片 2～3 小时。经 Giemsa 染色的标本需预先在固定液中褪色后再烤片。

2）取出玻片标本，将其浸在 70～75℃的 70% 甲酰胺 /2×SSC 变性液中变性 2～3 分钟。

3）立即按顺序将标本经 70%、90% 和 100% 乙醇系列脱水，每次 5 分钟，然后空气干燥。

5．杂交

（1）预杂交：含探针和胎盘 DNA 的杂交液，76℃变性 7 分钟，置冰上 3 分钟，再于 37℃退火 30 分钟。

（2）杂交：将已变性或预退火的 DNA 探针 10μl 滴于已变性并脱水的玻片标本上，盖上 18×18 盖玻片，用 Parafilm 封口膜封片，置于暗盒中，37℃杂交过夜（约 15～17 小时）。由于杂交液较少，而且杂交温度较高，持续时间又长，因此为了保持标本的湿润状态，此过程在湿盒中进行。

6．洗脱　此步骤有助于除去非特异性结合的探针，从而降低本底。

（1）杂交次日，将标本从 37℃温箱中取出，用刀片轻轻将盖玻片揭掉。

（2）将已杂交的玻片标本放置于已预热 42～50℃的 50% 甲酰胺 /2×SSC 中洗涤 3 次，每次 5 分钟。

（3）在已预热 42～50℃的 1×SSC 中洗涤 3 次，每次 5 分钟。

（4）在室温下，将玻片标本在 2×SSC 中清洗一下。

7．杂交信号的放大

（1）在玻片的杂交部位加 150μl 封闭液 I，用保鲜膜覆盖，37℃温育 20 分钟。

（2）去掉保鲜膜，再加 150μl 抗生物素蛋白（avidin）- 异硫氰酸荧光素（fluorescein isothi-ocyanate，FITC）于标本上，用保鲜膜覆盖，37℃继续温育 40 分钟。

（3）取出标本，将其放入已预热 42～50℃的洗脱液中洗涤 3 次，每次 5 分钟。

（4）在玻片标本的杂交部位加 150μl 封闭液 II，覆盖保鲜膜，37℃温育 20 分钟。

（5）去掉保鲜膜，加 150μl 生物素化的抗 - 抗生物素蛋白（anti-avidin）于标本上，覆盖新的保鲜膜，37℃温育 40 分钟。

（6）取出标本，将其放入已预热 42～50℃的新洗脱液中，洗涤 3 次，每次 5 分钟。

（7）重复步骤（1）、（2）、（3），再于 2×SSC 中室温清洗一下。

（8）取出玻片，自然干燥。

（9）取 200μl PI/ 抗褪色（antifade）染液或 DAPI/antifade 溶液滴加在玻片标本上，盖上盖玻片。

8．封片　可采用不同类型的封片液。如果封片中不含有 Mowiol（可使封片液产生自封闭作用），为防止盖片与载片之间的溶液挥发，可使用指甲油将盖片周围封闭。封好的玻片标本可以在 -20～-70℃冰箱的暗盒中保持数月之久。

（二）地高辛标记法

1．外周血染色体玻片标本制备　同生物素标记法。

2. 缺口平移法地高辛标记探针　本实验采用 Boehringer Mannheim 公司的缺口平移标记试剂盒(nick translation kit)标记探针。

(1) 配 dNTP 混合物：0.4mmol/L digoxigenin-11-dUTP 1 体积，0.4mmol/L dTTP 2 体积，0.4mmol/L dATP 3 体积，0.4mmol/L dGTP 3 体积，0.4mmol/L dCTP 3 体积。

(2) 在 0.5ml Eppendorf 管中加入：DNA 模板 $0.1\sim2\mu g$，dNTP 混合物 $10\mu l$，$10\times$ buffer $2\mu l$，加 H_2O 至终体积 $18\mu l$，加 DNase I 和 DNA 聚合酶 I 混合物 $2\mu l$，15℃ 90 分钟(片段长 $200\sim500bp$ 为宜)。

3. 探针的纯化　同生物素标记法。

4. 探针及标本的变性

(1) 探针变性：同生物素标记法。

(2) 标本变性：玻片标本用 RNase A 100μg/ml 37℃消化 1 小时，加去离子水漂洗 1 分钟，100% 乙醇脱水 3 分钟，空气干燥，加变性液(70% 甲酰胺，50mmol/L PBS 和 $2\times$ SSC) 65℃ 变性 90 秒。立刻放入 -20℃预冷的 70%、90%、100% 乙醇中各 3 分钟。

5. 杂交

(1) 预杂交：含探针和胎盘 DNA 的杂交液，76℃变性 7 分钟，置冰上 3 分钟，再于 37℃ 退火 30 分钟。

(2) 杂交：将预杂交后的探针 $8\mu l$ 滴于已变性的染色体玻片上，加蜡膜封盖，再用胶带封严，37℃ 17 小时。

6. 洗脱

(1) $2\times$ SSC/50% 甲酰胺，5 分钟，洗 2 次。

(2) $0.1\times$ SSC，5 分钟，洗 2 次。

(3) $2\times$ SSC/0.05% Triton X-100，4 分钟，1 次。

7. 杂交信号的放大

(1) 加 $80\mu l$ 1:100 的鼠抗地高辛 -FITC(2.5% BSA，$4\times$ SSC)，37℃ 30 分钟。

(2) 0.05% Triton X-100/$2\times$ SSC，3 分钟，洗 2 次。

(3) 加 $80\mu l$ 1:100 兔抗鼠 -FITC(2.5% BSA，$4\times$ SSC)，37℃ 30 分钟。

(4) 0.05% Triton X-100/$2\times$ SSC，3 分钟，洗 2 次。

(5) 加 $80\mu l$ 1:100 山羊抗兔 -FITC(2.5% BSA，$4\times$ SSC)，37℃ 30 分钟。

(6) 0.05% Triton X-100/$2\times$ SSC，3 分钟，洗 2 次。

(7) 70%、90%、100% 乙醇中各 3 分钟。

(8) 空气干燥后，加 $50\mu l$ PI(碘化丙啶)或 DAPI，盖上盖玻片，染色 10 分钟。

8. 封片　同生物素标记法。

【结果讨论】

在荧光显微镜下观察 FISH 结果，先在可见光源下找到具有细胞分裂象的视野，然后打开荧光激发光源，FITC 的激发波长为 490nm。细胞被 PI 染成红色或被 DAPI 染成蓝色，而经 FITC 标记的探针所在位置发出黄色或绿色荧光。由于本实验使用的是染色体上的特异序列，因此在外周血染色体标本的杂交中呈阳性，即使在未分裂的细胞中，也可以观察到明显的杂交信号。选取分散好、染色体长度适中、背景干净、信号强的分裂象照相(文末彩插图 16-1、文末彩插图 16-2)。

【注意事项】

1. 制备探针，与一般分子杂交相比，染色体原位杂交所需探针纯度要更高，而且标记率越高越好。

2. DNA 变性必须完全，如用 70% 甲酰胺变性，载玻片最好先预温至所需温度。

3. 一般探针片段 <1kb，较难得到满意的杂交信号。如果采用整个质粒 DNA 进行标记或许能改观结果。

4. 硫酸葡聚糖能使溶液中的 DNA 复性速率加快 10 倍，而且使两相（液 - 固相）核酸杂交速率加快 100 倍。其溶液黏稠度大，加样时应注意取量准确，并充分与其他杂交液成分混匀。

5. 本底过高，如果整个标本本底均如此，应考虑是否杂交时间过长、避光时间过长及 DNA 不足等原因。如果是局部本底过高，可能是由于探针 DNA 浓度或变性不够，或杂交混合液未混合均匀，或洗片不充分所致。

6. 记录染色体上的杂交颗粒　在中期分裂象内只记录在染色体上的颗粒，标准有三条。

(1) 染色体数目完整。

(2) 颗粒与一条染色体或染色单体发生接触或在其上。

(3) 如一个以上颗粒在一起紧紧靠近，则按在一个颗粒计。

7. 识别特异杂交颗粒　除明显的杂质可辨外，尚难区别杂交颗粒是否是特异的。对某个完全未知基因位点，须分析一定数量细胞并进行统计分析后，方可作出判断。如某一基因位点已知或已知其在染色体的特定区带，则不经统计分析，观察一定数量细胞即可知哪些杂交颗粒是特异的。

8. 应分析多少细胞才能确定所检测的目的基因的位置，这取决于下列因素：

(1) 实验的质量：这可由杂交阳性细胞的百分比和特异颗粒的百分比看出来。

(2) 所测基因的拷贝数：单拷贝基因较难确定，分析细胞数要多。

(3) 是否显带及显带质量如何。

(4) 如已知基因在杂交染色体上，虽然尚未区域定位，也可使分析容易些。

(5) 实验者要求基因定位的精确度。

9. 杂交后显带　尽管杂交后显带的方法较多，但到目前为止，似乎还未找到一种公认的重复性较好的杂交后显带方法。

10. 细胞分裂间期的 FISH 不需体外培养，对非分裂细胞即可快速检测。

11. 现已可用不同的荧光染料同时进行多重原位杂交，显示出不同的荧光色泽。这种多色 FISH 技术近年来发展迅速，已成为基因定位作图和医学诊断的重要手段。1992 年，运用这种策略已能在中期染色体和间期细胞同时检测 7 个探针。科学家们的目标是实现 24 种不同颜色来观察 22 条常染色体和 X、Y 染色体。

【临床应用】

1. 哺乳动物和人类基因的定位，包括编码蛋白质、酶的基因，遗传疾病的基因，细胞表面标记基因和脆性位点。从理论上讲，所有能被克隆的单拷贝序列都可通过染色体原位杂交法进行定位。

2. 原癌基因的定位和癌变机制的研究。通过染色体原位杂交，确定了大部分癌基因在染色体上的精确位置。过去人们推测原癌基因与染色体脆性位点、肿瘤相关断裂点和染色体易位重排有某种内在联系，原癌基因的精确定位为这种推测提供了直接证据。

3. 研究病毒 DNA 在哺乳动物染色体中的整合情况。如 EB 病毒感染与某些肿瘤的发生有关，并可转化人类脐带血淋巴细胞。

4. 能分析一部分显带技术不易分辨的染色体异常，如某些倒位、丢失、复杂畸变等。

5. 与细胞形态学结合，有助于深入理解疾病的发病机制。

（尹　凯）

实验 17　反向斑点杂交法检测 β- 地中海贫血

β- 地中海贫血（简称 β- 地贫）是世界上最常见的一类单基因遗传性溶血性贫血病，由于 β- 珠蛋白基因上多个位点突变所导致的 β- 珠蛋白肽链合成显著减少或缺失所致，本病严重影响患者的生长发育和生活质量。我国长江以南大部分省区如广东、广西、云南、贵州、海南等为高发区。目前全世界发现的 β- 地贫基因突变类型已超过 200 种，而中国 β- 地贫基因突变类型有 34 种，突变是 β- 地贫的主要分子基础及发病原因。

目前尚无根本有效的治疗 β- 地贫的方法，因此加强产前筛查和产前诊断是预防本病患儿出生、控制本病的可行方法。β- 地贫基因诊断方法主要有 PCR- 反向斑点杂交（reverse dot blotting，PCR-RDB）法、PCR- 限制性片段长度多态性（PCR-RFLP）法、PCR- 等位基因特异性寡核苷酸（allele specific oligonucleotide，ASO）探针斑点杂交法、扩增阻碍突变系统（amplification refractory mutation system，ARMS）法、多重突变引物延伸扩增法、基因芯片法等。由 Saiki 等提出的反向斑点杂交（RDB）技术较正向斑点杂交和凝胶电泳印迹转移杂交技术具有简便、快速、特异性强、敏感性高等特点，尤其在基因分型、基因突变检测、病原体检测等方面有其独特的优势。PCR-RDB 法已有商品化试剂生产，简便、快速且不用核素，经一次杂交便可同时准确检测 β- 珠蛋白基因上 17 个位点（8 个常见位点及 9 个少见位点）的突变类型，因此在临床诊断中得到广泛应用。

【原理】

反向斑点杂交（RDB）技术检测点突变遵循等位基因特异性寡核苷酸（ASO）法的基本原理，即通过位于探针中部特异性碱基与靶序列 DNA 的碱基互补配对，在严格条件下洗膜来达到检测基因中点突变的目的，"反向"的含义在于膜上固定的是 ASO 探针而非传统 ASO 点杂交用的固定靶 DNA 序列（基因组 DNA 或 PCR 扩增片段）。

RDB 利用预先固定寡核苷酸探针和特异性扩增 PCR 产物（靶 DNA 序列）进行杂交而达到检测目的。先将一系列针对 β- 地贫已知突变背景的 ASO 探针对（包括一条正常探针和一条突变探针）经过末端转移酶的作用形成多聚 T（dT）尾后固定在同一硝酸纤维素膜或尼龙膜上，每个探针一个点并编上号，再将待测 DNA 样本（一般是经过 PCR 特异扩增的产物，通过在 PCR 引物 5′ 端预先进行生物素 - 亲和素系统标记而使扩增产物标记上相应生物素）与之杂交，待检样本与具有同源序列的探针结合杂交，经过洗涤去除未结合的 DNA 样本，加入过氧化物酶（POD）催化过氧化氢（H_2O_2），使之作用于色源底物四甲基联苯胺（TMB）后显色，即可显出杂交信号。

RDB 技术的关键是根据靶序列位点的碱基组成和结构特点来调整 ASO 探针长度，以期固化各种 ASO 探针在杂交时具有尽可能接近的解链温度（T_m）。以此达到不同序列的 ASO 探针对可以固定在同一膜条上，并在相同的杂交和洗膜条件下均能起到特异性检测的作用。

RDB 杂交信号的检测一般采用非核素方法，由体外 PCR 扩增获得的靶序列拷贝数为其提供了保证。目前用于 RDB 的非核素检测介质的标记方式主要有两种：① PCR 引物 5′端修饰法：合成引物时直接在 5′端连接上活性氨基，然后经化学修饰将生物素（biotin）连接于此活性氨基上，纯化后即为 biotin 修饰的 PCR 引物；②扩增片段随机标记法：在 PCR扩增体系中，加入适当比例的某种修饰的三磷酸核苷酸（如 biotin-11-dUTP，digoxigenin-11-dUTP 等），它们在酶促反应中可随机掺入到扩增的 DNA 片段中，其修饰基因（biotin 或 digoxigenin）即为检测介质。上述检测介质在洗膜后仍保留在杂交体系的靶序列上，用酶标结合蛋白（如 streptavidin-HRP，antidigoxigenin-AKP 结合物）及其酶的底物，即可获得特异性杂交斑点的信号（颜色反应或化学发光反应）。PCR 引物 5′端修饰法操作方便，在科研和临床应用更为广泛。

【器材】

PCR 热循环仪、台式高速离心机、台式低速离心机、标本裂解仪或电炉、漩涡混匀器、微量移液器及吸头、Eppendorf 管（1.5ml）、分子杂交仪（或恒温振荡培养箱）、振荡器、塑料加盖离心管（或杂交管，15ml、50ml）、刻度吸管（10ml）、眼科镊、铅笔、烧杯、培养皿。

【试剂】

1. PCR 扩增反应试剂

（1）DNA 样品。

（2）灭菌双蒸水。

（3）Taq DNA 聚合酶（含 10×PCR Buffer）。

（4）20×dNTPs。

（5）矿物油。

（6）引物（表 17-1）。

表 17-1　用生物素标记的引物序列

引物	序列（5′-3′）	扩增长度（bp）
Bio-C$_1$	GTACGGCTGTCATCACTTAGACCTCA	602
Bio-C$_2$	TGCAGCTTGTCACAGTGCAGCTCACT	
Bio-C$_3$	GTGTACACATATTGACCAAA	423
Bio-C$_4$	AGCACACAGACCAGCACGTT	

2. 凝胶电泳试剂

（1）丙烯酰胺／甲叉双丙烯酰胺贮存液（29∶1）：取丙烯酰胺 29g，甲叉双丙烯酰胺 1g，加双蒸水至 100ml，加热至 37℃溶解，棕色瓶 4℃存放。

（2）5×TBE 缓冲液：配制方法参见实验 5 表 5-2。

（3）10% 过硫酸铵：取过硫酸铵（NH$_4$）$_2$S$_2$O$_8$ 1g，加双蒸水至 10ml，4℃存放，10 天内有效。

（4）四甲基乙二胺（TEMED），4℃存放。

（5）上样缓冲液（6×Loading Buffer）：参见实验 5。

（6）电泳用 7% 聚丙烯酰胺凝胶：临用前配制，方法为：依次取上述试剂（1）～（4）溶液 5.8ml、5ml、125μl、12μl，加双蒸水至 25ml，混匀，灌胶后静置 20 分钟即可使用，此量适用于制备 10cm×10cm×1.6mm 容积的胶。

3. 核酸分子杂交用母液

（1）20×SSC（pH 7.0）：称取 NaCl 175.3g，二水合枸橼酸三钠 88.2g，加双蒸水约 800ml

溶解，用浓 HCl 调 pH 至 7.0，加双蒸水定容至 1000ml，高压灭菌，室温保存。

（2）10% SDS（pH 7.0）：取 SDS 20g，加双蒸水约 180ml，加热至 68℃溶解，用浓 HCl 调 pH 至 7.0，加双蒸水定容至 200ml，室温保存。

（3）枸橼酸钠（1mol/L，pH 5.0）：取二水合枸橼酸三钠 147.05g，加双蒸水约 350ml 溶解，用浓 HCl 调 pH 至 5.0，加双蒸水定容至 500ml，4℃冰箱保存。使用时稀释 10 倍即 0.1mol/L 的应用液，室温保存。

（4）TMB（2mg/ml）：称取 TMB 0.5g，加 95% 乙醇 250ml 充分溶解，棕色瓶存放于干燥器中。

4．核酸分子杂交及检测用试剂

（1）RDB 膜条（1.5cm×7.2cm）：膜上所含 ASO 探针的名称及排位见"结果判定"。

（2）PCR 扩增产物（602bp 和 423bp 人 β- 珠蛋白基因片段）。

（3）溶液Ⅰ（2×SSC，0.1% SDS）：20×SSC 100ml，10% SDS 10ml，加双蒸水定容至 1000ml。

（4）溶液Ⅱ（0.5×SSC，0.1% SDS）：20×SSC 25ml，10% SDS 10ml，加双蒸水定容至 1000ml。

（5）溶液Ⅲ（酶标抗生物素蛋白）。

（6）溶液Ⅳ（0.1mol/L 枸橼酸钠）：1mol/L 枸橼酸钠 100ml，加双蒸水稀释定容至 1000ml。

（7）溶液Ⅴ（酶底物 TMB 溶液，2mg/ml）：称取 3，3，5，5- 四甲基联苯胺 20mg 溶于 10ml 无水乙醇中。

（8）溶液Ⅵ（30% H_2O_2）。

【操作步骤】

1．样品 DNA 的提取　取新生儿脐血或成人 EDTA 抗凝静脉血 3～5ml，用 2 倍体积灭菌双蒸水进行溶血，3000g 离心 10 分钟，弃上清液，加 5～10ml 灭菌双蒸水，同样离心。沉淀移至 1.5ml Eppendorf 管加 STE 缓冲液（15mmol/L Tris-Cl，15mmol/L EDTA，15mmol/L NaCl，pH 8.0）洗一次，离心后沉淀加蛋白酶 K 5μl（10mg/ml）、10% SDS 25μl，STE 缓冲液至 500μl，摇匀后置 37℃水浴消化过夜。加等体积酚 / 氯仿 / 异戊醇抽提一次，离心取上清液，加 1/10 体积 3mol/L 乙酸钠（pH 5.2）和 2 倍体积预冷无水乙醇沉淀 DNA，置 −20℃半小时。离心弃上清液，沉淀用 70% 乙醇洗涤一次。风干后加适量 TE 缓冲液（10mmol/L Tris-Cl，1mmol/L EDTA，pH 8.0）溶解，置 4℃或 −20℃保存。

2．β- 珠蛋白基因的 PCR 扩增

（1）取 PCR 反应管（0.2ml Eppendorf 管），每份 DNA 样品需 2 支反应管，标号，每支试管依次加入表 17-2 的试剂。

表 17-2　β- 珠蛋白基因扩增反应体系

PCR 反应体系	所需体积（μl）
ddH$_2$O	38.0
10×PCR Buffer	5.0
20×dNTPs	2.5
Bio-C$_1$/Bio-C$_2$ 或 Bio-C$_3$/Bio-C$_4$	各 1.0
Taq DNA Polymerase	0.5
Genome DNA	2.0
总体积	50

每份 DNA 样品的两支试管中,一管加引物 Bio-C$_1$/Bio-C$_2$,另一管加引物 Bio-C$_3$/Bio-C$_4$,除此之外,其他试剂均相同。在保证每管加 0.5～1.0μg 待测 DNA 样品的前提下,可根据待测 DNA 浓度调整样品和灭菌双蒸水用量,使反应总体积为 50.0μl。

(2)加完试剂后充分混匀,12 000g 离心 30 秒,使液体沉至管底。

(3)扩增反应:把 PCR 反应管放入 PCR 扩增仪,按仪器操作要求启动扩增程序(表 17-3)。反应结束后取出,4℃存放待检测,不同类型仪器需适当调整循环参数。

表 17-3 β-珠蛋白基因扩增反应程序

温度(℃)	时间(秒)	循环数(次)
95	120	
55	300	
72	120	
94	50	
55	60	30
72	70	
72	600	

3. PCR 产物的鉴定

(1)每管取 5μl PCR 产物与 1μl 6×Loading Buffer 混匀,点于凝胶样孔内。

(2)2% 琼脂糖凝胶电泳约 1 小时[或 7% 聚丙烯酰胺凝胶电泳:1×TBE 缓冲液,恒压(180V)电泳约 1 小时。在塑料盘中加蒸馏水 200ml、10mg/ml 溴化乙锭 10μl,混匀后放入凝胶,染色 15 分钟]。

(3)紫外灯观察结果:Bio-C$_1$/Bio-C$_2$ 扩增产物为 602bp,Bio-C$_3$/Bio-C$_4$ 扩增产物为 423bp。

4. 核酸分子杂交及检测

(1)取 10ml 塑料管(每份样品 1 支),标号,每管放入含 602bp 片段的 PCR 产物 45μl 和含 423bp 片段的 PCR 产物 45μl,100℃水浴 10 分钟,取出后立即冰浴 2 分钟。

(2)镊取膜条(每份样品 1 条),用铅笔在膜条右下角(有▽标志的方框内)标记样品编号。

(3)在含 PCR 产物的 10ml 塑料管(每份样品 1 支)中,加 10ml 溶液 I,混匀,每管放入 1 张标记好的膜条,上盖。

(4)42℃水浴摇 3 小时(此步在旋转式杂交仪或恒温水浴摇床上进行)。期间将溶液 II 置 42℃水浴预热 20 分钟以上。

(5)将膜条转入上述预热溶液 II 中(1 条膜需 10ml,从此步始,以后的操作均可将多条膜置于同一容器内),42℃水浴摇 10 分钟。

(6)按 1:4000 比例新鲜配制溶液 III/溶液 I(10ml 适用于 1～2 条膜),将膜条转入此溶液中,室温下轻摇 15 分钟。

(7)用溶液 I(1 条膜约需 20ml)洗膜,室温下轻摇 5 分钟×2 次。

(8)按下列比例配制显色液(1 条膜约需 10ml):溶液 IV 19ml,溶液 V 1ml,溶液 VI 2μl,混匀后置暗盒中,将膜条放入,显色 20 分钟。

(9)将膜条用蒸馏水洗两次后观察结果。

【结果讨论】

1. 膜条上的探针排列顺序

-29	-28	17	β^E	41-42	43	71-72	654	
○	○	○	○	○	○	○	○	N
○	○	○	○	○	○	○	○	M
○	○	○	○	○	○	○	○	M
-32	-30	Int	14-15	27-28	1-1	1-5	31	Δ

注：第一行为膜条上方指出的 8 种 β- 地贫突变位点的正常（N）探针，第二、三行分别为常见 16 种突变（M）探针

2. 结果

（1）判定依据：膜上各探针位点是否有肉眼清晰可见的圆形蓝色斑点，有显色信号示反应体系正常。

（2）阴性结果：仅在正常探针位点（第一行 8 个点）有显色信号。此结果示样品 DNA 正常或不含所检测的 16 种中国人 β- 地贫突变。

（3）阳性结果：所有 8 个正常位点和某 1 个突变位点有显色信号示 β- 地贫杂合子病例；所有 8 个正常位点和某 2 个突变位点有显色信号示 β- 地贫双重杂合子病例；某 1 个突变位点有显色信号而其对应的正常位点（除此点外，其他正常位点均显色）无信号示 β- 地贫纯合子病例。

附：商品化 β- 地贫基因诊断试剂盒检测 β- 地贫

【试剂】

1. 商品化 β- 地贫基因诊断试剂盒中包括试剂

（1）PCR 反应液（23μl）。

（2）β- 地贫基因杂交及显色试剂（膜条、POD 母液、TMB、矿物油、30% H_2O_2）。

2. 其他（自备）试剂

（1）全血基因组 DNA 提取试剂盒（购买商品化试剂盒）。

（2）20× SSC（pH 7.0）：同前。

（3）10% SDS（pH 7.0）：同前。

（4）1mol/L 枸橼酸钠（pH 5.0）：同前。

（5）A 液（2× SSC，0.1% SDS）：同前溶液Ⅰ。

（6）B 液（0.5× SSC，0.1% SDS）：同前溶液Ⅱ。

（7）C 液（0.1mol/L 枸橼酸钠）：同前溶液Ⅳ。

（8）孵育液：用 A 液和 POD 溶液按照 1∶2000 的比例配制。

（9）显色液：C 液 19ml，TMB 1ml，30% H_2O_2 2μl，混匀即可。

（10）ddH_2O。

（11）无水乙醇。

（12）全血标本（EDTA 抗凝）。

【操作步骤】

1. 模板 DNA 提取　按试剂盒说明书进行。

2. PCR 扩增 β- 珠蛋白基因

（1）取出 PCR 反应液后于 12 000g 离心 10 秒，加入上述提取的待测模板 DNA 2μl，此时反应总体系为 25μl，加一滴矿物油。

（2）另取一管 PCR 反应液，以 2μl ddH_2O 为模板作空白对照，加一滴矿物油。

（3）按以下条件进行扩增（表17-4）：

表17-4 β-珠蛋白基因扩增反应程序

温度（℃）	时间（分钟）	循环数（次）
50	15	
95	10	
94	1	
55	0.5	35
72	0.5	
72	5	

3. 核酸分子杂交及检测

（1）杂交：取 15ml 塑料离心管，放入标有样品编号的膜条，加入 A 液 6～8ml 及所有 PCR 产物（25μl），将离心管放入沸水浴中加热 10 分钟，取出拧紧盖子，放入杂交箱（或恒温振荡培养箱）42℃杂交 1.5～4 小时。另取 50ml 塑料离心管，加入 40ml B 液，于杂交箱（或恒温振荡培养箱，或水浴箱）中预热至 42℃。

（2）洗膜：取出膜条，移至装有预热 B 液的 50ml 塑料离心管中，于 42℃轻摇洗涤 15 分钟。

（3）显色：将膜条转移至孵育液中室温轻摇浸泡 30 分钟，弃去孵育液。用 A 液室温轻摇洗涤膜条 2 次，每次 5 分钟。用 C 液室温轻摇洗膜 1～2 分钟，同时配制显色液。将膜条浸泡于显色液中避光显色 5～20 分钟即可观察结果。

【结果讨论】

1. 膜条上的探针排列顺序

41-42N	654N	-28N	71-72N	17N	βEN	31N	27/28M	编号
41-42M	654M	-28M	71-72M	17M	βEM	31M	IVS-Ⅰ-1M	
43M	-32M	-29M	-30M	14-15M	CAPM	IntM	IVS-Ⅰ-5M	

2. 结果

（1）判定依据：①空白对照的膜条结果应为所有位点都不显色；待检样品的膜条上各探针位点是否有肉眼可见的边缘清晰的圆形蓝色斑点，有显色信号表示反应体系正常。②该膜条上涵盖中国人常见的 17 种 β-珠蛋白基因突变位点：41-42M、654M、-28M、71-72M、17M、βEM、IVS-Ⅰ-1M、27/28M、43M、-29M、31M、-32M、-30M、14-15M、CAPM、IntM、IVS-Ⅰ-5M。

（2）判定结果：①所有 7 个内对照位点均有显色信号而其他突变位点无显色信号，表示待检样品的 β-地贫 17 个位点未发现突变；②所有 7 个内对照位点和某 1 个突变位点有显色信号，表示待检样品为 β-地贫杂合子突变；③所有 7 个内对照位点和某 2 个突变位点有显色信号，表示待检样品为 β-地贫双重杂合子突变；④某 1 个突变位点有显色信号而其对应的内对照位点（除此点外，其他正常位点均显色）无显色信号，表示待检样品为 β-地贫纯合子突变；⑤ 14-15M、27/28M、CAPM、IntM、IVS-Ⅰ-1M、IVS-Ⅰ-5M 为少见突变类型，本实验未设置正常对照，检测结果仅报告点突变，欲了解纯合突变或杂合突变需作进一步分析。

【注意事项】

1. 本实验 PCR 扩增的模板要求浓度为 2～200ng/μl。

2. PCR 扩增反应使用的 Eppendorf 管、吸头等需高压灭菌并一次性使用。

3. 做好样品、塑料离心管和膜条标号，并仔细核对 PCR 扩增管、塑料离心管号与膜条的标记，使之相符，操作中应避免用手直接接触膜条，需用镊子夹取膜条边角（有编号标志处）操作。

4. 沸水浴时需要拧紧管盖，再回旋一圈稍拧松，以避免加热时管盖爆开；另外确保杂交液液面完全位于沸水浴液面之下。

5. 分子杂交全过程须保持膜条的探针面与反应液充分接触，避免此面贴于容器表面或膜面间相贴。

6. 洗膜时每管 40ml B 溶液，最多可同时洗涤 4 条膜。

7. 配制孵育液时，两张膜需 4μl POD 液配制成 8ml，4 张膜可用 6μl POD 液配制成 12ml，以此类推。

8. 显色液需新鲜配制。

9. 显色时振荡的目的是让膜条充分分散开，不同型号的仪器频率略有不同，通常为 50～100 次/分。显色时间可视实际情况延长，以提高显色效果。

10. 若待检样品对应的整张膜条都无蓝色斑点，提示实验失败，应重新进行实验。

11. 若一张膜条上有 3 个或 3 个以上的突变位点有信号，则提示该膜条有可能发生污染或有非特异杂交，应排查具体原因后重新进行实验。

12. 室温低于 20℃时，A、B 液中可能会有结晶析出，使用前应先预温使之溶解再使用。

（蔡群芳）

第五部分
分子克隆技术

利用重组 DNA 技术,对目的 DNA 分子和具有自我复制能力的载体进行剪切并重新连接,构成重组 DNA 分子,然后将其导入宿主细胞,进而形成大量子代分子,达到扩增目的 DNA 片段、表达相关基因产物的目的,这一技术称为分子克隆技术,是进行基因功能研究的基本方法。

分子克隆技术的基本过程是在体外利用限制性内切核酸酶,将不同来源的 DNA 分子(目的 DNA 和载体)进行特异地切割,然后将获得的目的 DNA 片段与载体通过连接酶重新连接,组成一个新的 DNA 杂合分子。将重组的 DNA 分子通过一定的方式导入相应的宿主细胞,这些细胞经过培养产生大量子代细胞。根据载体的性状改变和(或)重组 DNA 的结构特征筛选出含有阳性重组 DNA 的细胞,并鉴定重组 DNA 的正确性。将筛选出的正确的重组 DNA 分子在宿主细胞中进行无性增殖,获得大量目的 DNA。还可以将重组的 DNA 分子进一步在宿主细胞中进行表达,获得相应的蛋白质。

实验18 DNA 的限制性内切酶酶切反应

限制性内切核酸酶(restriction endonuclease,RE)简称限制酶,是一类能识别并切割双链 DNA 分子内特定碱基序列的内切核酸酶,是基因工程技术中剪切 DNA 分子的重要工具酶,被形象地比喻为分子生物学的手术刀。

限制酶为原核生物所特有,其功能等同于高等动物的免疫系统,用于抵抗外来 DNA 的侵袭。限制性内切酶是在研究细菌对噬菌体的限制和修饰现象时发现的。细菌细胞内限制性内切酶和 DNA 甲基化酶同时成对存在,二者识别相同的 DNA 顺序,但 DNA 甲基化酶的生物学功能是修饰作用,它能使限制性内切酶所识别的若干碱基甲基化,避免了限制性内切酶对细胞自身 DNA 的切割破坏。而感染的外来噬菌体 DNA 由于无甲基化而被切割破坏。由此可见,限制性内切酶是细菌细胞的卫士,与 DNA 甲基化酶一起构成了保护自己、抵抗外源入侵 DNA 的防御机制。

根据结构和作用的不同,限制性内切酶可分为Ⅰ、Ⅱ、Ⅲ 3 类。分子克隆技术中使用的是Ⅱ型限制性内切酶,Ⅱ型酶有特异的碱基识别序列,通常也具有高度特异的 DNA 裂解点,很多已商品化以供使用。

【原理】

限制性内切酶识别双链 DNA 分子的 4～8 个特异性核苷酸顺序(以 6 个核苷酸序列最常见),以 Mg^{2+} 为辅助因子,在一定的盐离子浓度条件下在核酸内部进行切割。切割后的 DNA 分子其 5′ 末端为磷酸基,3′ 末端为羟基,根据切口末端的形状可分为平末端和黏性末端。

很多因素影响限制性内切酶酶切反应的效率和特异性，包括反应的温度、时间、反应缓冲体系的离子强度和 pH、DNA 的结构、纯度和浓度等。在非标准反应条件下，限制酶的特异性降低，可切割一些与其特异识别顺序类似的序列，称为限制性内切酶的星号活力。实验时应避免星号活力的产生，以免产生非预期位点的切割。常见的导致星号活力的原因有：限制酶量过高、反应体系中甘油含量过高、离子强度过低、pH 过高、有机溶剂（如二甲亚砜、乙醇、二甲基乙酰胺等）和 Mn^{2+}、Cu^{2+}、Co^{2+}、Zn^{2+} 等非 Mg^{2+} 的二价阳离子存在。DNA 制品中污染的 RNA、蛋白质、氯仿、SDS、EDTA、酚、EB 和乙醇等均能抑制限制酶活性，影响酶切效果，但可通过增加酶作用单位数、增大反应体积以稀释可能的抑制剂或延长反应时间来加以克服。

限制酶活力的大小以单位 U 表示。一个酶单位是指在该酶的最适工作温度和盐离子浓度下对 1μg DNA 样品消化 1 小时，能够将其完全消化所需的最小酶量。

常见的限制酶酶切反应的最适温度为 37℃，反应缓冲液中加入二硫苏糖醇（DTT）防止限制酶被氧化，保持酶活性。反应结束后，可通过琼脂糖凝胶电泳鉴定酶切结果及回收 DNA 片段。

限制酶酶切反应一般使用商品化的酶和缓冲液，应注意按照试剂说明书选择正确的缓冲液，特别是在双酶切反应而两种限制酶具有不同的最适缓冲液时。

在分子克隆技术中，目的 DNA 和载体 DNA 分子最好采用相同的限制酶进行切割以形成相同的黏性末端用于后续连接反应。分子两端分别采用不同的限制酶进行双酶切，可以有效地避免目的 DNA 与载体连接时的方向错误。本实验仅以载体（质粒）DNA 单酶切为例介绍限制酶酶切反应。

【器材】
恒温水浴箱、水平式凝胶电泳槽、稳压稳流电泳仪、掌式离心机、振荡器、凝胶成像系统、微量移液器、Eppendorf 管、吸头。

【试剂】
1. 纯化的质粒 DNA（0.2mg/ml，单克隆位点上含 HindⅢ酶切位点）。
2. 限制酶（HindⅢ）（1U/μl）。
3. 10×限制酶缓冲液。
4. 灭菌双蒸水（ddH₂O）。
5. 琼脂糖（电泳级）。
6. 5×TBE 缓冲液（电泳时稀释 10 倍） 称取 54g Tris 碱、27.5g 硼酸，加蒸馏水约 900ml 使完全溶解，再加入 500mmol/L EDTA（pH 8.0）溶液 20ml，定容至 1L。
7. λDNA/HindⅢ分子量标准参照物。
8. 溴化乙锭（EB，10mg/ml 贮存液） 将 1g 溴化乙锭加入 100ml 蒸馏水中，磁力搅拌至其完全溶解（一般需数小时）。用铝箔包裹容器或转移至棕色瓶中，室温保存。
9. 上样缓冲液（6×）。

【操作步骤】
1. 加样 取一支灭菌的新 Eppendorf 管，依次加入以下试剂（总体积 20μl），见表 18-1。

表 18-1 酶切反应体系

加入物	体积（μl）
ddH$_2$O	12
10×限制酶缓冲液	2
质粒 DNA	5
限制酶	1

混匀，掌式离心机快速离心 5 秒，以使样品集中于试管底部。

2．酶切 37℃恒温水浴箱中放置 1.5～2 小时。

3．鉴定 琼脂糖凝胶电泳鉴定酶切结果。

【结果讨论】

1．提纯的质粒 DNA 一般存在闭环、线性和开环 3 种状态，经琼脂糖凝胶电泳分离后 EB 染色，一般可在紫外灯下见到 2～3 个条带，三者的迁移率：闭环＞线性＞开环。质粒 DNA 经限制酶完全切割后，应该只存在线性状态，呈现单一条带，如果出现 2～3 条条带，说明切割不完全。

2．根据电泳迁移率，和已知相对分子量的线性 DNA 分子量标准比较，可以粗略估计分子形状相同的未知 DNA 的相对分子质量。单酶切完全消化后环状质粒将全部变成线性 DNA，电泳时形成单一条带，可通过与 λDNA/*Hind*Ⅲ分子量标准参照物比较判断酶切后质粒 DNA 的分子量。

【注意事项】

1．不同生产厂家生产的限制酶的反应条件可能不同，由于大多数生产厂家都针对其特定酶制剂对反应条件进行优化，所以最好按照产品说明书进行操作。

2．用于酶切的质粒 DNA 要有较高的纯度，溶液中不能含有痕量酚、氯仿、乙醇、EDTA 等内切酶抑制因子，否则会导致 DNA 切割不完全。

3．酶制剂应不含外切酶等杂酶活性；加入限制酶应在冰浴中进行，酶取用后立即放回低温冰箱中；加酶后应避免剧烈振荡，以免限制酶变性。

4．样品加入的次序为水、缓冲液、质粒 DNA，混匀后最后加酶，不应颠倒。

5．ddH$_2$O 为可变体积，典型的反应是 20μl 总体积中含 0.2～1μg DNA，ddH$_2$O 体积因其他成分的体积而变化。酶解 1μg 以上的 DNA，可按上述标准体系的比例进行放大。

6．酶量不超过总体积的 1/10，以免产生星号活性。

7．大多数限制酶的反应温度为 37℃，少数酶较特殊，需根据具体情况选择。

8．整个操作必须严谨，所用物品全部高压灭菌，吸液要准确，避免交叉污染。

9．当需要使用两种限制酶进行消化时，如果两种酶要求同样的缓冲液，则两种限制酶酶切反应可以同时在一个 DNA 消化系统中进行。如果两种酶的缓冲液不同，可根据厂家提供的双酶切最适缓冲液进行选择；如果效果不理想，则可先行低盐缓冲液酶切后再行高盐缓冲液酶切，或者一种限制酶酶切后，加 TE 至 400μl，再以酚/氯仿抽提、乙醇沉淀后，建立适合第二种限制酶酶切的反应体系。

10．为避免基因克隆连接过程中的自身连接，在酶切后一般先进行酶切片段回收，再进行下一步。

（赵春艳）

实验19 目的片段的连接

外源 DNA 片段很难直接透过受体细胞的胞膜进入受体细胞,即使能够进入,也会受到细胞内限制酶的作用而被分解。要将外源 DNA 片段导入受体细胞,必须选择适当的载体(vector)。载体是携带外源基因进入受体细胞的工具。作为载体的 DNA 分子,应具有容易进入宿主细胞、可在宿主细胞内独立进行自主复制和表达、易于从宿主细胞中分离纯化等特点。将目的 DNA 片段和载体 DNA 相连接是 DNA 重组技术的核心步骤之一。

DNA 连接酶的作用是催化双链 DNA 上相邻的 3′ 羟基和 5′ 磷酸末端形成磷酸二酯键,从而将两个 DNA 片段连接起来形成一个 DNA 分子。DNA 重组技术常用的连接酶有两种:T4 噬菌体 DNA 连接酶和大肠埃希菌 DNA 连接酶。二者的区别在于 T4 噬菌体 DNA 连接酶既可以连接黏性末端,也可以连接平末端,而大肠埃希菌 DNA 连接酶只能连接平末端。因此,T4 噬菌体 DNA 连接酶更为常用。

根据目的 DNA 和载体的核酸序列,经过限制酶切割后可形成黏性末端和平末端,因此目的 DNA 与载体之间的连接方式也分为黏端连接和平端连接。相对来说,黏端连接效率高于平端连接。

一、黏端连接法

【原理】

如果目的 DNA 片段与载体 DNA 分子存在同源黏性末端,则二者可以容易地通过黏性末端的互补碱基间配对,形成一个相对稳定的结构。连接酶利用这个相对稳定的结构,行使间隙修复的功能(形成磷酸二酯键),使两个 DNA 分子连接在一起。

黏端连接法得到的重组质粒能够保留结合处的限制酶切位点,因此可以使用原限制性内切酶将插入片段从重组体上完整地重新切割下来。

【器材】

恒温水浴箱、台式高速离心机、电泳仪、电泳槽、样品槽模板、紫外灯、紫外分光光度计、移液器、0.5ml Eppendorf 管、1.5ml Eppendorf 管、吸头、手术刀片、磁力搅拌器、微波炉。

【试剂】

1. 酶切后的质粒 DNA 和目的 DNA 片段。

2. 10×上样缓冲液。

3. 琼脂糖凝胶 DNA 片段回收试剂盒。

4. 琼脂糖(电泳级)。

5. T4 噬菌体 DNA 连接酶。

6. 10×T4 噬菌体 DNA 连接酶缓冲液。

7. 50×TAE 缓冲液 称取 242g Tris 碱置于烧杯中,加入 800ml 蒸馏水,磁力搅拌使其溶解后,加入冰乙酸 57.1ml 和 0.5mol/L EDTA(pH 8.0)100ml,混合均匀,室温保存。

8. 1×TAE 缓冲液 取 20ml 50×TAE 用蒸馏水定容至 1000ml。

9. 溴化乙锭(EB,10mg/ml) 将 1g 溴化乙锭加入 100ml 蒸馏水中,磁力搅拌至其完全溶解(一般需数小时)。用铝箔包裹容器或转移至棕色瓶中,室温保存。

10. λDNA/*Hind*Ⅲ DNA 分子量标准。

【操作步骤】

1. 酶切片段的回收

（1）制胶：将 1g 琼脂糖加入 100ml 1×TAE 缓冲液中，于微波炉或沸水浴中待琼脂糖完全熔化，取出摇匀。冷却至 60℃，加入溴化乙锭（终浓度为 0.5μg/ml），混匀后倒入胶模。待胶完全凝固后，小心移去梳子，将凝胶放入电泳槽中，加样端置于阴极，加入 1×TAE 电泳缓冲液至刚没过凝胶表面。

（2）加样：将酶切后样品、酶切前的对照样品分别以 9:1 的比例与 10×上样缓冲液混合，分别加入各自的凝胶梳孔中。另一加样孔加入 DNA 分子量标准作为分子量对照。

（3）电泳：接通电源，选择电压 1～5V/cm。DNA 样品移向正极。待指示剂迁移至距凝胶前沿 1～2cm 处，切断电源，终止电泳。

（4）切胶：在紫外灯下观察结果并拍照记录。用手术刀片快速小心地将线性质粒条带和目的 DNA 条带分别从琼脂糖凝胶中切下，分别放入 1.5ml 的 Eppendorf 管中。

（5）DNA 片段回收：按照凝胶回收试剂盒的操作说明操作，回收 DNA 片段。采用紫外分光光度法对回收纯化的 DNA 进行定量。

2. 连接 将纯化的目的 DNA 片段和线性质粒 DNA 按摩尔数 1:1～3:1 的比例加入 Eppendorf 管中，然后加入 10×T4 噬菌体 DNA 连接酶缓冲液 2.5μl，T4 噬菌体 DNA 连接酶 1μl，最后加入无菌蒸馏水补至 25μl，置 16℃连接过夜（14～16 小时）。取出连接物，稍加离心，-20℃保存备用。

【注意事项】

1. 紫外灯下切下含待回收 DNA 的凝胶时，要衬以干净的保鲜膜，使用无 DNA 污染的新刀片，其目的在于防止外源 DNA 的污染。

2. 在长波紫外灯下切割凝胶操作应快速，尽量不超过 30 秒，以避免紫外线对 DNA 的损伤。并且应尽量减小所切胶块的体积。

3. 对于浓度高的凝胶，回收操作前可先剪切成小块，以加速凝胶的裂解，并可适当增加裂解时间。

4. 在单酶切的黏端连接时，除重组体外，还产生一定数量的载体自身环化分子，导致转化菌中较高的假阳性克隆背景，因此目前多采用双酶切。如果必须用单酶切，则可采用牛小肠碱性磷酸酶去除载体的 5′磷酸，避免质粒 DNA 的自身环化。

5. 用一种限制性内切酶切割载体和外源 DNA，连接时插入片段可以两个方向插入载体中而导致表达产物错误，增加了筛选难度。而双酶切则可避免这种情况。

6. 黏性末端连接要避免目的 DNA 片段的多拷贝插入。可将重组体进行内切酶图谱分析以筛选正确的插入片段。

7. 一般情况下，随着酶浓度增高，反应速度加快，产量增加。但是由于连接酶保存于 50% 甘油中，当酶量增加时，连接反应系统中甘油含量过高，则影响连接效果。因此建议连接酶的体积不超过总体积的 1/10。

二、黏-平端连接法

【原理】

有些限制性内切酶只产生平末端，或者当目的 DNA 与载体酶切后产生不相同的黏性末端时，可首先将黏性末端进行修饰形成平末端，然后利用 T4 噬菌体 DNA 连接酶可以催化平末端片段连接的特性,将目的 DNA 与载体连接形成重组 DNA 分子。对 5′ 端突出的不互补黏性末端的修饰可采用大肠埃希菌 DNA 聚合酶 I 的大片段(Klenow 酶)进行补平,然后直接用 T4 噬菌体 DNA 连接酶进行连接。因为 dNTP 并不抑制 T4 噬菌体 DNA 连接酶的活性,因此补平后的 DNA 反应混合物不需要纯化以去除 dNTP。

外源 DNA 和载体分子一侧为相互匹配的黏性末端,另一侧为平末端时,采用的连接方式称黏 - 平端连接。

本实验采用黏 - 平端连接法把来自于 pBR322 质粒的四环素(tetracycline,Tet)抗性基因插入 pUC19 质粒中,对 pUC19 质粒进行改造。野生型 pUC19 质粒本身只含有氨苄西林抗性基因而不含 Tet 抗性基因,经过改造后的质粒含有氨苄西林和四环素双抗性基因,因此可通过含有氨苄西林和四环素双抗生素的平板筛选重组体。同时由于 Tet 抗性基因的插入使质粒中的 β- 半乳糖苷酶失去活性,亦可采用 α 互补现象筛选重组体。

【器材】

恒温水浴箱、隔水式恒温培养箱、电泳仪、电泳槽、台式高速离心机、紫外灯、紫外分光光度计、手术刀片、移液器、吸头、0.5ml Eppendorf 管、1.5ml Eppendorf 管、掌式离心机、微波炉、磁力搅拌器。

【试剂】

1. pBR322 质粒 DNA(0.5μg/μl)。

2. pUC19 质粒 DNA(0.5μg/μl)。

3. *Sty* I 酶(10U/μl)。

4. *Pst* I 酶(10U/μl)。

5. *Eco*R I 酶(10U/μl)。

6. Klenow 酶(10U/μl)。

7. 10×H Buffer。

8. 10×上样缓冲液。

9. 琼脂糖凝胶 DNA 回收试剂盒。

10. 10×T4 噬菌体 DNA 连接酶缓冲液。

11. T4 噬菌体 DNA 连接酶。

12. dNTPs　dATP、dGTP、dCTP、dTTP 各 1mmol/L。

【操作步骤】

1. 取两支灭菌的 0.5ml Eppendorf 管,其中一支依次加入 pUC19 质粒 10μl(5μg)、10×H Buffer 2μl、无菌双蒸水 6μl、*Eco*R I 酶和 *Pst* I 酶各 1μl(10U),另一支依次加入 pBR322 质粒 10μl(5μg)、10×H Buffer 2μl、无菌双蒸水 6μl、*Eco*R I 酶和 *Sty* I 酶各 1μl(10U)。总体积均为 20μl。37℃保温 3 小时。

2. 两管分别加入 2μl 10×上样缓冲液,混匀,分别于 1% 的琼脂糖凝胶中进行电泳。

3. 电泳完毕后,在紫外灯下分别将电泳分离的 pUC19 质粒的大片段(2.7kb)与 pBR322 质粒的小片段(1.3kb)条带切下(注意尽可能切薄些),分别装入 1.5ml Eppendorf 管中,进行琼脂糖凝胶 DNA 片段回收纯化(操作同黏端连接法)。

4. 互补黏端连接　取一支 0.5ml Eppendorf 管,加入纯化后的上述两个 DNA 片段各 15μl、10×T4 噬菌体 DNA 连接酶缓冲液 4μl、无菌双蒸水 4μl、T4 噬菌体 DNA 连接酶 2μl,总体积为 40μl,15℃保温 14~16 小时。

5. 非互补黏端补平　取一支 0.5ml Eppendorf 管，加入步骤 4 的互补黏端连接物 20μl、Klenow 酶 0.5μl、dNTPs 0.5μl，30℃放置 15 分钟。

6. 70℃水浴 10 分钟灭活 Klenow 酶后，加入 10×T4 噬菌体 DNA 连接酶缓冲液 3μl 和 T4 噬菌体 DNA 连接酶 3μl、无菌双蒸水 3μl，15℃保温 24 小时以上。

7. 70℃水浴 10 分钟灭活 T4 噬菌体 DNA 连接酶活性。可用于下一步转化实验，如果不立即转化，可于 −20℃保存备用。

【注意事项】

1. 当两端都是平末端时，容易形成载体自身环化。因此，线性载体 DNA 最好于连接前进行 5′端脱磷酸处理，以减少载体自身环化。并且在两端都是平末端时，外源 DNA 片段插入载体时可能有两种方向，因此在重组子筛选后，还应该对阳性重组子中外源 DNA 片段的插入方向进行鉴定。

2. 平端连接的重组 DNA 可能会失去连接处的原酶切位点，而导致不能再用原限制性内切酶再切割重组质粒。

3. T4 DNA 连接酶对平末端连接的效率较低，可通过以下 4 个条件提高连接效率：①高浓度的 DNA 片段；②极高的连接酶浓度（50U/ml）；③较低的 ATP 浓度（0.5mmol/L）；④去除亚精胺类的多胺。

（赵春艳）

实验 20　感受态细胞的制备及重组子转化

目的基因和载体在体外连接形成重组 DNA 分子后，需要被导入受体细胞进行繁殖和表达，接受重组 DNA 分子的细胞称为受体细胞或宿主细胞。受体细胞通常分为原核细胞和真核细胞两类，原核细胞包括大肠埃希菌、枯草杆菌、链霉菌等，其中以大肠埃希菌最为常用；真核细胞包括酵母、哺乳动物细胞及昆虫细胞等。原核细胞既可作为基因复制扩增的场所，也可作为基因表达的场所；真核细胞一般用作基因表达系统。重组 DNA 分子可通过转化、转染等不同途径导入相应宿主细胞，转化（transformation）是指质粒 DNA 或以其为载体构建的重组分子导入适宜的宿主细胞的过程；转染（transfection）是指噬菌体、病毒或以其为载体构建的重组分子导入宿主细胞的过程。转化或转染，其关键因素是先用物理或化学的方法处理宿主细胞以提高膜的通透性，从而允许外源 DNA 分子能够进入细胞内部。转化（转染）的目的是把有复制能力，但在细胞外无复制活性的目的基因 - 载体重组体装入受体细胞，使目的基因随载体在细胞内复制、扩增。

基因工程中，由于重组 DNA 分子的构建都是在体外制备的，将其导入宿主细胞后可能会受到宿主限制酶的切割而破坏外源 DNA 分子，因此对宿主细胞的选择也是有条件的，如容易接纳重组 DNA 分子、对载体的复制扩增无严格限制、不存在特异的内切酶体系降解外源 DNA 分子、不对外源 DNA 进行修饰等。重组 DNA 分子导入宿主细胞应根据目的需要选择合适的宿主细胞、载体和导入的方法。

分子克隆中对原核细胞（目前单一的克隆实验中最常用的宿主细胞是具有限制 - 修饰系统缺陷的大肠埃希菌菌株）的转化方法通常有两种。一种是用物理的方法，即电穿孔转化法，其基本原理是利用高压电脉冲作用，在大肠埃希菌细胞膜上进行电穿孔，形成可逆的瞬间通道，从而促进外源 DNA 的有效吸收。这种方法不需要对细胞进行特殊处理，不需要细胞处于感受态,但由于受到仪器的限制(需要配备电穿孔仪),一般实验室少用,但转化率相对比较高。另一种方法是化学法转化,其中最经典的是 $CaCl_2$ 方法,即用低温(0℃)和氯化钙($CaCl_2$)低渗溶液的理化处理使细胞处于感受态。$CaCl_2$ 法常用于批量制备感受态细胞,操作简便、重复性好,适用于大多数大肠埃希菌菌株。

下面就以 $CaCl_2$ 法为例介绍感受态细胞的制备及重组子转化的基本原理与操作过程。

【原理】

常态的细菌细胞很难接受外源重组 DNA 分子,经过一些特殊的方法(物理或化学方法)处理后,可以使细胞膜通透性发生变化,成为能容许外源 DNA 分子通过的感受态细胞(competent cell)。所谓感受态,是指细菌处于容易吸收外源 DNA 的状态。用物理或化学的方法诱导细胞进入感受态的操作过程叫致敏。感受态形成后,细胞生理状态会发生一些改变,如细胞表面正电荷增加、通透性增强、出现各种蛋白质和酶、形成能接受外来 DNA 分子的受体位点等。将细菌置于 0℃、低渗 $CaCl_2$ 溶液中时,细菌细胞壁和膜的通透性增强,菌体膨胀成球形。外源 DNA 与 Ca^{2+} 形成抗 DNase 的羟基 - 钙磷酸复合物黏附细胞表面,再经 42℃ 短暂的热冲击处理(热休克)后能促进细胞吸收外源 DNA 复合物。然后在营养丰富的培养基上生长 1 小时左右后,球状菌细胞复原,转化子中的抗性基因也得以表达,随后将菌液涂布于含某种抗生素的选择性培养基平板上,转化子可分裂、增殖形成单个的细菌克隆。同一克隆中的所有细胞均起源于某一单独个体的分裂繁殖,因此所有细胞具有相同的基因型。目前,常用的大肠埃希菌宿主菌有 K12、DH5α、BL21、TOP10、TGl、JMl09、DE3等,可根据不同的载体及不同的克隆目的选用。

【器材】

恒温培养箱、恒温水浴摇床、分光光度计、低温高速离心机、冰箱、制冰机、超净工作台、扭力天平、高压灭菌锅、培养皿、微量移液器、Eppendorf 管、滤膜(0.22μm、0.45μm)、各种规格量筒、冰盒、酒精灯、涂布棒、吸头。

【试剂】

1. LB 液体培养基　胰蛋白胨 10g,酵母提取物 5g,NaCl 10g,加去离子水 800ml,搅拌使其完全溶解,用 5mol/L NaOH 调节 pH 至 7.4,加入去离子水至总体积为 1000ml,103.4kPa 高压灭菌 20 分钟。

2. LB 固体培养基　试剂 1 中再加入琼脂 15g 即可。

3. 100mg/ml 氨苄西林(Amp)　用无菌水配制并过滤(0.22μm)除菌,滤液于 −20℃ 贮存。

4. 含抗生素 LB 平板　配方同试剂 1,高压灭菌后,冷却至 65℃ 左右加入氨苄西林,终浓度为 50~100μg/ml。培养液加入抗生素后立即铺板。

5. 2mol/L $MgCl_2$　在 90ml 去离子水中溶解 19g $MgCl_2$,加去离子水至体积为 100ml,103.4kPa 高压灭菌 20 分钟。

6. 1mol/L 葡萄糖　在 90ml 的去离子水中溶解 18g 葡萄糖,完全溶解后,加去离子水至总体积为 100ml。然后用 0.22μm 滤膜过滤除菌。

7. 250mmol/L KCl。

8. 5mol/L NaOH。

9. SOC 培养基　胰蛋白胨 20g,酵母提取物 5g,NaCl 0.5g,加去离子水至 800ml,搅拌使其溶解,再加入 250mmol/L KCl 溶液 10ml,用 5mol/L NaOH(约 0.2ml)调节 pH 至 7.4,然后加入去离子水至总体积为 1000ml。高压灭菌 20 分钟,冷却至 60℃ 或 60℃ 以下,再加入除菌后的 1mol/L 葡萄糖溶液 20ml。此溶液在使用前加入灭菌的 2mol/L MgCl₂ 溶液 5ml。

10. 1mol/L CaCl₂　在 200ml 去离子水中溶解 54g CaCl₂·6H₂O，用 0.22μm 滤膜过滤除菌，分装成 10ml 小份，贮存于 −20℃。

11. 0.1mol/L CaCl₂　制备感受细胞时，取出 1mol/L CaCl₂ 一小份解冻并用去离子水稀释至 100ml，用 0.45μm 的滤膜过滤除菌，然后骤冷至 0℃。

12. 10% 甘油　高压灭菌后贮存于 4℃ 备用。

13. 受体菌。

14. 已知质粒 DNA（含 *Amp*ʳ）。

【操作步骤】

1. 感受态细胞的制备（CaCl₂ 法）

（1）受体菌的培养：将甘油贮存的受体菌在 LB 平板上划线，37℃ 培养 16～20 小时，然后从 LB 平板上挑取 2～3mm 大小的单菌落接种于 1ml LB 液体培养基中，37℃ 振摇过夜。次日，取上述菌液 200～300μl 转入 50ml LB 液体培养基中，37℃ 强烈振荡培养 2.5～3 小时（旋转摇床，300r/min），使细胞的浓度达 $5×10^7$/ml，此时细菌的 A_{260} 一般在 0.2～0.4 之间（为对数生长期或对数生长前期）。

（2）受体菌的致敏：将上述培养的菌液冰上放置 10 分钟，然后转移到适宜的离心管中，4℃ 下 3000g 离心 10 分钟。弃上清液，将离心管倒置于吸水纸上，使剩余的液体流尽。加入 10ml 预冷的 0.1mol/L CaCl₂ 使沉淀轻轻悬浮，然后冰浴 15 分钟。4℃ 下 3000g 离心 10 分钟，回收细胞，弃上清液。每 50ml 的原培养物再加入 2ml 冰预冷的 0.1mmol/L CaCl₂ 溶液悬浮细胞，制备成感受态细胞。

若不立即转化，做如下处理：将上述菌液 4℃ 下 3000g 离心 10 分钟，弃上清液，每 50ml 的原培养物加入 2ml 冰预冷的 0.1mol/L CaCl₂ 溶液，再加终浓度为 10% 的灭菌甘油，按每份 200μl 分装在 Eppendorf 管中，置 −70℃ 冻存。

2. 转化　按表 20-1 操作。设 1 号管为实验管；2 号管为阳性对照管；3 号管为阴性对照管。

表 20-1　转化所需试剂

试剂	实验管（μl）	阳性对照管（μl）	阴性对照管（μl）
感受态细胞	200	200	200
连接产物（100～500ng）	10	—	—
已知质粒 DNA（10ng）	—	10	—
无菌水	—	—	10
42℃ 90 秒后迅速置冰浴 3～5 分钟			
SOC 培养基	800	800	800
37℃ 振摇培养 45～90 分钟			

上述 1、2、3 管各取 200μl，分别涂布于 LB 筛选平板上（加抗生素）。室温下放置 20～30 分钟，待溶液被琼脂吸收后，倒置平板于 37℃ 培养 12～18 小时。

【结果讨论】

1. 成功的转化实验结果　1 号实验管所在平板有大量菌落生长；2 号阳性对照管所在平板也有大量菌落生长；3 号阴性对照管所在平板无细菌生长。

2. 阴性对照出现克隆的可能原因 ①感受态细胞被有抗生素抗性的菌株污染；②选择性平板失效；③选择性平板被某种具有抗生素抗性的菌株污染。如果阳性对照没有克隆长出，说明感受态细胞或转化缓冲液有问题。

3. 转化率 是指 1μg 的载体经转化后形成的转化子个数。实验管在含抗生素的平板上长出的菌落即转化子。

计算转化率时须注意一点，有的细菌转化率高，需要将转化液进行多梯度稀释后，才能涂布于平板上得到单菌落；有的细菌转化率低，须使菌液浓缩才能较准确地计算出转化率。

$$转化子总数 = 菌落数 \times 稀释倍数 \times 转化反应原液体积 / 涂菌液体积$$

$$转化率 = 转化子总数 / 质粒 DNA 加入量（μg）$$

【注意事项】

1. 受体菌的培养 贮存的菌株应保存在 $-70℃$。实验证明，直接从 $-70℃$ 取出的菌株培养致敏后，比连续使用或 $4℃$ 短期保存的细菌转化率要高。致敏前的受体菌应处于对数生长期。转化时菌浓度应不超过 $10^7/ml$，过浓说明菌体生长已过了对数生长期；过稀则菌数太少，密度不足或过高均会使转化率下降。这段时间只有 $1\% \sim 10\%$ 的菌能成为感受态。不要使用已经多次转接及储存在 $4℃$ 的培养菌液，否则效果欠佳。细菌涂布于加抗生素的 LB 平板上的目的是使质粒抗性基因表达，即表达抗生素抗性蛋白，从而筛选转化子。对于携带 *LacZ* 基因的重组子，转化细菌中分泌出来的 β- 内酰胺酶能使氨苄西林敏感的细菌形成卫星菌落，妨碍阳性重组子的挑选。所以培养时间不宜超过 20 小时，最好将氨苄西林浓度加大到 $60 \sim 100μg/ml$。如果待涂布菌多于 200μl，应将细菌离心浓缩（6000g 离心 1 分钟），再悬浮于适当体积的 LB 培养基中。

2. $CaCl_2$ 的应用 感受态细胞制备过程中，当加入 $CaCl_2$ 处理后，在操作上既要保证充分分散细胞于悬浮液中，又要防止膨胀为球形的细胞破裂，手法要温和。为了提高转化率，最好将配制好的 $0.1mol/L$ $CaCl_2$ 致敏缓冲液避光贮存于 $4℃$ 冰箱。此外，$CaCl_2$ 必须为分析纯。

3. 质粒的质量与浓度 用于转化的质粒 DNA 应主要是共价闭环 DNA（即 cccDNA，又称超螺旋 DNA），转化率与外源 DNA 的浓度在一定范围内成正比，但当加入的外源 DNA 量过多或体积过大时，则会使转化率下降。外源 DNA 的量最好稀释至 100pg、500pg、1ng 等几个浓度分别进行转化，从而找出最佳量。质粒分子量大小和空间构象对转化效率也有影响。一般来说，随质粒分子量的增大，其转化效率会相应地降低。当质粒在 $4.0 \sim 7.3kb$ 时，所得的转化率基本一致；当质粒进一步增大时，如 10.3kb、12.3kb、17.6kb 时，对应的转化率只有 pBR322（4.4kb）的 46%、26%、15%。但这一范围内的质粒完全可以满足常规的基因克隆和文库构建的需要。环状 DNA 分子比线性 DNA 分子的转化率高 1000 倍左右。

4. 转化的操作 为避免器皿表面去污剂及化学试剂的污染影响，转化实验前应将实验所用的玻璃器皿、微量吸管及 Eppendorf 管等进行高压灭菌。$42℃$ 准确热休克 90 秒不要振荡，迅速置于冰上。整个操作过程要在洁净的环境中进行，实验中凡涉及溶液的移取、分装等需敞开实验器皿的步骤，均应在无菌超净台中进行，以防污染。

5. 转化率的影响因素 $CaCl_2$ 法转化率一般能达 $5 \times 10^6 \sim 2 \times 10^7$ 转化子 / 微克质粒 DNA，可以满足一般的基因克隆实验。方法简单、快速，稳定性和重复性好，菌株适用范围广。影响转化率的因素很多，如试剂纯度与器皿清洁程度、接种前菌种的保存方式、质粒的大小和构型、宿主菌的生长时期、冰浴时间（延长冰浴时间可略微提高转化效率）、化合物及无机离子（Rb⁺、Mn⁺、二甲亚砜等能提高转化率）、质粒与细胞的比例（质粒与细胞个数比在 1∶1 以下时，转化效率随加入 DNA 量的增加呈线性增加）等。如一次制备出的感受态不能用完，可冻存保留：将感受态细胞分装成 400μl 一份，每份加 30% 体积的甘油保存液，置于 −70℃ 的冰箱中。低温保存可达 3 个月之久，但贮存时间过长将导致转化率下降。

6. 培养基的选择 根据所需质粒 DNA 的特性，选择相应的选择性培养基进行筛选，有的可能还需进行多步筛选。一般培养液中必须含有原平板筛选转化子所用的抗生素，以维持对质粒有无的选择。部分质粒在长期无筛选压力的生长条件下会从宿主菌体内丢失，因为那些偶然丢失了质粒后能以耗能小的方式复制的细菌将会淘汰那些携带质粒的细菌。

（张利芳）

实验 21　重组子的鉴定

重组质粒转化宿主细胞后，需对转化子进行筛选鉴定，以筛选出含有正确插入方向的重组体。筛选方法的选择与设计主要依据载体、目的基因、受体三者的不同遗传与分子生物学特性来进行。目前主要的鉴定方法有：根据载体选择标记的遗传表型直接筛选法（抗生素筛选、α 互补、插入失活等）、依赖于重组结构特征分析的筛选法（限制性内切核酸酶酶切分析法、PCR 检测法）、核酸分子杂交检测法（Southern blotting、Northern blotting、菌落原位杂交等）、DNA 序列测定法等。遗传表型直接筛选法、PCR 检测法、菌落原位杂交法仅能筛选出有无插入基因片段的重组质粒，属粗鉴定方法，如果确定有无符合克隆目的并有正确插入方向的重组质粒，则必须进行限制性内切酶酶切分析、核酸杂交、DNA 序列测定等，这些方法属精细鉴定方法。

遗传表型直接筛选法（抗生素筛选、α 互补、插入失活等）是筛选阳性重组子的重要一步。在一般情况下，经转化扩增操作后的宿主细胞总数很多，从这些细胞中快速准确地选出期望重组子的策略是将转化扩增物稀释一定的倍数，均匀涂布在用于筛选的特定固体培养基上，依据载体 DNA 分子上的筛选标记赋予宿主细胞在平板上的表型进行筛选：如抗药性的获得或失去，引起菌落在平板上生长或不生长；β- 半乳糖苷酶的产生或失去，赋予菌落或空斑在平板上的颜色变化。转化进来的外源 DNA 编码的基因，能够对大肠埃希菌寄主菌株所具有的突变发生体内作用或互补效应，从而使被转化的寄主细胞表现出外源基因编码的表型特征，长出肉眼可分辨的菌落或噬菌斑，然后进行新一轮的筛选与鉴定。如果克隆载体中的目的基因片段是通过 PCR 方法扩增得到的，可以提取重组质粒或以菌落为模板，利用现有的引物进行 PCR 反应检测重组质粒是否含有目的基因片段。核酸分子杂交法是根据核酸序列的同源性设计探针检测某一特定 DNA、RNA 及重组质粒的方法，是目前应用较为广泛的重组子筛选方法。限制性内切酶酶切分析法是利用一种或两种及数种限制性内切酶对重组质粒 DNA 分子进行酶解，并通过凝胶电泳分析确定是否有外源基因的插入及其插入方向等，可在遗传表型直接筛选法的基础上进一步筛选重组子。DNA 序列测定法是通过对重组质粒中外源基因片段进行测序来检测插入的基因片段是否为目的基因，此方法是所有方法中最准确的方法。

本章主要介绍抗生素筛选法、α 互补法、插入失活法、PCR 检测法、菌落原位杂交、限制性内切核酸酶酶切分析法，其他鉴定方法如 DNA 序列测定法、核酸分子杂交法等参见其他相关实验内容。

一、抗生素筛选法

【原理】

pET32a、pUC、pMD18-T、pBV221 等质粒具有氨苄西林（Amp）抗性，转化了这些质粒以及重组质粒的大肠埃希菌宿主可以在含有 Amp 的培养基上生长，而非转化子则不能在含有 Amp 的培养基上生长。

【器材】

超净工作台、恒温摇床、三角烧瓶、烧杯、量筒、移液器、移液管、培养皿（直径 9mm）、Eppendorf 管（0.5ml）、吸嘴、接种棒。

【试剂】

1. LB 固体培养基　蛋白胨 10g，酵母粉 5g，NaCl 10g，溶于 800ml 去离子水，用 5mol/L NaOH 调节 pH 为 7.2～7.4，加水至总体积 1L，加入琼脂粉 10g，121℃高压灭菌 30 分钟。

2. 100mg/ml 氨苄西林　将 1g 氨苄西林溶于 10ml 蒸馏水，并用 0.22μm 滤器过滤除菌，分装成 1ml，−20℃保存。

3. 菌液　转化后的产物。

【操作步骤】

1. 制备含有 Amp 的 LB 琼脂培养板　将上述高压灭菌的 100ml LB 固体培养基冷却至 40℃左右，加入 Amp 100μl（100mg/ml），倒入已灭菌的平皿中。凝固后，标记好抗性和日期，4℃保存备用。

2. 将 100μl 转化菌液用无菌涂布器均匀涂布于含有 Amp 的培养板上，37℃培养 12～16 小时。

3. 在含有 Amp 的培养板上生长的菌落即为阳性重组质粒。

4. 小量制备质粒，限制性内切酶切分析、电泳进一步鉴定。

【注意事项】

1. 制备含有氨苄西林的 LB 琼脂培养板时，要控制好温度。温度过高会使氨苄西林失效，过低则不能均匀散布。

2. 培养时间不宜过久，平板上出现清晰可见的单菌落时就中止培养。

二、α 互补法

【原理】

适用于含有 β- 半乳糖苷酶基因（*LacZ*）的载体，如 pUC 系列、pGEM-3Z 等载体。其原理是载体含有 *LacZ* 的调控序列和 N 端 146 个氨基酸的编码信息。在这个编码区中插入了一个多克隆位点，但它并不破坏阅读框，也不影响功能。这种载体适用于可编码 β- 半乳糖苷酶 C 端部分序列的宿主细胞。虽然质粒和宿主细胞编码的片段各自都没有酶活性，但它们可以融为一体，形成具有酶活性的蛋白质。从而使 *LacZ* 基因上缺失近操纵基因区段的突变体与带有完整的近操纵基因区段的 β- 半乳糖苷酶阴性的突变体之间互补，这种现象叫 α 互补。由 α 互补而产生的 Lac+ 细菌易于识别，因为它们在呈色底物 5- 溴 -4 氯 -3 吲哚 -β-D- 半乳糖苷（5-bromo-4-chloro-3-indolyl-beta-D-galactopyranoside，X-gal）存在下形成蓝色菌落。当外源 DNA 插入到质粒的多克隆位点后，导致产生无 α 互补能力的氨基片段。因此带有重组质粒的细菌形成白色菌落。通过呈色反应即可识别可能带有重组质粒的菌落。

【器材】

超净工作台、恒温摇床、三角烧瓶、烧杯、量筒、移液器、移液管、培养皿（直径9mm）、Eppendorf管（0.5ml）、吸嘴、接种棒。

【试剂】

1. 20mg/ml X-gal 将20mg X-gal溶于1ml二甲基甲酰胺中，装有X-gal溶液的试管需用铝箔封裹以防因受光照而被破坏，并应贮存于−20℃。

2. 200mg/ml 异丙基硫代-β-D-半乳糖苷（isopropy-β-D-thiogalactoside，IPTG） 将1g IPTG溶于4ml去离子蒸馏水中，定容至5ml，用0.22μm过滤器除菌，分装成1ml小份，−20℃保存备用。

3. 50mg/ml 氨苄西林 将0.5g氨苄西林溶于10ml蒸馏水，并用0.22μm滤器过滤除菌，分装成1ml，−20℃保存。

4. LB液体培养基 在800ml蒸馏水中溶解胰蛋白胨10g，酵母提取物5g，NaCl 10g，用NaOH调节pH至7.5，高压灭菌20分钟。

5. LB固体培养基 在200ml LB液体培养基中加入3g琼脂，高压灭菌20分钟，待冷却至55℃时加50mg/ml氨苄西林0.4ml，混匀，在超净工作台中按每平皿20ml铺板，凝固后置4℃可保存1～2周。

【操作步骤】

1. 于LB琼脂平板（含Amp）表面加X-gal 40μl和IPTG 4μl，并用无菌玻璃涂布器将试剂均匀涂布于整个平板表面。置37℃ 1小时直至所有液体消失。

2. 将100～200μl转化的菌液涂布于平板表面，置37℃培养箱30分钟后，倒置平板继续培养12～16小时。

3. 培养终止后，将平板置4℃ 1～4小时，使蓝色充分显现。带有β-半乳糖苷酶活性蛋白的菌落中间为淡蓝色，外周为深蓝色。白色菌落偶尔也在中央出现一个淡蓝色斑点，但其外周无色。

4. 将白色菌落接种于5ml LB（含100μg/ml Amp）液体培养基中，37℃摇床培养8～12小时，提取质粒，限制性酶切分析，电泳进一步鉴定。

【注意事项】

1. 在含有X-gal和IPTG的筛选培养基上，携带载体DNA的转化子为蓝色菌落，白色菌落是携带外源插入片段的重组质粒转化子。

2. 为使蓝色菌落显色更明显，一般在中止培养后再于4℃冰箱放置3～4小时，效果更好。

三、插入失活法

【原理】

该法适用于含有2个以上选择标志的载体，如pBR322带有氨苄西林（Amp）和四环素（tetracycline，Tet）抗性基因，将外源基因插入Tet抗性基因区内，则该基因失活，所构建的重组质粒转化菌落只能在Amp存在下生长，而不能在Tet存在下生长。据此，可判断含有重组质粒的菌落。

【器材】

恒温摇床、三角烧瓶、烧杯、量筒、移液器、移液管、培养皿（直径9mm）、Eppendorf管（0.5ml）、吸嘴、接种棒。

【试剂】

1. 5mg/ml 四环素　将 50mg 四环素溶解于 10ml 乙醇中,分装成 1ml 小份,-20℃保存备用。

2. LT 固体培养基　200ml LB 液体培养基中加入 3g 琼脂,高压灭菌 20 分钟,待冷却至 55℃时加 5mg/ml 四环素 2ml,混匀,在超净工作台中按每平皿 20ml 铺板,凝固后置 4℃可保存 1 周。

【操作步骤】

1. 取 LB 固体培养板(含 Amp)、LT 固体培养板(含 Tet)。

2. 取转化菌落并分别接种于 LB 琼脂培养板和 LT 琼脂培养板,37℃培养 8～10 小时。

3. 挑取在 LB 琼脂培养板生长而在 LT 琼脂培养板不能生长的菌落(如重组体的外源 DNA 克隆在 Tet 抗性基因中),并将其接种于含氨苄西林的 LB 液体培养基 5ml 中培养 8～12 小时。

4. 小量制备质粒,限制酶切分析,电泳进一步鉴定。

四、PCR 检测法

【原理】

PCR 鉴定重组子有两种策略:①以载体克隆位点两侧存在的恒定序列,如 M13(-47)、M13(-48)、T7 和 SP6 等设计引物,PCR 扩增得到 PCR 产物(含插入片段);②有时插入片段本身就是 PCR 产物,利用已设计好的引物,对所挑选的菌落中的质粒进行 PCR 扩增以鉴定是否有预期大小的插入片段。本实验 pMD18-T 载体多克隆位点两侧有 M13(-47)和 RV-M 固定序列,以这两条引物进行 PCR 扩增来鉴定构建好的 pMD18-T/DNA 重组质粒是否含有预期 750bp 大小的目的基因片段。

【器材】

PCR 扩增仪、凝胶成像分析系统、胶带纸、Eppendorf 管(0.2ml、1.5ml)、移液器、电泳槽、电泳仪、离心机、紫外分光光度计、紫外灯、吸嘴、漩涡混匀器、微波炉或电炉。

【试剂】

1. M13(-47)引物序列　5′-GACTGGTTCCAATTGACAAGC-3′。

2. RV-M 引物序列　5′-GAGCGGATAACAATTTCACACAGG-3′。

3. 100bp DNA 分子量对照物。

4. 10×PCR 缓冲液。

5. dNTPs。

6. 15mmol/L MgCl$_2$。

7. *Taq* DNA 聚合酶。

8. 无菌双蒸水。

9. 6×上样缓冲液。

10. 琼脂糖。

11. 50×TAE 缓冲液　在 800ml 蒸馏水中加入 Tris 碱 242g,磁力搅拌使其溶解,然后加入 57.1ml 冰乙酸、100ml 0.5mol/L EDTA(pH 8.0),搅拌完全后,室温保存。

12. 1×TAE 缓冲液　取 20ml 50×TAE 缓冲液用蒸馏水定容至 1000ml。

13. 10mg/ml 溴化乙锭　在 100ml 蒸馏水中加入 1g 溴化乙锭,磁力搅拌数小时以确保其完全溶解,然后用铝箔包裹容器或转移至棕色瓶中,保存于室温。

【操作步骤】

1. 质粒 DNA 的提取　见实验 3。

2. PCR 反应的条件　每 25μl 反应体系中含质粒 DNA 0.2～0.5μg，上游引物 25pmol/L 1μl，下游引物 25pmol/L 1μl，10× PCR 缓冲液 2.5μl，15mmol/L $MgCl_2$ 2.5μl，1.25mmol/L dNTPs 2μl，*Taq* DNA 聚合酶 1U，最后用无菌双蒸水补至总体积 25μl。PCR 反应条件：94℃变性 5 分钟→94℃变性 30 秒→55℃退火 30 秒→72℃延伸 1 分钟，循环 35 次，最后 72℃再延伸 5 分钟。

3. PCR 扩增产物鉴定　取 PCR 产物 10μl，加入 6× 上样缓冲液 2μl，并加 5μl DNA 分子量对照物，电泳缓冲液为 1× TAE，在 20g/L 的琼脂糖凝胶上以 5V/cm 电泳 30 分钟。在紫外灯下初步观察有否特异性条带出现。

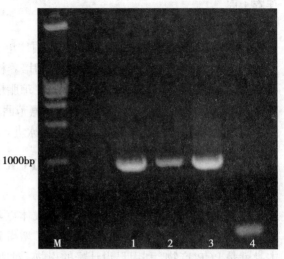

图 21-1　PCR 鉴定重组子琼脂糖凝胶电泳结果
M. marker；1～3. 重组体；4. 非重组体

【结果讨论】

在紫外灯下观察到 750bp 特异性条带，表明 750bp 片段已插入 pMD18-T，若只观察到 158bp 的条带，表明 750bp 片段未插入到 pMD18-T，重组失败（图 21-1）。

【注意事项】

1. PCR 实验应设阴性对照。

2. 多份样品同时扩增时，可配制总的反应混合液，并分装于 PCR 管中，然后再在各管中分别加入模板。

3. 操作时应戴手套，配制反应体系和加模板时应分别使用专用的移液器，所有耗材使用前必须经高压灭菌，用后按规定处理并丢弃在指定区域。

五、菌落原位杂交法

【原理】

该方法是采用放射性标记的探针与含有质粒的细菌菌落杂交的方法，即把培养基上生长的菌落通过影印方法移至硝酸纤维素膜上，用溶菌酶破坏细胞壁，用碱处理使菌落中双链 DNA 变性后拆开，再采用 G-N 法（Grunstein 和 Hogness）处理硝酸纤维素膜，然后与 DNA 探针进行杂交，通过放射自显影技术等手段筛选出相应的菌落。对于大量转化子的筛选，此法较快速、准确。

【器材】

硝酸纤维素膜、恒温摇床、烤箱、封袋机、移液器、培养皿、量筒、烧杯、移液管、X 线片、镊子、保险膜、滤纸、牙签、暗盒。

【试剂】

1. 10% 十二烷基硫酸钠（sodium dodecyl sulfate，SDS）　在 90ml 蒸馏水中溶解 10g SDS，加热至 68℃助溶，用浓硫酸调节 pH 至 7.2，加水定容至 100ml，分装备用。

2. 变性液　吸取 10mol/L NaOH 25ml，加无菌蒸馏水至 500ml，充分混匀。

3．中和液　吸取 5mol/L NaCl 100ml，1mol/L Tris-Cl（pH 7.4）250ml，灭菌蒸馏水 150ml。

4．20×枸橼酸缓冲液（saline sodium citrate，SSC）　在 800ml 蒸馏水中溶解 175.3g NaCl 和 88.23g 枸橼酸钠，用 10mol/L NaOH 将溶液调节 pH 至 7.0，加蒸馏水定容至 1000ml，分装后 103.42kPa 灭菌 20 分钟。

5．预杂交液　50% 甲酰胺，6×SSC，0.1% SDS，1×Denhardt 液，100μg/ml 变性鲑鱼精 DNA。

6．α-^{32}P 标记的双链 DNA 探针。

【操作步骤】

1．菌落转移

（1）用铅笔在硝酸纤维素（nitrocellulose，NC）膜上画好约 5mm 见方的小格（直径 60mm NC 膜画 64 小格，直径 80mm NC 膜画 100 小格），将膜夹在两层普通滤纸之间，103.42kPa 灭菌 15 分钟。

（2）用灭菌牙签挑取待检单菌落顺序涂到滤膜小格子中间。

（3）将两个平皿于 37℃ 培养箱倒置培养 10～14 小时，无滤膜的平板置 4℃ 冰箱保存待用。取下滤膜继续进行处理。

2．硝酸纤维素膜处理

（1）使长有菌落的膜面向上，将 NC 膜放到浸有 10% SDS 的普通滤纸上，勿使膜与纸之间有气泡，室温放置 3 分钟。

（2）将滤膜移至用变性液浸透的滤纸上，室温放置 5 分钟。

（3）将滤膜移至中和液浸透的滤纸上，室温放置 5 分钟。

（4）将滤膜移至 2×SSC 浸透的滤纸上，室温放置 5 分钟。

（5）将滤膜置 80℃ 烤箱干烤 1～2 小时。

3．杂交

（1）将制备好的滤膜小心地置入杂交袋中，加入预杂交液，使膜全部浸入溶液中，用封口机封口，注意切勿有气泡。42℃ 水浴摇床轻摇 4 小时。

（2）将标记好的 α-^{32}P 双链 DNA 探针置 100℃ 变性 5 分钟，迅速冰浴冷却后，加入预杂交袋中，混匀后，仔细封口，勿使杂交液外泄。

（3）42℃ 水浴摇床杂交过夜。

（4）将滤膜移至 2×SSC、0.5% SDS 中室温漂洗 5 分钟，弃去洗液。

（5）加入 0.1×SSC、0.1% SDS，置 42℃ 15 分钟，再弃洗液，重复洗液洗膜 2 次，去除游离的及非特异结合的探针。

（6）将滤膜移到干的滤纸上，室温晾干或 37℃ 烘干。

（7）用保鲜膜将滤膜包好，置暗盒中，在暗室中压片。-20℃ 放射自显影 24～72 小时。

（8）将上述 X 线片进行暗房冲洗，显影。

【结果讨论】

根据 X 线片黑色显影斑点位置判断保留的培养皿中所对应的菌落，并将其挑出，进一步扩增，制备质粒，酶切鉴定。如果无阳性菌落出现，必须仔细检查每一步操作是否有失误。

【注意事项】

1．NC 膜严禁用手接触，以免影响结果。

2．转移菌落时，必须有阳性菌落对照并做好位置标记。

3．杂交操作时，杂交液严禁外泄，以避免造成放射性污染。

六、限制性内切核酸酶酶切分析法

【原理】

采用限制性内切核酸酶法不仅可以进一步筛选鉴定重组子,而且能够判断外源DNA的插入方向及分子质量大小。下面以 *Eco*R I 和 *Hind* III 双酶切 pMD18-T/ 目的基因(750bp)重组质粒为例介绍限制性内切酶法鉴定重组子的原理。图 21-2 为 pMD18-T/DNA 重组子,插入的目的基因片段为 750bp。有时还需要鉴定插入基因片段的方向,一般要选择载体上某位置酶切位点和插入基因片段中某位置酶切位点进行双酶切,根据是否得到预期大小 DNA 基因片段来确定插入方向是否正确。如图 21-2 中,可以选择 *Sac* I 和 *Pst* I 进行双酶切。

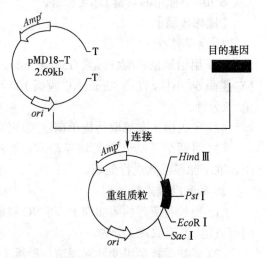

图 21-2 pMD18-T/DNA 重组子

【器材】

台式离心机、恒温培养箱、水平式凝胶电泳槽、稳压稳流电泳仪、紫外透射仪、凝胶成像系统、微量移液器、Eppendorf 管(0.5ml)。

【试剂】

1. 纯化的质粒 DNA(0.2mg/ml)

2. 限制性内切酶(*Eco*R I 、*Hind* III)

3. 1mol/L Tris(pH 8.0)(贮存液) 在 800ml 蒸馏水中溶解 121.1g Tris 碱,加入浓 HCl 调 pH 至 8.0(约加入浓 HCl 42ml,应在溶液冷却至室温后方可最后调定 pH),加水定容至 1L,分装后高压灭菌。

4. 1mol/L MgCl$_2$(贮存液) 在 800ml 蒸馏水中溶解 203.3g MgCl$_2$·6H$_2$O,加水定容至 1L,分装成小份并高压灭菌备用。

5. 5mol/L NaCl(贮存液) 在 800ml 蒸馏水中溶解 292.2g NaCl,加水定容至 1L,分装后高压灭菌备用。

6. 1mol/L 二硫苏糖醇(dithiothreitol,DTT)贮存液 用 20ml 10mmol/L 乙酸钠溶液(pH 5.2)溶解 3.09g DTT,过滤除菌后分装成每管 1ml,贮存于 −20℃。

7. 10× 限制酶缓冲液 含 500mmol/L Tris-Cl(pH 8.0),100mmol/L MgCl$_2$,500mmol/L NaCl,10mmol/L DTT,临用前在 1× 限制酶缓冲液中加牛血清白蛋白(BSA)至终浓度 0.1mg/ml。

8. 双蒸水。

9. 500mmol/L EDTA(pH 8.0)贮存液 在 800ml 蒸馏水中加入 186.1g 二水乙二胺四乙酸二钠(EDTA-Na$_2$·2H$_2$O),在磁力搅拌器上剧烈搅拌,用 NaOH 调 pH 至 8.0(约需 20g NaOH 颗粒)后定容至 1L,分装后高压灭菌备用。

10. 琼脂糖(电泳级)。

11. 5× TBE 缓冲液(电泳时稀释 10 倍) 称取 54g Tris 碱,27.5g 硼酸,加蒸馏水约 900ml 使完全溶解,再加入 500mmol/L EDTA(pH 8.0)溶液 20ml,定容至 1L。

12. 分子量标准参照物。

13. 10mg/ml 溴化乙锭（贮存液）　在 100ml 蒸馏水中加入 1g 溴化乙锭，磁力搅拌数小时以确保其完全溶解，然后用铝箔包裹容器或转移至棕色瓶中，室温保存。

【操作步骤】

1. 提取质粒　培养经过初筛的转化菌，小量提取重组质粒，方法见实验3。

2. 限制性内切酶酶切分析　取 10μl 重组质粒 DNA，10× M 缓冲液 2μl，*Hind*Ⅲ酶 1μl，*Eco*RⅠ酶 1μl，灭菌蒸馏水 6μl，混匀，稍加离心，37℃温育 4 小时以上。

3. 琼脂糖凝胶电泳分离　酶切结束后，吸取上述酶切液 10μl，加 2μl 6× 上样缓冲液，混合后进行 10g/L 琼脂糖凝胶电泳（0.5μg/ml 溴化乙锭），5V/cm 电泳 30 分钟。

4. 紫外灯下观察结果。

【结果讨论】

1. 用 *Eco*RⅠ和 *Hind*Ⅲ双酶切重组体后观察到预期 750bp 大小的基因片段，说明目的基因插入 pMD18-T 载体（图 21-3）。

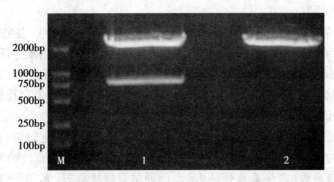

图 21-3　质粒 pMD18-T/DNA（*Eco*RⅠ和 *Hind*Ⅲ）双酶切鉴定
M. marker；1. 重组体；2. 空载体

2. 这种方法只能鉴定是否有预期大小的目的基因插入载体，但不能确定插入方向。要想鉴定插入基因片段的方向，还需选择载体上某一酶切位点和插入的目的基因片段上某一酶切位点进一步酶切鉴定。

【注意事项】

1. 实验要设立空载体对照。

2. 每种限制酶都有其一系列最佳反应条件，应严格遵照产品说明书操作。

3. 用于酶切的质粒 DNA 纯度要高，溶液中不能含有痕量酚、氯仿、乙醇、EDTA 等内切酶抑制因子，否则会导致 DNA 切割不完全。

4. 应选用高质量的酶制剂，使之不含外切酶等杂酶活性；加酶步骤要在冰浴中进行，且加酶操作应迅速，用后立即放回低温冰箱中；加酶后应避免剧烈振荡，否则易使限制酶变性。

5. 大多数限制酶的反应温度为 37℃，少数酶较特殊，需根据具体情况选择。

6. 酶切反应后，若不需进行进一步酶学反应，加 EDTA 灭活限制酶；若仍需进行下一步反应（如连接、限制性酶切等），可采用 65℃保温 20 分钟，方法简单但对某些酶灭活不彻底。

7. 整个操作必须严谨，所用物品需高压灭菌，吸液要准确，避免交叉污染。

（张利芳）

实验22　真核细胞基因转染技术

转染技术是指将具有生物功能的核酸如 DNA、RNA 等导入真核细胞内，并使核酸在细胞内维持其生物功能的技术，已广泛应用于基因的结构和功能分析、基因表达与调控、基因治疗与转基因动物等研究。

真核细胞基因转染方法可根据转染的机制不同分为化学、物理学、生物学方法。化学转染法包括 DEAE- 葡聚糖法、磷酸钙法和人工脂质体法等。目前应用最广泛的是人工脂质体法；物理转染方法包括电穿孔、显微注射、基因枪等；生物转染法包括人工染色体、线粒体、精子介导、各种病毒载体等。这些方法除病毒载体、脂质体转染、电穿孔外，其他方法的转染率均较低，且外源 DNA 进入胞核者少，整合者亦少见。

真核细胞基因转染根据实验目的的不同又可分为瞬时转染与稳定转染（永久转染）。瞬时转染是引入细胞的外源 DNA/RNA 不整合到宿主染色体上就进行有效的表达，一个宿主细胞中可存在多个拷贝数，产生高水平的表达，但通常只持续几天，多用于启动子和其他调控元件的分析。一般来说，超螺旋质粒 DNA 转染效率较高，在转染后 24～72 小时内（依赖于各种不同的构建）分析结果，常常用一些报告系统如荧光蛋白、β- 半乳糖苷酶等来帮助检测。而稳定转染则需要使外源 DNA 整合到宿主染色体上，形成有不同基因型和表型的稳定转染细胞株，以永久的形式存在，通常用于研究基因的功能或改变生物个体的性状。以上各种方法均可用于瞬时转染，除 DEAE- 葡聚糖转染方法外，其他各种方法均可用于稳定转染。

转染方法的选择对转染结果影响很大，许多转染方法需要优化 DNA 与转染试剂比例、细胞数量、培养及检测时间等。对于贴壁细胞系，可用 DEAE- 葡聚糖、磷酸钙及脂质体介导的转染方法；对于非贴壁细胞系，可用电穿孔或脂质体介导的转染方法。电穿孔是在细胞上短时间暂时性的穿孔让外源质粒进入；磷酸钙法和脂质体法是利用不同的载体物质携带质粒通过直接穿膜或膜融合的方法使得外源基因进入细胞。

真核细胞基因转染基本过程包括靶细胞的准备、靶基因质粒 DNA 的准备、转染、筛选与鉴定。本实验主要介绍真核细胞（贴壁细胞）培养方法、真核细胞基因转染方法、转染细胞的筛选与结果鉴定，其中基因转染方法主要介绍磷酸钙沉淀转染、脂质体转染和电穿孔转染。

一、原代细胞培养

【原理】

原代细胞培养也称初代细胞培养，是指从供体取得组织细胞后在体外进行的首次培养。原代细胞培养是建立各种细胞系的第一步。原代培养的细胞离体时间短，生物学特性与体内相似，最接近和反映体内生长特性，因此适合做药品测试、细胞分化等实验研究。一般来说，幼稚状态的组织和细胞容易进行原代培养。

原代培养方法很多，最基本和常用的有组织块法和消化法。组织块的分离方法有剪切分离法、机械分散法和消化分离法，本实验介绍消化分离法。消化法是结合生化和化学手段把已剪切成较小体积的组织进一步分散的方法。将妨碍细胞生长的细胞间质包括基质、纤维等去除，使细胞分散，形成悬液，可直接进行培养。分散后的细胞易于从外界吸收养分和排出代谢产物，容易生长，存活率高，可以很快得到大量活细胞，细胞在短时间内生长成片。目前较为常用的有胰蛋白酶消化法和胶原酶法。在此介绍应用最为广泛的胰蛋白酶消化法。

【器材】

无菌眼科剪、无菌眼科镊、烧杯、平皿、吸管、培养瓶、离心管、恒温水浴箱、酒精灯、超净工作台、CO_2 培养箱、倒置显微镜。

【试剂】

1. 磷酸盐缓冲液（phosphate buffered saline，PBS）　称取 8.0g NaCl、0.2g KCl、1.44g Na_2HPO_4 和 24g KH_2PO_4 溶于 800ml 蒸馏水中，用 HCl 调节溶液 pH 至 7.4，加水至 1000ml。高压灭菌，或过滤除菌，室温保存。

2. 0.25% 胰蛋白酶 -0.02% EDTA 混合消化液　称取 0.25g 胰蛋白酶、20mg EDTA，溶于 100ml PBS 中，过滤除菌后 4℃保存。

3. 75% 乙醇。

4. 15% 小牛血清培养液　根据细胞类型选择相应培养液。

【操作步骤】

1. 用颈椎脱位法处死小鼠。将整个动物浸入盛有 75% 乙醇的烧杯中消毒，取出后放在大平皿中携入超净台。用消过毒的剪刀剪开用碘酒和乙醇再次消毒后的皮肤，剖腹取出待培养组织（肝脏或肾脏等），置于无菌平皿中。

2. 用灭菌的 PBS 液清洗待培养组织 2～3 次后，移入小烧杯或小平皿中，用眼科剪将组织反复剪碎成 1mm³ 左右的小块，加 PBS 液清洗直至组织块发白。移入无菌离心管后，静置数分钟待组织块自然沉淀后，吸去上层液体。

3. 吸取 0.25% 胰蛋白酶 -0.02% EDTA 混合消化液 1ml，加入离心管，与组织块混匀后，盖上盖子，37℃水浴消化 8～10 分钟，每隔几分钟摇动一下离心管。消化过程中，随时取少量消化液显微镜下观察，如组织已分散成细胞团或单个细胞，终止消化。通过孔径 200 目的筛网，滤掉组织块。

4. 已过滤的消化液于 200g 低速离心 5 分钟后，弃去上清，加入 5～10ml 5% 小牛血清培养液，用吸管吹打混匀，移入培养瓶中，置于 37℃ CO_2 培养箱内培养。

细胞接种后一般几小时就能贴壁并开始生长，如接种的细胞密度适宜，5～7 天即可形成单层。

【注意事项】

1. 取材时应严格无菌操作。在原代培养的 1～2 天内要特别注意是否有微生物的污染。当细胞出现污染时，应及时将其移出，以免污染培养箱，进而造成其他细胞的污染。

2. 取材和原代培养时，尽可能减少对细胞的机械损伤，细心去除脂肪、结缔组织和坏死组织等。在修剪和切碎过程中，可将组织浸泡于少量培养液中，避免组织干燥。

3. 应采用营养丰富的培养液,添加质量好的小牛血清,含量为 10%～20% 为宜。

4. 如果原代细胞准备用作组织染色、电镜等检查,可在做原代细胞培养前先在培养瓶内放置已消毒的小盖玻片,并在放入组织块前预先用 1～2 滴培养液湿润瓶底,使之固定。

二、传代细胞培养

【原理】

体外培养的原代细胞或细胞株要在体外持续地培养就必须传代,以便获得稳定的细胞株或得到大量的同种细胞,并维持细胞种的延续。原代细胞生长增殖形成单层细胞后,会进一步汇合,覆盖整个培养瓶底,细胞因生存空间不足、密度过大发生接触抑制,并引起营养物质枯竭和代谢产物积累,发生细胞中毒,影响细胞正常生长。将培养的细胞由原培养瓶按一定比例分离稀释后转到新的培养瓶中继续培养,这一过程称为细胞传代培养。

细胞"一代"指从细胞接种到分离再培养一段期间,与细胞世代或倍增不同。在一代中细胞倍增 3～6 次。

细胞传代要根据不同细胞采取不同方法。贴壁生长的细胞用消化法传代,加入消化液可使黏着蛋白部分水解,从而使贴壁细胞游离;部分贴壁生长的细胞用直接吹打法即可传代;悬液生长的细胞可以采用直接吹打或离心分离后传代,或用自然沉降法吸出上清后,再吹打传代。本实验介绍贴壁细胞的消化法传代。

【器材】

弯头吸管、滴管、培养瓶、离心机、CO_2 培养箱、倒置显微镜等。

【试剂】

1. 消化液　0.25% 胰蛋白酶。

2. PBS 液　配方同上。

3. 15% 小牛血清培养液　根据细胞类型选择相应培养液。

【操作步骤】

1. 将长成单层的细胞从培养箱中取出,超净台中倒掉培养瓶中的培养液,加入少量 PBS 液轻缓漂洗培养的细胞,尽量洗去旧培养液,弃去 PBS 液。

2. 向瓶内加入少许消化液,轻轻摇动培养瓶,使消化液均匀铺于细胞表面,消化数分钟后,在倒置显微镜下观察,当细胞收缩变圆,细胞间隙增大时,立即终止消化。

3. 向瓶内加入 3～5ml 新鲜培养液,用弯头吸管反复吹打瓶壁的细胞,吹打顺序从瓶底部一边开始到另一边结束,使细胞全部脱下,制成细胞悬液。

4. 离心,洗去消化液,加培养液将细胞沉淀重新悬浮。

5. 将细胞悬液分装至几个培养瓶中,补足培养液,做好标记,37℃ CO_2 培养箱内培养,次日观察。

一般情况下,传代后的细胞在 2 小时左右就能贴壁,如接种的细胞密度适宜,2～4 天就可在瓶内形成单层,需再次进行传代。

【注意事项】

1. 消化的时间受消化液的种类、配制时间、加入培养瓶中的量等因素影响,消化过程中应注意观察细胞形态的变化,一旦胞质回缩,连接变松散,或有成片浮起的迹象就要立即终止消化。

2. 在用吸管吹打瓶壁的细胞时,动作要尽量轻柔,尽可能不出现泡沫,以免对细胞造成损伤。在吹打过程中注意吸管不要划到瓶壁，以免影响细胞贴壁。

3. 细胞消化时间不能太长；离心时离心机转速不能太高；重悬细胞时要保证细胞完全分散，在显微镜下观察细胞是一个一个的。

4. 细胞生长过程中，随细胞数量的增多和代谢活动的加强，CO_2 不断被释放，培养液变酸，pH 发生变化，培养液颜色向黄色转变。如果培养液颜色偏黄了，说明细胞生长旺盛，需要传代或换液。

5. 每天观察细胞形态。健康细胞的形态饱满，折光性好，细胞贴壁率达到 85% 以上时即可传代。

三、磷酸钙转染

【原理】

磷酸钙转染法是基于磷酸钙-DNA 复合物的一种将 DNA 导入真核细胞的转染方法，将氯化钙、DNA 和磷酸盐缓冲液混合，形成磷酸钙微沉淀，附着于细胞膜并通过细胞内吞作用进入靶细胞，被转染的 DNA 可以整合到靶细胞的染色体中从而产生有不同基因型和表型的稳定克隆。

【器材】

容量瓶、滤器、培养皿或 24 孔培养板、培养箱、显微镜、玻璃吸管、CO_2 培养箱。

【试剂】

1. $2\times$ HEPES 缓冲液（HBS）（280mmol/L NaCl，10mmol/L KCl，1.5mmol/L Na$_2$HPO·2H$_2$O，12mmol/L 葡萄糖，50mmol/L HEPES） 称取 1.6g NaCl、0.074g KCl、0.027g Na$_2$HPO$_4$·2H$_2$O、0.2g 葡萄糖、1.2g HEPES，溶解于 90ml 蒸馏水，用 0.5mol/L NaOH 将 pH 调节为 7.0，然后用蒸馏水定容至 100ml，过滤除菌。分装成 5ml 小份，−20℃保存。

2. 2mol/L CaCl$_2$ 称取 8.76g CaCl$_2$·6H$_2$O 溶于 20ml 蒸馏水中，过滤除菌。分装成 1ml 小份，−20℃保存。

3. 0.5mol/L EDTA（pH 8.0）贮存液 称取 186.1g EDTA 溶解于 800ml 蒸馏水中，应用 NaOH 调 pH 至 8.0，然后定容至 1000ml，高压灭菌。

4. 1mol/L Tris-Cl（pH 8.0）贮存液 称取 121.1g Tris 溶解于 800ml 蒸馏水中，应用浓 HCl 调 pH 至 8.0，然后定容至 1000ml，高压灭菌。

5. $0.1\times$ TE 缓冲液（pH 8.0）（1mmol/L Tris-Cl，0.1mmol/L EDTA） 量取 100μl 1mol/L Tris-Cl（pH 8.0）贮存液，20μl 0.5mol/L EDTA（pH 8.0）贮存液，用蒸馏水定容至 100ml，过滤除菌，−20℃保存。

6. DNA 将 DNA 溶于 $0.1\times$ TE 缓冲液（pH 8.0），使用浓度为 25μg/ml。为使转染效率达到最高，质粒 DNA 应用层析柱纯化，并通过乙醇沉淀或氯仿抽提进行灭菌。

7. 磷酸缓冲液（PBS） 配方同上。

8. 细胞生长培养液 完全培养液与选择性培养液。

9. 0.25% 胰酶消化液。

【操作步骤】

贴壁细胞转染方法：

1. 转染前 24 小时用胰蛋白酶消化收集细胞，以 $1\times10^5\sim4\times10^5/cm^2$ 密度转种于 60mm 培养皿或 12 孔板上（含血清培养液），于 37℃ 5% CO_2 培养箱中培养 20～24 小时。转染前

1 小时换液。

2. 将 100μl 2mol/L CaCl$_2$ 加入到制备好的质粒 DNA（25μg）中，将其溶解，用 0.1×TE 缓冲液将体积补至 1ml。室温下将以上钙 -DNA 溶液与等体积的 2×HBS 迅速混匀，静置 1 分钟。当加 2×HBS 时，需缓慢滴入并振摇。

3. 弃去培养液，将 DNA- 磷酸钙沉淀物吹打、混匀，缓慢而均匀地将其加至细胞表面，不要剧烈混匀，轻轻地将培养皿摇动几次。

4. 置室温 30 分钟，镜下观察，应在细胞表面见到细密的沉淀。加入 5ml 10% 胎牛血清培养液，置 37℃ CO$_2$ 培养箱 4～6 小时。

5. 如果细胞抗甘油，则进行第 6 项的甘油休克，否则进行第 7 项。

6. 去除细胞培养液和沉淀物，用 PBS 洗涤细胞一次，加入 1.5ml 15% 甘油 /1×HBS，并在 37℃ 温育 1～3 分钟。

7. 去除甘油（或培养液、沉淀物），用 PBS 洗涤细胞一次，加入 5ml 10% 胎牛血清培养液，置 37℃ CO$_2$ 培养箱继续培养。

8. 转染后 36～48 小时，测定细胞的瞬时表达情况。转染 36～48 小时后可用下述方法之一检查细胞：

如使用表达 β- 葡萄糖醛酸酶的质粒 DNA，可检查细胞裂解液中酶的活性，或细胞组化染色检测。

如使用表达绿色荧光蛋白的质粒 DNA，在 450～490nm 光下用显微镜检查细胞。

如使用其他基因产物为标志，可以通过体内代谢标志进行放射免疫、免疫印迹、免疫沉淀，或者分析细胞提取物中酶活性等方法分析新合成的蛋白。

9. 如用于稳定表达，可于转染 48 小时后更换选择培养基筛选。每 2～4 天更换培养基，持续培养 2～3 周，促进抗性细胞生长。这样，独立克隆便可以克隆、繁殖，以用于检测。

【注意事项】

1. 细胞的生长状态直接决定基因的转染效率。如为贴壁生长的细胞，一般要求在转染前一日必须应用胰酶处理成单细胞悬液，重新接种于培养皿或瓶，转染当日的细胞密度以 70%～80%（贴壁细胞）或 $2×10^6$～$4×10^6$ 细胞 / 毫升（悬浮细胞）为宜，最好在转染前换一次新鲜培养液。

2. 用于转染的质粒 DNA 必须无蛋白质、RNA 和其他化学物质的污染，OD$_{260}$/OD$_{280}$ 比值应在 1.8 以上。一般说来，在磷酸钙转染实验中要使用高浓度的 DNA（1～50μg/ml）。

3. 沉淀物的大小和质量对于磷酸钙转染的成功至关重要。在 HBS 液中加入 DNA-CaCl$_2$ 溶液时需逐滴加入，且边加边振摇，以确保形成尽可能细小的沉淀物，否则将形成大块状颗粒，不能有效地黏附和进入细胞。

4. 如未形成沉淀，尝试以下方法：再加 10μl CaCl$_2$ 或重新配制 HBS 或制备新的 DNA 等。

5. 甘油或 DMSO 冲击可极大地提高某些细胞类型的转染效率。休克时间因细胞类型而异。

6. 沉淀在细胞上停留的最适时间随细胞类型不同而异。

四、阳离子脂质体转染

【原理】

DNA 上带负电的磷酸基团与脂质体上的正电荷结合形成脂质体基因复合物，此复合物因脂质体上过剩的正电荷与细胞膜上的负电荷结合,再通过与细胞膜融合或细胞内吞作用而进入细胞内;脂质体基因复合物在细胞质中可能进一步传递到细胞核内释放基因,并在细胞内获得表达。阳离子脂质体介导转染是最简易的转染方法,对细胞生长的影响微乎其微。其转染效率是磷酸钙法和 DEAE- 葡聚糖转染法的 5～100 倍。脂质体和 DNA 浓度、脂质体 -DNA 复合物的孵育时间是影响脂质体转染 DNA 成功的主要因素。

【器材】

聚苯乙烯试管、培养皿、CO_2 培养箱。

【试剂】

1. 脂质体试剂盒(Lipofectamine 2000)。

2. 细胞生长培养液 完全培养液,无血清培养液。

3. 0.25% 胰酶消化液。

【操作步骤】

贴壁细胞转染方法:

1. 消化收集细胞 将 $1 \times 10^5 \sim 2 \times 10^5$ 细胞 / 平皿转种于 35mm 培养皿或 6 孔板中,加 3ml 完全培养基,于 37℃ 5% CO_2 培养箱培养 20～24 小时。转染前 1 小时换液。

2. 按照以下方法制备脂质体 -DNA 转染液

(1)A 液:200μl 无血清培养液 +4μg DNA。

(2)B 液:190μl 无血清培养液 +10μl Lipfectamine 2000。

3. A、B 液分别轻轻混匀后,将 A 液加入 B 液中,轻轻混匀,室温放置 30 分钟,使之形成 DNA- 脂质体复合物。

4. 弃去细胞培养液,用无血清培养液洗涤细胞 3 次。

5. 用无血清培养液将转染液体积补足到 1ml,慢慢滴加转染液至细胞上,轻轻摇匀,以使液体平铺到细胞上,37℃培养 3～5 小时。

6. 弃去转染液,加入 3ml 新鲜的完全培养液,继续培养。

7. 转染后 48～72 小时,测定细胞的瞬时表达情况,如用于稳定表达,可于转染 48 小时后更换选择培养基筛选。

【注意事项】

1. 优化转染条件(脂质体的用量、DNA 密度、细胞密度、脂质体和 DNA 混合孵育时间),每种细胞和质粒均须进行。用于转染的核酸应高度纯化。转染试剂配制时动作要轻,以免影响 DNA 与脂质体的结合。

2. 在转染之前更换培养液,可提高转染效率,但所用培养液必须 37℃预温。DNA- 脂质体混合物应当逐滴加入,尽可能保持一致,从培养皿一边到另一边,边加入边轻摇培养皿,以确保均匀分布和避免局部高浓度。

3. 用于转染的细胞应处于旺盛生长时期,过老的细胞会影响转染效率。Lipofectamine 2000 要求细胞铺板密度较高,以 90%～95% 为佳,这有助于减少阳离子脂质体细胞毒性造成的影响。

4. 转染时间的长短应根据不同细胞、不同转入基因而定,但均不可低于 3 小时、高于 6 小时。

五、电穿孔转染

【原理】

电穿孔是在高压电场的瞬时作用下，在细胞膜上形成可逆的瞬时微小孔洞，从而使外源 DNA 可以通过这些孔洞进入细胞的一个生物物理过程。此方法操作简便、持续时间短、转染率高，可用于瞬时表达及稳定转化，并对不能用磷酸钙或其他方法转染的细胞系均有效。

【器材】

培养瓶（皿）、容量瓶、量筒、滤器、吸管、电脉冲仪、离心机、CO_2 培养箱。

【试剂】

1. HEPES 缓冲液　称取 1.6g NaCl、0.074g KCl、0.027g $Na_2HPO_4 \cdot 2H_2O$、0.2g 葡萄糖和 1.2g HEPES 溶解于 90ml 蒸馏水中，用 0.5mol/L NaOH 调节 pH 至 7.0，再用蒸馏水定容至 100ml，过滤除菌，分装成 5ml 小份，-20℃保存。

2. 10% 胎牛血清培养液。

3. 质粒 DNA　用灭菌去离子水配成 1μg/μl。

4. 0.25% 胰酶消化液。

【操作步骤】

1. 细胞经传代后，在含 10% 胎牛血清培养液中生长至对数生长晚期。

2. 消化收集细胞　用预冷的 HEPES 电穿孔缓冲液重悬洗涤 2 次，然后将细胞以 $0.5 \times 10^7 \sim 1.0 \times 10^7$/ml 的密度重悬于预冷的电穿孔缓冲液中。

3. 取 0.8ml 细胞悬液移入置于冰上的电穿孔杯中，将制备好的质粒 10～20μg 加入其中，混合后冰浴中放置 10 分钟。

4. 将电穿孔杯放在电脉冲仪的正负极之间，电击一次。电击条件按厂家推荐的仪器要求操作。一般电容量为 1050μF，电压在 200～250V 之间，内部阻抗设为无穷大。

5. 电击后将 DNA- 细胞混合液冰浴 10 分钟，使细胞的损伤得以恢复。

6. 将 DNA- 细胞混合液移至 50ml 培养瓶中，加入 10ml 完全培养基，在 37℃ 5% CO_2 培养箱培养。

7. 转染后 36～48 小时，测定细胞的瞬时表达情况，如用于稳定表达，可于转染 48 小时后更换选择培养基筛选。

【注意事项】

1. 电击时的条件　①电场强度：电压太低，细胞膜不能被穿透，DNA 不能进入细胞内；电压太高，会导致细胞不可逆的损伤，甚至死亡。②电击时间：脉冲时程太长、太短都会使转染率下降。最佳时间主要取决于细胞大小。细胞越大，脉冲时程越长。真核细胞转染一般遵循低电场、长时程的原则。③脉冲次数：理想脉冲次数一般为 3～4 次。

2. 细胞状态与体积　对数生长的、分裂活跃的细胞转染效率高。细胞体积越大对电击越敏感，所需电压越小。悬浮生长的细胞比贴壁细胞需要更高的电场强度。

3. DNA 浓度与形态　质粒大小、构象、序列及浓度对转化效率也有影响。线性 DNA 易于稳定转染，环状 DNA 用于瞬时转染。作稳定表达时，DNA 浓度一般在 2～10μg/ml，而作瞬时表达时则需 20～40μg/ml，介导 DNA（如鲑鱼精液 DNA）的使用，也可增加转染效率。

4. 电击缓冲液　电场强度受电击缓冲液离子组成和电导性的影响。通常用 HEPES 缓冲液悬浮细胞，转染效率要高。但在缓冲液中活力较差的细胞，可采用该细胞的培养基作为电击缓冲液。

5．温度　电击前后将细胞冰浴处理，可增强细胞膜收缩，细胞膜上的空隙封闭速度减慢，可使更多的外源基因进入到细胞内，从而提高转染率。但也有人认为某些细胞在室温下也可获得良好的转染效率。主要依据细胞的类型不同而有一定的差异。

6．在电击杯中混匀 DNA 与细胞时不要产生气泡。

六、稳定转染细胞的筛选与鉴定

【原理】

分析基因的功能和表达需要 DNA 稳定转染至宿主细胞染色体，大约只有 $1/10^4$ 的转染细胞有外源 DNA 的稳定整合，通常根据共转染的编码抗生素抗性基因提供的新表型筛选稳定转染细胞。另外，适当的对照可确定目的基因是否具有毒性。

【器材】

弯头吸管、滴管、培养瓶、滤纸片、克隆圈、6 孔板、24 孔板、96 孔板、CO_2 培养箱、倒置显微镜等。

【试剂】

1．完全培养基。

2．选择培养基。

3．胰酶消化液。

【操作步骤】

1．确定抗生素作用的最佳浓度　不同的细胞株对各种抗生素有不同的敏感性，因此在筛选前要做预试验，确定抗生素对所选择细胞的最低作用浓度。

（1）消化、收集细胞：在 24 孔板中接种细胞，接种量以第二天长成 25% 单层为宜，于 37℃ 5% CO_2 温箱培养 20～24 小时。

（2）用含抗生素的培养基筛选稳定细胞系细胞之前，通过梯度实验确定适合该类细胞的最佳药物浓度。各浓度 3 复孔，设正常对照 3 复孔。以 10～14 天细胞全部死亡的浓度为筛选浓度，一般为 400～800μg/ml，筛选稳定表达克隆时可比该浓度适当提高一个级别，维持时使用筛选浓度的一半。

2．转染　按前面的步骤进行，可选用磷酸钙沉淀、脂质体转染或电穿孔转染法。

3．转染 72 小时后按 1:10 的比例将转染细胞在 6 孔板中传代，换为含预试验中确定的抗生素浓度的选择培养基。在 6 孔板内可见单个细胞，继续培养可见单个细胞分裂繁殖形成单个抗性集落，此时可用两种方法挑选单克隆。

（1）滤纸片法：用消毒的 5mm × 5mm 滤纸片浸过胰酶，将滤纸片贴在单细胞集落上 10～15 秒，取出黏附有细胞的滤纸片放于 24 孔板中继续加压培养。细胞在 24 孔板中长满后转入 25cm² 培养瓶中，长满后再转入 75cm² 培养瓶中培养。

（2）有限稀释法：将细胞消化下来后做连续的 10 倍稀释，将每一稀释度的细胞滴加到 96 孔板中培养，7～10 天后，选择单个克隆生长的孔再一次进行克隆。

4．筛选结果鉴定　提取细胞基因组 DNA，PCR 鉴定外源基因；ELISA 或 Western blotting 检测单克隆细胞中外源蛋白的表达情况。由于不同克隆的表达水平存在差异，因此可同时挑选多个克隆选择表达量最高的克隆传代并保种。

【注意事项】

1. 将目的基因导入细胞 ①如目的基因和选择基因在不同的质粒上,则含目的基因的质粒与含选择基因的质粒比大于或等于 5∶1;而对照组只用空白质粒代替含目的基因的质粒。②目的基因与选择基因在同一质粒上,对照组用只含选择基因的质粒。如果对照组有克隆而目的基因转染无克隆,说明基因产物对细胞有毒性。

2. 根据不同基因载体中所含有的抗性标志选用相应的药物,最常用的真核表达基因载体的标志物有潮霉素(hygromycin)和新霉素(neomycin)。

3. 筛选药物浓度取决于培养细胞对药物的敏感性。一般根据细胞存活率选择药物作用浓度,如用 G418 或潮霉素 B,选用在 5 天左右出现细胞大批死亡、2 周全部死亡的浓度作为筛选浓度。对于嘌呤霉素,通常采用在 3~4 天杀死全部细胞的浓度。不同批次的药物活性有一定差异。因此在使用新批次药物时,需要重新测定最佳浓度。对于一些常见的细胞系,通常可以在资料中找到推荐的药物浓度。

4. 利用基因表达产物筛选的标志主要有:腺苷脱氨酶(adenosine deaminase,ADA)、氨基糖苷磷酸转移酶(aminoglycoside phosphotransferase,APH,neo,G418)、博来霉素(bleomycin,phleo,bleo,zeocin)、胞嘧啶脱氨酶(cytosine deaminase,CDA,CD)、二氢叶酸还原酶(dihydrofolate reductase,DHFR)、组氨醇脱氢酶(histidinol dehydrogenas,hisD)、潮霉素磷酸转移酶(hygromycin-B-phosphotsansferase,HPH)、嘌呤霉素 -N- 乙酰转移酶(histidinol dehydrogenase,PAC,puro)、胸腺嘧啶核苷激酶(thymidine kinase,TK)、黄嘌呤 - 鸟嘌呤磷酸核糖转移酶(xanthine guanine phosphoribosyl-transferase,XGPRT,gpt)。

5. 在筛选出转化子后还需要鉴定转染细胞中外源基因的表达状况,其中包括对目的基因和标记基因的鉴定。常用方法有原位杂交、Northern 杂交、免疫组织化学染色等。原位杂交及 Northern 杂交是检测外源基因转录出的 mRNA,免疫组织化学染色则是检测外源基因翻译出的蛋白质。

(杨 华)

实验 23 Western 印迹

Western 印迹(Western blotting)又称为免疫印迹(immuno-blotting),是根据抗原抗体的特异性结合检测样品中特定蛋白的技术。该方法在凝胶电泳和固相免疫测定技术基础上发展而来,既具有十二烷基硫酸钠 - 聚丙烯酰胺凝胶电泳(SDS-PAGE)的高分辨率,又具有固相免疫测定的高特异性和敏感性。Western 印迹可用于定性或半定量检测复杂混合样品中低至 1~5ng(最低可到 10~100pg)的靶蛋白,现已广泛应用于基因的蛋白表达研究、疾病早期诊断和感染性疾病诊断等多个方面。

【原理】

Western 印迹是一种在固相载体上进行的抗原抗体反应。经过 SDS-PAGE 分离的细胞或组织蛋白样品,转移到固相载体(例如硝酸纤维素膜)上,固相载体以非共价键形式吸附蛋白质,且能保持电泳分离的多肽类型及其生物学活性不变。以固相载体上的蛋白质或多肽作为抗原,与对应的抗体(第一抗体)起免疫反应,再与辣根过氧化酶(HRP)或碱性磷酸酶(AKP)或核素标记的第二抗体起反应,经过底物显色或放射自显影以检测电泳分离的目的蛋白,分析基因的表达。甘油醛 -3- 磷酸脱氢酶(GAPDH)是糖酵解反应中的一个酶，该酶的编码基因为管家基因，在细胞或组织中的蛋白质表达量是恒定的，故被广泛用作 Western 印迹实验操作的标准化内参。本实验使用 Western 印迹检测 GAPDH 在肿瘤细胞中的表达。

【器材】

高速低温离心机、恒温水平摇床、电转移装置、冰箱、沸水浴、超净工作台、培养箱、微量离心机、紫外分光光度计、微量移液器、滤纸、硝酸纤维素膜或尼龙膜、X 线片、曝光盒。

【试剂】

1. 聚丙烯酰胺凝胶电泳试剂

（1）30% 丙烯酰胺：将丙烯酰胺 29.2g，N, N′- 亚甲叉双丙烯酰胺 0.8g，加双蒸水至 100ml。滤纸过滤，储于棕色瓶，4℃避光保存。

（2）1.0mol/L Tris-Cl（pH 6.8）：将 12.12g Tris 溶解在 50ml 双蒸水中，用浓盐酸调节 pH 至 6.8，再加双蒸水定容至 100ml，4℃保存。

（3）1.5mol/L Tris-Cl（pH 8.8）：Tris 19.6g 溶解在 50ml 双蒸水中，用浓盐酸调节 pH 至 8.8，再加双蒸水定容至 100ml，4℃保存。

（4）10% SDS：SDS 10g，双蒸水定容至 100ml，室温保存。

（5）10% APS（过硫酸铵）：0.15g APS 溶于 1.5ml 双蒸水中，−20℃保存。

（6）四甲基乙二胺（TEMED）。

2. 5× 上样缓冲液　1.0mol/L Tris-Cl（pH 6.8）0.6ml，甘油 2.5ml，10% SDS 2ml，2- 巯基丙醇 0.5ml，0.1% 溴酚蓝 1ml，双蒸水 3.4ml。

3. 10× 电泳缓冲液　Tris 30.3g，甘氨酸 188g，SDS 10g，加双蒸水至 1L，用时稀释 10 倍。

4. 10× 转膜缓冲液　Tris 30.3g，甘氨酸 144g，加双蒸水 800ml，pH 调至 8.3 后，加双蒸水至 1L。用时取 10× 转膜缓冲液 100ml，加入甲醇 200ml，加双蒸水至 1L。

5. 5× 洗膜缓冲液（5× TBS）　Tris 12.1g，NaCl 40g，加双蒸水 800ml，浓盐酸调 pH 至 7.6，定容至 1L。此为浓贮存液，应用液为 1× TBS。

6. TBST（含 0.1% Tween-20 的 1× TBS 缓冲液）　Tween-20 溶液 1ml，加 1× TBS 定容至 1L，现用现配。

7. 丽春红 S 染液　0.5g 丽春红 S，1ml 冰乙酸，加双蒸水定容至 100ml。

8. 封闭液（5% 脱脂奶粉）　脱脂奶粉 5g，加 1× TBS 定容至 100ml，现用现配。

9. 四甲基乙二胺（TEMED）。

10. GAPDH 抗体。

11. HRP 或 AKP 标记的特异性第二抗体。

12. 化学发光试剂盒。

【操作步骤】

1. 蛋白样品的制备

（1）将培养的肿瘤细胞收集至 1.5ml 微量离心管，500g 离心 5 分钟；弃去培养液，PBS 洗涤 3 次，吸干残留的 PBS，每 1×10^7 个细胞加入 250μl 细胞裂解液，冰上放置 30 分钟（每 10 分钟吹打混匀一次）。

（2）将裂解的细胞于 4℃ 12 000g 离心 30 分钟，弃沉淀，收集上清。

（3）测蛋白浓度，按体积比加入 5× 上样缓冲液后煮沸 5 分钟，蛋白样品置冰上冷却，−20℃保存备用。

2. 十二烷基硫酸钠 - 聚丙烯酰胺凝胶电泳

（1）根据检测蛋白分子量选择相应的凝胶浓度（表 23-1），如 GAPDH 的分子量为 37kDa，可选择配制浓度为 10% 的凝胶。

表 23-1 不同浓度聚丙烯酰胺凝胶电泳分离蛋白质的有效范围

蛋白分子量（kDa）	凝胶浓度（%）
4～40	20
12～45	15
10～70	12.5
15～100	10
25～200	8

（2）制胶

1）按厂商的使用指南用两块干净的玻璃平板和 0.75mm 垫片组装电泳装置中的玻璃平板夹层，并固定在灌胶支架上。

2）根据表 23-2 配制 10ml 浓度为 10% 的分离胶，将分离胶注入玻璃板间隙，为浓缩胶留有足够空间。在顶层注入 500μl 蒸馏水（约 2～3mm 高）覆盖凝胶，以阻止空气中的氧对凝胶聚合的抑制作用。

3）分离胶聚合完成之后，倒掉覆盖水层，用去离子水冲洗凝胶上部 3 次，吸水纸吸干凝胶顶端残存的液体。

表 23-2 配制 10ml Tris- 甘氨酸 SDS- 聚丙烯酰胺凝胶电泳分离胶所用溶液 单位：ml

试剂	8%	10%	12%	15%
ddH₂O	4.6	4.0	3.3	2.3
30% 丙烯酰胺	2.7	3.3	4.0	5.0
Tris（pH 8.8）	2.5	2.5	2.5	2.5
10% SDS	0.1	0.1	0.1	0.1
10% APS	0.1	0.1	0.1	0.1
TEMED	0.006	0.004	0.004	0.004

4）按表 23-3 配制 5ml 浓缩胶，并注入分离胶上端，插入梳子。

表 23-3 配制 Tris- 甘氨酸 SDS- 聚丙烯酰胺凝胶电泳 5% 积层胶所用溶液

试剂	配制不同体积浓缩胶所需要各成分的体积（ml）							
	1	2	3	4	5	6	8	10
ddH₂O	0.68	1.4	2.1	2.7	3.4	4.1	5.5	6.8
30% 丙烯酰胺	0.17	0.33	0.5	0.67	0.83	1.0	1.3	1.7
Tris（pH 6.8）	0.13	0.25	0.38	0.5	0.63	0.75	1.0	1.25
10% SDS	0.01	0.02	0.03	0.04	0.05	0.06	0.08	0.1
10% APS	0.01	0.02	0.03	0.04	0.05	0.06	0.08	0.1
TEMED	0.001	0.002	0.003	0.004	0.005	0.006	0.008	0.01

（3）电泳

1）待积层胶凝集，拔去梳子并用电泳缓冲液冲洗梳孔，固定凝胶于电泳装置上。上下槽均加入1×电泳缓冲液，驱除两玻璃板间气泡，按序上样，并加入已知分子量的蛋白标准。

2）接通电源，电泳。初始电压设置为8V/cm，待染料进入分离胶后，将电压增加到15V/cm，继续电泳直到染料抵达分离胶底部，断开电源。

3. 转膜

1）准备硝酸纤维素膜、海绵和滤纸。甲醇浸泡硝酸纤维素膜1～2分钟，浸泡后膜、海绵和滤纸转入转膜缓冲液中备用。

2）将凝胶从玻璃板剥离，在电转移支架上依次放置海绵、3层滤纸、凝胶、硝酸纤维素膜、另外3层滤纸及海绵。支架夹紧后放入电转移槽内，凝胶一侧放在阴极端，膜一侧放在阳极端。

3）连接电转仪，设置电压40V（电流0.17～0.2A），转移1.5～6小时，转移时间可根据靶蛋白的大小来定，蛋白质分子量小需时短，分子量大需时长。转移过程中要随时观察电压的变化，如有异常应及时调整。

4）转膜结束后，取出电转移支架中硝酸纤维素膜，用铅笔在膜的上缘做好标记。

4. 封闭

（1）硝酸纤维素膜置于丽春红染料中染色3～5分钟，用剪刀剪去周围空白，观察膜上蛋白。用蒸馏水洗去丽春红染料。

（2）硝酸纤维素膜置于封闭液中，摇床上缓慢摇动，封闭1小时。

5. 抗体免疫反应

（1）一抗孵育

1）按照说明书以一定比例（1∶2000）在10ml封闭液中稀释抗GAPDH小鼠单克隆抗体。

2）硝酸纤维素膜正面朝上，置于一抗稀释液中，4℃孵育过夜。

（2）二抗孵育

1）取出硝酸纤维素膜，用TBST洗涤3次，每次5分钟。

2）按照说明书在10ml封闭液中稀释（1∶3000）兔抗小鼠IgG-HRP酶标抗体。

3）洗膜完成后，硝酸纤维素膜正面朝上，放置于二抗稀释液中，室温孵育1小时。

6. 显色（化学发光法）

（1）取出硝酸纤维素膜，用TBST洗涤3次，每次5分钟。

（2）按照试剂盒操作说明，取化学发光试剂A液和B液各0.5ml，混匀后覆盖在硝酸纤维素膜上有蛋白一侧，膜与液体充分接触，反应1分钟。

（3）将膜取下，用吸水纸轻轻将膜上多余的液体吸掉，将膜置于暗盒内。

（4）在暗室内，在膜上覆盖一块与膜等大的X线胶片，置于曝光盒内，使膜与X线胶片紧密接触，曝光数秒至数分钟（视荧光强弱而定）。

（5）将胶片取下置显影液中显影5～10分钟，可看到有条带出现。

（6）取出胶片，蒸馏水漂洗后浸入定影液中定影10分钟。

（7）取出胶片，自来水冲洗后晾干。

（8）将膜上标记的蛋白标准分子量的位置在胶片上标出，保存胶片。

【结果讨论】

膜上相应位置可见蛋白质条带，与已知分子量蛋白标准比较，可分析阳性（显色）条带的分子量大小,而且根据信号(颜色)强弱可分析蛋白表达量。结果显示 GAPDH 蛋白的分子量约为 37kDa(图 23-1)。

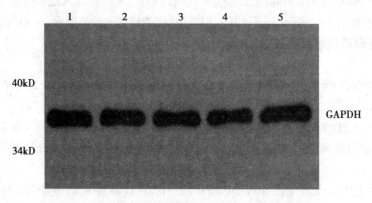

图 23-1 Western 印迹检测肿瘤细胞 GAPDH 蛋白的表达

【注意事项】

1. 免疫印迹杂交的敏感性与检测系统有关。因此,凝胶电泳时的蛋白上样量应该保证被检测抗原量不至于太低,如果过低应该重新纯化和浓缩使用,或者做一次梯度稀释。

2. 凝胶通常在 0.5～1 小时内凝集最好,过快表示 TEMED、APS 用量过多,此时胶太硬、易龟裂,且电泳时容易烧胶。太慢则说明试剂用量不够或者系统实际不纯或失效。未聚合的丙烯酰胺具有神经毒性,对皮肤有刺激作用,故操作时应避免将溶液溅在手上。过硫酸铵应现配现用。也可分装成小管,冻存于冰箱中备用。

3. 分离胶不要倒得太满,需要有一定的浓缩胶空间,否则起不到浓缩效果。

4. 加样前样品应先离心,尤其是长时间放置的样品,以减少蛋白质条带的拖尾现象。

5. 取出凝胶后应注意分清上下,可用刀片切去凝胶的一角作为标记(如左上角),转膜时也可用同样的方法对膜做标记(如左上角),以分清正反面和上下关系。

6. 转膜时应依次放好膜与凝胶所对应的电极,即凝胶对应负电极,膜对应正极。

7. 因为膜的疏水性,膜必须首先在甲醇中完全浸湿,且在以后的操作中,膜也必须随时保持湿润。

(严永敏)

实验 24 双向聚丙烯酰胺凝胶电泳

双向聚丙烯酰胺凝胶电泳(two-dimensional polyacrylamide gel electrophoresis,2D-PAGE)是根据蛋白质的等电点和分子量大小,分别在凝胶介质二维空间上对蛋白质和肽等生物大分子进行等电聚焦电泳和 SDS-聚丙烯酰胺凝胶电泳(SDS-PAGE)来分离与纯化蛋白质的方法。2D-PAGE 首先由 O'Farrall 和 Klose 分别在 1975 年建立,是一种分离分析从细胞、组织或其他生物样本中提取的蛋白质混合物最有效的电泳手段。近年来经过多方面改进已成为目前常用的并且是唯一的一种能够连续在同一块胶上分离数千种蛋白质的方法。2D-PAGE 与质谱技术和生物信息学技术联合,在很大程度上提高了蛋白质分析的分辨率和精确度,已经成为蛋白质组研究中的核心技术之一。

【原理】

双向聚丙烯酰胺凝胶电泳由任意两个单向聚丙烯酰胺凝胶电泳组合而成,第一向电泳后在与它垂直的方向上再进行第二向电泳。第一方向上按照等电点(isoelectric point,pI)高低在 pH 梯度胶中进行等电聚焦(isoelectric facusing,IEF)电泳将其分离,在第二方向按照相对分子质量大小在垂直方向或水平方向进行 SDS-PAGE 第二次分离,将等电点相同或相近的蛋白质进一步分开。样品经过电荷和质量两次分离后,得到等电点和分子量等信息,电泳的结果不是带而是点。

根据第一向等电聚焦条件和方式的不同,可将 2DE-PAGE 分为 3 种系统。第一种是 ISO-DALT 系统。在 ISO-DALT 系统中,等电聚焦在聚丙烯酰胺管胶中进行,载体两性电解质在外加电场作用下形成一个由阳极(酸性环境)到阴极(碱性环境)逐步增加的线性 pH 梯度(预电泳)。当蛋白质在此体系中泳动时,不同的蛋白质会向与其所带电荷相反的电极方向移动,最终都聚焦于与其 pI 相当的 pH 位置上,形成不同的蛋白质区带。但随着聚焦时间的延长,pH 梯度不稳,易产生阴极漂移。目前在样品分析中趋向于选用超薄水平板式,具有分析样品多、两性电解质用量少、结果重复性好等优点。第二种是非平衡 pH 梯度凝胶电泳(non-equilibrium pH gradient gel electrophoresis,NEPHGE),主要用于分离碱性蛋白质(pH > 7.0)。在 NEPHGE 中,蛋白被加在 pH 7~10 或 pH 3.5~10 凝胶的酸性部分,电泳时间相对较短(取决于蛋白的特性)。如果聚焦达到平衡状态,碱性蛋白会离开凝胶基质而丢失。因此,在等电区域的迁移须在平衡状态之前完成,但很难控制。NEPHGE 的重复性与载体两性电解质、聚焦时间、凝胶长度和样品的组成有关。第三种是 IPG-DALT 系统。IPG-DALT 的第一向电泳采用一种具有弱酸或弱碱的丙烯酰胺衍生物滴定时,在滴定终点附近形成 pH 梯度并参与丙烯酰胺共价聚合,形成固定的、不随环境电场等条件变化的、近似线性的 pH 梯度凝胶。固相 pH 梯度(immobilized pH gradient,IPG)形成后,带电的蛋白质分子便开始向自己的等电点位置迁移,直到到达自己的等电点。IPG 胶的 pH 梯度稳定,不依赖于外加电场,聚集准确,能消除传统 IEF 阴极漂移的问题,显著提高了双向凝胶电泳结果的重复性。固相 pH 梯度与载体两性电解质 pH 梯度的区别在于前者的分子不是两性分子,在凝胶聚合时才形成 pH 梯度,不随环境电场条件的改变而改变;后者是两性分子,在电场中迁移到自己的等电点后才形成 pH 梯度。IPG-IEF 比传统的 IEF 具有更高分辨率、更大的上样量,其分辨率最高可达 0.001pH,是目前分辨率最高的电泳方法之一。

第二向电泳为 SDS-PAGE,与其他 SDS-PAGE 原理完全相同。蛋白质样品经过双向聚丙烯酰胺凝胶电泳后,根据蛋白质的上样量对胶进行考马斯亮蓝染色、银染或荧光染色,然后用相关软件对电泳图像进行分析。

目前常使用预制胶条(IPG)用于蛋白质的等电聚焦分离。下面以固相 pH 梯度等电聚焦为例介绍双向聚丙烯酰胺凝胶电泳。

【器材】

IPG 固相胶条(pH 3~10,18cm)、水化盘、聚焦盘、胶条槽、平口镊子、矿物油、滤纸、摇床、灌胶槽、高压电泳仪、等电聚焦电泳槽、垂直板电泳槽、玻璃板、细胞、低温高速离心机、磁力搅拌器、移液器、薄尺、光密度扫描仪。

【试剂】

1. IPG 缓冲液 pH 3.0~10.0,可直接购买。

2. 样品裂解缓冲液(8mol/L 尿素,4% CHAPS,40mmol/L DTT,2% 载体两性电解质) 取

12.0g 尿素、1.0g CHAPS、500μl 载体两性电解质、154mg DTT，用蒸馏水定容至 25ml。临用前加入 PMSF。

3．1% 溴酚蓝溶液　100mg 溴酚蓝溶于 10ml 蒸馏水中。4℃保存。

4．水化溶液（8mol/L 尿素，2% CHAPS 或 NP-40，2% IPG 缓冲液或载体两性电解质，0.28% DTT，0.0002% 溴酚蓝）　取 12g 尿素、0.5g CHAPS、500μl 两性电解质载体或 IPG 缓冲液、70mg DTT（临用前加）、50μl 1% 溴酚蓝溶液，用蒸馏水定容至 25ml。

5．平衡缓冲液 I［50mmol/L Tris-Cl（pH 8.8），6mol/L 尿素，30% 甘油，2% SDS，0.002% 溴酚蓝，1% DTT］　取 1.211g Tris、72.1g 尿素、60g 甘油、4g SDS、400μl 1% 溴酚蓝溶液，用蒸馏水定容至 200ml。使用前加入 1% DTT。

6．平衡缓冲液 II　50mmol/L Tris-Cl（pH 8.8），6mol/L 尿素，30% 甘油，2% SDS，0.002% 溴酚蓝。使用前加入 5% 碘乙酰胺。

7．30% 丙烯酰胺贮液　称取 14.55g 丙烯酰胺（Acr）、0.45g 甲叉双丙烯酰胺（Bis），先加少量水溶解后，加水至 50ml，过滤，4℃棕色瓶保存。

8．10% 过硫酸铵　称取 0.1g 过硫酸铵溶于 1ml 蒸馏水中，在 4℃冰箱中可保存 3～4 周。

9．10% SDS　称取 10g SDS 溶于 100ml 蒸馏水中，室温保存。

10．1.5mol/L Tris-Cl 缓冲液（pH 8.8）　称 18.2g Tris 溶解在 80ml 双蒸水中，用浓 HCl 调节 pH 至 8.8，再用双蒸水定容至 100ml，4℃保存。

11．电泳缓冲液（0.1% SDS，0.19mol/L 甘氨酸，0.025mol/L Tris）　称取 3.0g Tris、14.4g 甘氨酸、1g SDS，用蒸馏水定容至 1000ml。

12．琼脂糖封胶液（25mmol/L Tris，192mmol/L 甘氨酸，0.1% SDS，0.5% 琼脂糖，0.002% 溴酚蓝）　取 0.5g 琼脂糖、200μl 1% 溴酚蓝溶液，用电泳缓冲液定容至 100ml。

13．固定液（10% 三氯乙酸）　称取 10g 三氯乙酸，加蒸馏水定容到 100ml。

14．染色液（0.25% 考马斯亮蓝 R-250 染色液）　取考马斯亮蓝 R-250 2.5g、甲醇 450ml、冰乙酸 100ml、蒸馏水 450ml，过滤后使用。

15．脱色液　甲醇 400ml，冰乙酸 100ml，蒸馏水 500ml。

【操作步骤】

1．样品制备（蛋白提取）

（1）消化、收集细胞，PBS 漂洗 3 次（1000g 离心 5 分钟），弃上清液，再次离心，去尽残液。

（2）加入样品裂解缓冲液（1×10^6 个细胞大约加入 100μl 裂解液），50μg/ml RNase 及 200μg/ml DNase，在 4℃放置 15 分钟。

（3）4℃ 40 000g 离心 1 小时以去除不溶的细胞碎片和 DNA。

（4）吸取上清并用 Brandford 法定量蛋白，分装后 -80℃保存备用。

2．IPG 干胶条的再水化（重泡涨）、等电聚焦

（1）从冰箱中取出 -20℃冷冻保存的 IPG 胶条（18cm，pH 3～10），室温中放置 10 分钟。

（2）沿着聚焦盘或水化盘中槽的边缘自左而右线性加入适量含有样品的水化液。在槽两端各 1cm 左右不要加样，中间的样品液一定要连贯。注意：不要产生气泡，否则影响胶条中蛋白质的分布。

（3）当所有的蛋白质样品都已经加入到聚焦盘或水化盘中后，用镊子从酸性端（标有 +端）一侧轻轻地剥去 IPG 胶条的保护膜。

（4）用镊子夹住 IPG 胶条碱性端，胶面朝下，使得 IPG 胶条酸性端朝胶条槽的尖端方向放入胶条槽中，慢慢下压胶条，并前后移动，避免生成气泡，最后放下 IPG 胶条平端（阴极），使水化液浸湿整个胶条，并确保胶条的两端与槽两端的电极接触。

（5）放置 30～45 分钟使大部分样品被胶条吸收，在 IPG 胶条上覆盖适量矿物油，防止胶条水化过程中液体的蒸发。需缓慢加入矿物油，沿着胶条，使矿物油一滴一滴慢慢加在塑料支撑膜上。

（6）对好正、负极，盖上盖子。设置等电聚焦程序：IPG 胶条水化的电压、温度和时间；等电聚焦电泳时的梯度电压和温度。电泳参数见表 24-1。

表 24-1　凝胶水化同时加样的电泳参数

温度	20℃	最大电流	0.05mA/ 每根胶条
样品体积	350μl（凝胶长度 18cm）	最大电压	8000V
凝胶水化	30V		10～15 小时（水化）
初始 IEF	200V		1 小时
	500V		1 小时
	500～8000V		30 分钟
IEF 到稳态	8000V		3 小时（IPG 3～10）

（7）聚焦结束的胶条平衡后，立即进行第二向 SDS-PAGE 电泳，如无法及时进行，则将胶条置于样品水化盘中，−20℃冰箱保存，电泳前取出胶条，室温放置 10 分钟，使其溶解。

3. IPG 胶条的平衡

（1）将聚焦好的胶条胶面朝上放在一份干的厚滤纸上。将另一份厚滤纸用 MilliQ 水浸湿，挤去多余水分，然后直接置于胶条上，轻轻吸干胶条上的矿物油及多余样品。这样可以减少凝胶染色时出现的纵条纹。

（2）将胶条转移至溶涨盘中，加入 5ml 胶条平衡缓冲液Ⅰ。将样品水化盘放在水平摇床上缓慢摇晃 15 分钟。

（3）第一次平衡结束后，彻底倒掉或吸掉样品水化盘中的胶条平衡缓冲液Ⅰ，并用滤纸吸取多余的平衡液（将胶条竖在滤纸上，以免损失蛋白或损坏凝胶表面）。再加入胶条平衡缓冲液Ⅱ，继续在水平摇床上缓慢摇晃 15 分钟。

4. SDS-PAGE

（1）配制 12% 的丙烯酰胺凝胶，上部留 1cm 的空间，用 MilliQ 水、乙醇或水饱和正丁醇封胶，保持胶面平整。聚合 30 分钟。一般凝胶与上方液体分层后，表明凝胶已基本聚合。12% 分离胶配方见表 24-2。

（2）待凝胶凝固后，倒去分离胶表面的 MilliQ 水、乙醇或水饱和正丁醇，用 MilliQ 水冲洗。

（3）用滤纸吸去 SDS-PAGE 聚丙烯酰胺凝胶上方玻璃板间多余的液体。将处理好的第二向凝胶放在桌面上，长玻璃板在下，短玻璃板朝上，凝胶的顶部对着自己。

（4）第二次平衡结束后，彻底倒掉或吸掉样品水化盘中的胶条平衡缓冲液Ⅱ，并用滤纸吸取多余的平衡液（将胶条横向竖立在滤纸上，以免损失蛋白或损坏凝胶表面）。

（5）将 IPG 胶条从样品水化盘中移出，用镊子夹住胶条的一端使胶面完全浸末在电泳缓冲液中漂洗数次，然后将胶条胶面朝上放在凝胶的长玻璃板上。

表 24-2　12% 分离胶配方

试剂	体积
30% 丙烯酰胺储液	66.7ml
1.5mol/L Tris-Cl 缓冲液	40ml
10% SDS	1.6ml
10% APS	1.6ml
TEMED	35μl
去离子水（ddH$_2$O）	50.1ml
共计	160ml

（6）将放有胶条的 SDS-PAGE 凝胶转移到灌胶架上，短玻璃板一面对着自己。用一薄尺轻轻地将胶条向下推，使整个胶条下部边缘与聚丙烯酰胺凝胶胶面完全接触。注意不要在胶条下方产生任何气泡。

（7）最后加入低熔点琼脂糖封胶液封顶，在低熔点琼脂糖封胶液完全凝固后，将凝胶转移至电泳槽中。

（8）在电泳槽中加入电泳缓冲液后，接通电源，起始时用的低电流（5mA/gel/18cm）或低电压，待样品在完全移出 IPG 胶条，浓缩成一条线后，再加大电流（或电压）（20～30mA/gel/18cm），待溴酚蓝指示剂达到底部边缘时即可停止电泳。

（9）电泳结束后，轻轻撬开两层玻璃，取出凝胶，并切角以作记号（戴手套，防止污染胶面）。

5. 凝胶的固定、染色及脱色　电泳结束后，取出凝胶，置于 10% 三氯乙酸溶液内固定 2 小时左右，弃去固定液，加 0.25% 考马斯亮蓝 R-250 染色液染色 2～4 小时，然后用脱色液脱色，直至背景清晰。

6. 图像分析及数据处理　将染色后的凝胶放在 GSO710 光密度扫描仪上，扫描后的图像用 PDQUEST2OD 软件分析，选择部分匹配的蛋白质斑点进行比较。

【注意事项】

1. 实验所用化学试剂纯度要高，至少是分析级。尤其是制备凝胶应选用高纯度的试剂，否则会影响凝胶聚合与电泳效果。

2. 蛋白质样品的准备是 2D-PAGE 的关键　样品裂解缓冲液应新鲜配制。样品制备的影响因素包括蛋白质的溶解性、分子量、电荷数及等电点等。对于不同的样品性质及研究目的，其方法也不尽相同。整个提取过程中应尽可能多地使组织或细胞中的蛋白质溶解于裂解液中，尽量减少提取过程中蛋白质的降解和丢失，尤其是对低丰度的蛋白质。

3. IPG 胶条的 pH 范围可通过预试验确定　首先采用宽 pH 范围的胶条，确定蛋白的分布范围，通常采用 pH 3～10 的胶条。如果 pH 线性分布的胶条分离效果不好，可采用非线性胶条。从冰箱中取出的胶条一定要先解冻。IPG 干胶条在用于 IEF 前必须水化（泡涨）。

4. 进行电泳的器材均应严格清洗　操作 IPG 胶条和与之接触的设备时应戴手套，有助于减少蛋白质污染而造成的人为斑点。

5. 在样品处理后，上样量的选择对获得高质量的 2D-PAGE 图谱也很重要。上样量提高有利于低丰度蛋白质检测；但上样量过高，高丰度蛋白质的斑点过大会影响其他蛋白质点的分离和分析。样品上样量过低和过高都会影响 2D-PAGE 的蛋白质斑点数。还必须考虑所使用染色方法的灵敏度，进而决定合适的蛋白质上样量。

6. 样品既能通过加入水化液中上样，也能利用样品杯（样品浓度 5～10mg/ml，样品体积 20～100μl）或纸桥直接在泡涨后的胶条上加样。水化时加入样品，样品溶液体积需根据 IPG 胶条大小调整（18cm 长 IPG 胶条约需 350μl 样品溶液），以保证水化后没有多余的样品留在水化盘中。最好检查高分子量蛋白、碱性蛋白或膜蛋白是否进入 IPG 胶中。

7. 在等电聚焦过程中，如果聚焦盘中还有很多的溶液没有被吸收，留在胶条的外面，这样就会在胶条的表面形成并联的电流通路，而在这层溶液中蛋白质不会被聚焦，会导致蛋白的丢失或是图像拖尾。为了减少形成并联电流通路的可能性，可以先将胶条在溶胀盒中进行溶胀，然后再将溶胀好的胶条转移到聚焦盘中。在转移过程中，要用湿润的滤纸仔细地从胶条上吸干多余的液体。

8. 使用 IPG 胶条进行等电聚焦时，不要进行预聚焦，否则会因为胶的电导非常低导致样品很难进入胶条。上样附近有水析出是因为样品盐浓度过高，可脱盐或稀释样品，低电压上样，延长样品进入胶的时间。为使样品进入胶的效率增加，采用 30V 低电压水化。在聚焦过程中提高电压可以提高蛋白质的分辨率，但如果电压过高将产生大量的热量，反而不利于蛋白质的分离。在 IEF 过程中电压递增的幅度不能过大，应由初始低电压缓慢递增，以促进样品蛋白质进入 IPG 胶条，然后再以高电压聚焦。聚焦时间与 IPG 胶条的长度、pH 范围有关，短的 IPG 胶条或宽 pH 梯度范围 IPG 胶条聚焦时间短。

9. 电泳时，电泳仪与电泳槽间正、负极不能接错，以免样品反方向泳动。IEF 结束后，如果 IPG 胶条暂时不进行第二向电泳，可于 −70℃ 保存，但在第二向电泳前一定要进行胶条平衡，以便于分离的蛋白质与 SDS 完整结合，使 SDS-PAGE 电泳能顺利进行。

10. 第二向 SDS-PAGE 有垂直和水平两种方式。垂直方式的特点是可以同时走多张胶，且可以是较厚的凝胶，有利于提高上样量，电泳后可有足够的蛋白量进行进一步分析；缺点是需要大量的缓冲液，电泳时间长，分辨率低，不便于保存。水平电泳的特点是分辨率高，速度快，灵敏度高，凝胶大小、厚度可任选，可用半干技术。

11. 2D-PAGE 分离的蛋白质能否完全被显示是获得理想双向凝胶电泳图结果的关键环节之一，目前常用的显示检测方法有核标记法、染料分子标记法、荧光标记法、金属或重金属离子标记法等。考马斯亮蓝染色是经典的蛋白质染色方法，具有染色过程简单、所需配制试剂少、操作简便、无毒性、染色后的背景及对比度良好、与下游的蛋白质鉴定技术兼容性好等优点，其缺点在于灵敏度低，检测蛋白质的极限是 8～10ng，对于低丰度蛋白难以显色，由于其价格低廉、重复性好，所以仍是实验室常用的染色方法，一般的检测分离都可以应用。

12. 2D-PAGE 图谱斑点纷繁复杂，必须依靠图像分析软件进行图像扫描和加工、斑点检测和定量、背景消减、斑点配比和数据库构建等在内的图像分析，目前应用较为广泛的图像分析软件有 PDQuest、ImageMaster 2D Elite、Melanie、BioImage Investigator 等，分辨率较高，功能齐全。尽管如此，仍不可避免有约 10% 的未检出点和假点，需要手工添加、删除和分割。

（杨　华）

实验 25　*HLA* 基因分型

人类白细胞抗原（human leukocyte antigen，HLA）基因是位于人类第 6 号染色体短臂上的一组紧密连锁的基因群，是目前人体中最具有多态性的遗传系统，其由 3 类基因组成，即

Ⅰ类基因、Ⅱ类基因和Ⅲ类基因。HLA 系统是机体免疫系统的重要组成部分，在机体的抗原递呈和免疫应答中发挥重要作用。*HLA* 基因与人类多种疾病的发生、发展和预后密切相关。HLA 抗原的准确分型无论对于基础研究，还是临床应用都有重要意义。随着分子生物学理论和技术的不断发展，HLA 抗原分型经历了血清学分型、细胞学分型和 DNA 分型 3 个阶段。血清学分型借助的是微量淋巴细胞毒试验（micro lymphocytotoxicity test）或称补体依赖的细胞毒试验（complement dependent cytotoxicity test，CDC）。细胞学分型技术指的是通过纯合分型细胞（homozygote typing cell，HTC）及预致敏淋巴细胞试验（primed lymphocyte test，PLT）对 HLA 分型。DNA 分型方法近年来在研究和应用方面发展非常快，有取代其他方法的趋势。DNA 分型方法主要分为两种：基于核酸序列识别的方法和基于序列分子构型的方法。基于核酸序列识别的方法中的聚合酶链反应 - 序列特异性引物法（polymerase chain reaction-sequence specific primer，PCR-SSP）具有操作简单、对实验设备要求不高、扩增后处理过程简单的特点。本实验教材以 PCR-SSP 为例，对 *HLA* 基因分型加以介绍。

【原理】

PCR-SSP 是目前采用的 *HLA* 基因分型方法中最为简便快速的方法。其原理是根据 *HLA* 核苷酸碱基序列的多态性和已知的 DNA 序列，设计出一套针对每一等位基因特异性（allele-specific）或组特异性（group-specific）的引物——序列特异性引物（sequence specific primer，SSP）。通过特定的 PCR 反应体系扩增各等位基因的型别特异性 DNA 片段，产生相对应的特异性扩增产物条带，然后通过凝胶电泳检测 PCR 产物。根据是否得到 PCR 产物以及产物的片段大小来判断 *HLA* 基因型。

【器材】

PCR 扩增仪、电泳仪、电泳槽、制胶设备、凝胶成像系统、恒温水浴锅、分光光度计、高速离心机、漩涡混匀器、微量移液器、吸头、Eppendorf 管。

【试剂】

1. DNA 快速抽提试剂盒。

2. PCR-SSP 基因分型试剂盒。

3. 0.5×TBE 缓冲液。

4. *Taq* 酶（5U/μl）。

5. 100～1000bp DNA marker。

6. 1.0% 溴化乙锭应用液。

7. 琼脂糖。

8. 无水乙醇。

【操作步骤】

1. 全血 DNA 的提取

（1）取抗凝血 2～3ml，室温 2500g 离心 10 分钟。

（2）提取 200μl 白细胞膜至 1.5ml Eppendorf 管中。

（3）加入 20μl QIAGEN Protease。

（4）加入 200μl Buffer AL，充分混匀 15 秒。

（5）56℃水浴 10 分钟。

（6）加 200μl 无水乙醇，充分混匀 15 秒。

（7）将所有混合液移入 QIAamp Spin Column（吸附柱），6000g 离心 1 分钟，弃收集管，将吸附柱放入另一收集管中。

（8）加入 500μl Buffer AW1，6000g 离心 1 分钟，弃收集管，将吸附柱放入另一收集管中。

（9）加入 500μl Buffer AW2，20 000g 离心 3 分钟，弃收集管，将吸附柱放入无菌 1.5ml Eppendorf 管中。

（10）加入 200μl Buffer AE，室温放置 1 分钟，然后 6000g 离心 1 分钟。

（11）1.5ml Eppendorf 管中滤液即为实验用样本 DNA。

（12）用分光光度计测定样本 DNA 浓度及纯度，用 Buffer AE 调整样本 DNA 浓度至合适上样浓度（浓度在 75～125ng/μl 之间，A_{260}/A_{280} 比值在 1.65～1.80 之间较为理想）。

2. PCR 扩增（PCR-SSP 基因分型试剂盒）

（1）将 96 孔 SSP 板及 PCR 缓冲液取出，室温下平衡，标记样本号；取出 *Taq* 酶，置于冰盒上；取出无菌双蒸水和待测样本 DNA。

（2）加 270μl 无菌双蒸水和 7.5μl *Taq* 酶于 PCR 缓冲液管中，振荡混匀。

（3）取上述混合液 8μl 加至 SSP 板的阴性对照孔（右下孔）。

（4）加 80μl 样本 DNA 至混合液中，振荡混匀；除阴性对照孔外，每孔加上述混合液 8μl。加入后孔内颜色由黄色变为红色。加样时请注意避免交叉污染。

（5）用密封条密封反应板，放入 PCR 扩增仪，盖上加热盖，开始扩增。

PCR 扩增程序如表 25-1 所示。

表 25-1　PCR 扩增程序

循环数	步骤	温度（℃）	时间（秒）
1	1	96	60
5	1	96	25
	2	70	50
	3	72	45
21	1	96	25
	2	65	50
	3	72	45
4	1	96	25
	2	55	60
	3	72	120
Hold	1	12	Forever

扩增后的样本可存放于 4℃冰箱内，如需保存 2 周以下，应存放于 −20℃冰箱内。

3. 琼脂糖凝胶电泳及成像

（1）制板：称取 2.0g 琼脂糖，加入 0.5×TBE 电泳缓冲液 100ml，微波炉加热使琼脂糖完全溶解，冷却至 60℃加入 1% 溴化乙锭应用液 3μl，充分混匀后倒入制胶槽中，将加样梳置于相应位置，冷却 30 分钟至凝胶完全成型，取下加样梳，将凝胶置于盛有 0.5×TBE 电泳缓冲液的电泳槽内。

（2）上样：取 6μl 扩增产物依次加至凝胶上样孔内，同时取 6μl DNA marker 加至固定位置（每排都应加 DNA marker 至少 1 孔）。

（3）电泳：上样结束后，将电泳槽与电泳仪连通，设置电泳恒定电压为 150V，电泳时间为 25 分钟，开始电泳。

(4) 凝胶成像：电泳结束后，取出凝胶，放至凝胶成像系统拍摄成像并保存。

4. 实验结果判读

(1) 阴性对照孔应无条带出现，若有，则表示 SSP 板被 DNA 污染。

(2) 除阴性对照孔，每个孔内均需出现一条内控带，分子量不一，若无此内控带，则表明该孔反应体系可能有问题或没有加入样本 DNA。

(3) 对照试剂盒提供的读板纸，记录出现阳性条带的孔位（注意阳性条带的分子量大小应与读板纸上提供的分子量大小相符）。

(4) 将阳性孔位结果输入相应公司提供的 *HLA* 基因分型 SSP 分析软件，得出 *HLA* 基因分型结果。

【结果讨论】

1. *HLA* 是目前所知人体最复杂的基因系统之一，呈高度的多态性，有几十个基因座位，每个基因座位又有几十个等位基因，且呈共显性表达。理论推测的 HLA 分型数量巨大，但对一个具体的民族来说并非如此。世界上各个民族人群的 *HLA* 多态性和单元型都有各自的特点，即某些 *HLA* 基因具有人种特异性。当进行 *HLA* 基因分型分析时，对某些罕见基因型结果的出现应特别注意。

2. 目前常见的 *HLA* 基因分型技术有 PCR-RFLP 分型法、PCR-SSOP 分型法、PCR-SSP 分型法、PCR-SSCP 法及 SBT 分型法等。每一种 *HLA* 基因分型法均有其独特的优点，如能配合使用，则能大大提高分型能力。实际应用中，由于 PCR-SSP 分型法的敏感性较高、特异性强、操作简便、耗时较少并且不需要特殊仪器设备，已经成为临床实验室开展 *HLA* 基因分型最常用的方法。

3. PCR-SSP 分型技术的关键是特异引物的设计，可通过提高退火温度、加入内源性阳性对照等措施，确保产物的特异性和反应体系的特异性。该方法最大的特点是操作简单，分辨率可从低到高、成本低、对实验设备要求不高。PCR-SSP 多用于单一位点的基因分型如 *DRB1*04* 等高分辨度分型，也可对 HLA-I、U 类抗原同时分型。

【注意事项】

1. PCR-SSP 技术的原理是基于引物序列与基因组（模板）DNA 的严格互补结合，因此使用的 *Taq* 多聚酶应该无 $3' \rightarrow 5'$ 外切酶活性。否则，其外切酶的作用可能修正错配的引物 - 模板复合物，导致错配延伸，出现假阳性结果。*Taq* 酶是影响扩增效率的主要因素，应保证其产品质量、合适的贮藏温度及在有效期内使用。

2. 样本 DNA 浓度要合适，理想浓度在 $75 \sim 125 ng/\mu l$ 间；纯度要高，理想 A_{260}/A_{280} 比值在 $1.65 \sim 1.80$ 间。

3. 由于 PCR-SSP 技术对污染的 DNA 较为敏感，注意加样时使用带有滤膜的吸头；在吸取含有不同 SSP 和基因组 DNA 溶液后，一定要更换吸头；用加样器吸取或混匀溶液时避免产生气泡、产生气溶胶状 DNA，造成污染。

4. 制备凝胶时，在凝胶和梳子之间（加样孔旁）应避免黏附气泡。

5. 采用扩增管进行 HLA 分型时，特别注意每一扩增管中 SSP 的特异性，应该做好标记，并有规律地排列、放置和加样，避免出现混乱，使分型结果错误。

6. 凝胶电泳时使用的 DNA 染料（溴化乙锭）是致突变剂，操作时应戴手套，并注意在规定的范围内操作，废液或废物应妥善处理。

7. 用紫外灯观察凝胶结果时，应使用透明的紫外光线隔离板，避免直视紫外光。

【临床意义】

HLA 基因分型主要用于器官移植、法医鉴定、人类学研究和免疫性疾病诊断等领域。

（陈学杰）

实验26　乙型肝炎病毒基因分型（芯片法）

基因芯片（又称 DNA 芯片、生物芯片）技术是建立在基因杂交技术上的一种高效、快速的核酸序列分析手段，系指将大量（通常每平方厘米点阵密度高于 400）探针分子固定于支持物上，然后与标记的样品分子进行杂交，通过检测杂交信号的强度及分布来获取样品分子的数量和序列信息。通俗地说，就是通过微加工技术，将数以万计、乃至百万计的特定序列的 DNA 片段（基因探针）有规律地排列固定于 $2cm^2$ 的硅片、玻片等支持物上，形成一个基因方阵，与计算机的电子芯片十分相似，所以被称为基因芯片。

基因芯片技术由于同时将大量探针固定于支持物上，所以可以一次性对样品大量序列进行检测和分析，从而解决了传统核酸印迹杂交（Southern blotting 和 Northern blotting 等）技术操作繁杂、自动化程度低、操作序列数量少、检测效率低等不足。而且，通过设计不同的探针阵列、使用特定的分析方法可使该技术具有多种不同的应用价值，如基因表达谱测定、实变检测、多态性分析、基因组文库作图及杂交测序等。

【原理】

本实验依据乙型肝炎病毒（HBV）基因组中编码表面抗原的 *S* 基因的编码区为扩增靶区域，设计特异性引物及各型特异性探针。将型特异性探针固定在玻片上制备低密度基因芯片，然后与 HEX 荧光素标记引物扩增的靶片段杂交，荧光扫描仪对杂交信号的强度进行测定，从而对样品进行基因分型。

【器材】

硅烷化芯片基片、微阵列点样仪、荧光扫描仪、PCR 仪、杂交仪、干燥箱、电热恒温水浴、摇床、离心机、微量加样器、培养皿、染缸、洗耳球、容量瓶、量筒、烧杯、移液管、洗瓶、镊子、滤纸等。

【试剂】

1. 硼氢化钠还原试剂　1g $NaHB_4$ 溶于 300ml PBS 中，加入 100ml 乙醇，现配现用。

2. 杂交液　0.01mol/L 磷酸钠（pH 6.8），1mmol/L EDTA（pH 7.6），0.5% SDS，100μg/ml 鲑精 DNA，0.1% 脱脂奶粉。

3. 20×SSC　3mol/L NaCl，0.3mol/L 枸橼酸钠，调节 pH 至 7.0。

4. 3×SSC　用 20×SSC 溶液稀释。

5. 洗涤 I　含 0.2% SDS 的 2×SSC 溶液。

6. 洗涤 II　含 0.1% SDS 的 0.1×SSC 溶液。

7. 5% 戊二醛　用 0.01mol/L 的 PBS 溶液稀释。

8. 5′ 端氨基修饰的寡核苷酸探针和 HEX 荧光素标记的引物　在从事寡核苷酸合成的生物技术公司订购。

（1）在 HBV 基因组前 C 区保守段设计一对 PCR 引物：上游引物为 5′CCCTTCTTCGTCTGCCGTTCC 3′，下游引物为 5′ACCAATTTATGCCTACAGCCTC 3′（用 HEX 荧光素标记）。

（2）HBV 型特异性寡核苷酸探针（5′端氨基修饰）：

A 型特异性寡核苷酸探针：5′TTGGGCAGGATCTGATGGGC 3′；

B 型特异性寡核苷酸探针：5′TTGGGCAGGTTCCGGTGGGC 3′；

C 型特异性寡核苷酸探针：5′TTGGGCAA GACCATGTGGGC 3′；

D 型特异性寡核苷酸探针：5′TTGGGCAATATTTGGTGGGC 3′；

E 型特异性寡核苷酸探针：5′TTGGGCAAGATCTGGTGGGC 3′；

F 型特异性寡核苷酸探针：5′GTTGGCAAGCTTCGAGGGGC 3′；

G 型特异性寡核苷酸探针：5′CTTGGCAG ATGATGAGAGGT 3′；

H 型特异性寡核苷酸探针：5′GTTGGCAAGTTCCAAGGGGC 3′；

阳性对照寡核苷酸探针：5′CCGACCACGGGGCGCACCTC 3′；

阴性对照寡核苷酸探针：5′GGAGTATGCCCTGAGCCTGA 3′；

质控寡核苷酸探针：5′AGGCTGTAGGCATAAATTGG 3′。

【操作步骤】

1. 待测样品基因扩增

（1）DNA 提取：100μl 待测样本血清、阴性和阳性对照品 DNA 的提取参考实验 11 进行。

（2）PCR 扩增：参考实验 12，按下列条件扩增：扩增条件均为 93℃预变性 5 分钟，93℃变性 30 秒，55℃退火 45 秒，72℃延伸 40 秒，共 40 个循环，72℃再延伸 5 分钟。PCR 扩增产物用 1.5% 的琼脂糖凝胶电泳鉴定分析。PCR 产物 −20℃避光保存备用。

2. 基因芯片制备

（1）硅烷化芯片基片用 95% 乙醇浸泡清洗 5 分钟，再用 ddH$_2$O 充分清洗，吹干。

（2）用含 5% 的戊二醛溶液室温浸泡玻片 2 小时。

（3）用 ddH$_2$O 清洗玻片 2 次，室温干燥后得到醛基修饰的玻片。

（4）将寡核苷酸探针用 3×SSC 溶液稀释至 50pmol/μl 工作液。

（5）将 0.1μl 探针工作液用微阵列点样仪在玻片上点样。

（6）将玻片放入平皿中，室温过夜固定探针。

（7）用 0.2% SDS 溶液室温浸泡玻片 2 次，每次 2 分钟，再用 ddH$_2$O 浸泡 2 次，每次 2 分钟。

（8）将玻片转至 95～100℃ ddH$_2$O 中浸泡 2 分钟。

（9）室温下干燥芯片 5 分钟。

（10）用硼氢化钠还原试剂浸泡芯片 5 分钟。

（11）用 0.2% SDS 溶液洗涤芯片 2 次，每次 2 分钟，再用 ddH$_2$O 浸泡 2 次，每次 2 分钟，氮气吹干。

3. 杂交

（1）将 4μl 荧光标记样品与 8μl 杂交液混合，95℃热变性 3 分钟。

（2）将芯片放入预先湿润好的杂交盒中，在探针区域加入 12μl 上述混合液，盖上盖玻片，封好杂交盒。

（3）将杂交盒放入杂交仪内，42℃杂交 3 小时。

（4）杂交完成后先用洗涤Ⅰ避光漂洗 5 分钟，然后用洗涤Ⅱ避光漂洗 5 分钟。

（5）最后用 ddH$_2$O 快速清洗 3 次，每次 10～15 秒，氮气吹干。

4. 杂交信号的检测　用基因芯片荧光扫描仪扫描芯片，用专用软件进行结果判读。

【结果讨论】

HBV 分型检测芯片阴性对照检测为阴性、阳性对照检测为阳性、质控探针 3 个显示为阳性则分型检测结果有效。

芯片上 HBV 各耐药位点对应位置 2 个点中,至少 1 个信号点出现与背景对比显著的信号即可判断为阳性(同一探针的 2 个信号点中,至少 1 个信号点灰度值与背景灰度值差大于 4,即可判断阳性),代表存在该型别 HBV;否则,判定为阴性。信号斑点颜色有深浅,均代表阳性,不能根据深浅进行定量。

【注意事项】

1. 本实验需在室温 20～30℃ 的环境下进行,若环境温度过低,实验结果可能不准确。

2. 硅烷化芯片基片点样操作须在超净工作间中进行,所有操作人员须穿防尘服并戴口罩,建议点样工作由专业人员操作完成。

3. 硼氢化钠还原试剂需要现配现用。

4. 样品的扩增、芯片杂交的操作过程中要注意避光。

5. 杂交全过程需避免用手接触玻片,应用镊子镊取玻片边角进行操作。

6. 杂交液中的 SDS 易结晶析出,使用前需温育(40～50℃)使之溶解。

7. 盖盖玻片时要防止玻片与盖玻片之间产生气泡,盖好后不要移动盖玻片,防止破坏芯片上的阵列。

8. 实验完毕应用 10% 次氯酸或 70% 酒精或紫外线灯处理工作台和移液器。

9. 标本和阳性质控品的操作和处理均需符合《微生物生物医学实验室生物安全通用准则》和《医疗废物管理条例》法规要求。

【临床意义】

1. 不同基因型 HBV 的流行病学特征不一样,同时其临床感染特点和致病性也不完全相同。因此基因分型对肝炎的诊断有重要的指导意义,可根据不同的基因型对疾病的发展进行有效预测,从而达到对疾病良好的预防和控制。

2. 患者感染单一型别 HBV 和感染多种型别 HBV 的临床过程是不同的,不同基因型 HBV 对抗病毒治疗也有一定关系。因此 HBV 基因分型对评价药物治疗反应和选择治疗方案有很重要的指导意义。

(陈学杰)

实验 27　PCR-荧光探针法检测 *CYP2C19* 基因多态性

细胞色素 P450(cytochrome P450,CYP)同工酶也称药酶,是由一系列结构和功能相关的酶组成的超家族,是体内药物代谢的主要酶系。其中,CYP2C19 酶由于遗传多态性,不同个体间酶活性存在显著不同。通过该酶代谢的药物(如质子泵抑制剂、氯吡格雷等)随患者基因型不同,其疗效和副作用也有明显不同。在中国人中,*CYP2C19* 等位基因主要是 *1、*2、*3 型。*2、*3 等位基因编码的酶无活性,由此导致的慢代谢在中国人中的发生率约为 30%。

CYP2C19 基因多态性具体表现为酶活性的多样性,等位基因的突变使酶活性降低,对药物代谢的能力随着等位基因的不同组合而呈现出一定的规律性,表现出正常基因纯合子 > 正常基因与突变基因杂合子 > 突变基因纯合子或杂合子的变化趋势,即通常所说的基因剂

量效应。研究发现，地西泮、去甲地西泮以及舍曲林的代谢依赖于 CYP2C19 的基因型，强代谢者（EM）和弱代谢者（PM）对药物的处置有显著差异。奥美拉唑（OP）合用阿莫西林等抗生素治疗幽门螺杆菌感染性消化道溃疡患者，PM 和 EM 杂合子愈合率明显高于 EM 纯合子，表明奥美拉唑疗效与 *CYP2C19* 遗传多态性有关。只有加大 OP 剂量才能提高 EM 纯合子的治愈率。*CYP2C19* 基因突变不仅影响 CYP2C19 酶活性，而且也影响 CYP2C19 的抑制和诱导。在 EM 纯合子中，利福平对 CYP2C19 的诱导作用比 EM 杂合子的诱导作用强。除此之外，苯妥英和巴比妥类药物也是 CYP2C19 的诱导剂。氟伏沙明是 CYP2C19 选择性抑制剂，可显著地抑制氯胍在体内的活化。此外，CYP2C19 底物也是它本身酶活性的抑制剂，如 OP 可强烈抑制吗氯贝胺的消除。

【原理】

实时荧光 PCR 技术是指在 PCR 反应体系中加入荧光基团，利用荧光信号积累实时监测整个过程，最后通过对扩增曲线的判读来进行基因分型的方法。PCR 扩增时在加入一对引物的同时加入 1 个特异性的荧光探针，该探针为一寡核苷酸，两端分别标记 1 个报告荧光基团和 1 个淬灭基团。探针完整时，报告基团发射的荧光信号被淬灭基团吸收；PCR 扩增时，*Taq* 酶的 5′ 端和 3′ 端外切酶活性将探针酶切降解，使报告荧光基团和淬灭基团分离，发出荧光信号，可被荧光监测系统检测。每扩增一条 DNA 链，就有 1 个荧光分子形成，实现了荧光信号的累积与 PCR 产物形成完全同步。

细胞色素氧化酶 P450 2C19（*CYP2C19*）基因多态性检测采用基因分型试剂盒，由 *CYP2C19* 特异性引物、荧光探针以及 *Taq* 酶等成分组成，采用 PCR 体外扩增的方法，利用实时荧光和 Taqman-MGB 探针法，通过荧光信号的变化进行检测。通过对患者基因分型检测，判定患者的药物代谢速率类型，从而帮助医生正确选择药物并合理调整药物剂量，提高药物使用有效性，并降低毒副作用。

【器材】

低温冷冻高速离心机、恒温水浴箱、混匀器或旋转器、微量移液器、Eppendorf 管、微量加样吸头、荧光 PCR 仪等。

【试剂】

全血基因组 DNA 提取试剂盒；细胞色素氧化酶 P450 2C19（*CYP2C19*）基因分型试剂盒等。

【操作步骤】

1. 人外周血白细胞 DNA 的提取

（1）300µl 血样时：将 900µl 裂解液加入到 1.5ml Eppendorf 管中。

重要提示：血液样品必须收集在 EDTA、肝素或枸橼酸抗凝剂中以防止凝集成块。

（2）轻轻晃动装有血液样品的试管，使血样充分混匀。将上述体积的血样转移到装有细胞裂解液的离心管中，颠倒 5～6 次混匀。

（3）将步骤（2）中的混合物在室温下孵育 10 分钟，以使红细胞裂解（孵育过程中将离心管颠倒混匀 2～3 次）。室温 13 000～16 000g 离心 20 秒。

（4）尽可能地去除上清液，不要破坏管底的白细胞团。离心管中大概还残留 10～20µl 液体；如果血样是冷冻储存的，重复步骤（1）～（4），直到离心后的沉淀呈白色（经过冷冻的血样会导致 DNA 产量减少）。

注意：有时在白细胞沉淀中会看到一些红细胞或细胞碎片。如果细胞沉淀看上去只有红细胞,在去除上清液后,再加入步骤(1)中同等体积的裂解液,然后重复步骤(3)~(4)。

(5)剧烈振荡离心管15~20秒,使白细胞沉淀被充分悬浮。

注意:为了使白细胞裂解充分,一定要将白细胞沉淀完全悬浮起来,这一步对于下面的操作非常重要。

(6)将核裂解缓冲液300μl加入到装有重悬白细胞的离心管内,吹吸5~6次,使白细胞裂解。此时,溶液将会变得非常黏稠。如果吹吸混匀后,溶液中出现细胞团块,将此混合物置于37℃水浴中孵育,直至团块消失。如果1小时后,团块仍可见,则再加入100μl的核裂解液,再重复孵育过程。

注意:孵育完毕后,务必要将样本冷却至室温,否则将直接影响蛋白沉淀的效果。

(7)向核裂解物中加入100μl蛋白沉淀液;剧烈振荡混匀10~20秒。振荡后,会看到小的蛋白团块。

注意:如果在步骤(6)中补加过核裂解缓冲液,本步骤中的蛋白沉淀溶液则应增加体积,加入130μl蛋白沉淀液。

(8)室温下离心:13 000~16 000g离心3分钟;离心后,应看到深褐色的蛋白团块。

(9)转移上清:将上清转移到装有300μl室温异丙醇的1.5ml Eppendorf管中。

注意:先前装有蛋白团块的离心管内还会残留有一些上清液,将这些上清液留在管内,以避免沉淀的蛋白污染到DNA溶液中。

(10)轻轻地颠倒混匀上述溶液,直到看见白色的线性DNA形成可见物质。

(11)室温13 000~16 000g离心1分钟;离心后,可看到DNA形成白色的沉淀。

(12)将上清轻轻倒掉,向装有DNA的离心管中加入70%乙醇300μl,轻轻地颠倒离心管几次,以洗涤DNA沉淀和离心管壁。离心条件如步骤(11)。

(13)使用巴斯德吸管或测序用加样枪头,将上清小心地吸出。此时的DNA团块非常松散,因此吸取上清时必须十分小心,不要把DNA沉淀与上清一同吸走。将离心管倒置在干净的吸水纸上,使多余的液体被吸走。DNA沉淀放置于空气中晾干10~15分钟。

(14)向离心管内加入100μl DNA溶解液;然后在65℃水浴中溶解DNA 1小时。不时地轻轻敲打管壁,以使管内溶液混匀。也可以在室温或4℃孵育过夜,使DNA溶解。

(15)将DNA保存在2~8℃。

2. PCR扩增

(1)扩增试剂准备:从试剂盒中取出PCR反应液、*Taq*酶以及UNG酶(单管反应体系配制如下:PCR反应液37.6μl、*Taq*酶0.4μl、UNG酶0.04μl),室温融化并振荡混匀后,2000g离心10秒。

注意:每检测位点的PCR管数=样本数+1个阴性对照+3个阳性对照。建议每次实验时,阴性对照和阳性对照做重复。

(2)加样:从对照品、处理后的样本中各取2μl,加至PCR预混液中,盖紧管盖、将其移至扩增区。

注意:加样时要确保样品加入反应管底部。

(3)PCR扩增:扩增条件:5℃,10分钟;92℃,15秒;60℃,1分钟。反应体系为40μl。荧光信号收集设定为F1(FAM)、F2(VIC)通道。

(4)检测:计算机自动处理和分析数据,自动给出等位基因分型位点图。

【结果讨论】

1. 有效性判定　阳性对照和阴性对照仪器结果应均判读准确,否则视为结果无效(文末彩插图 27-1)。

2. 结果判定

(1) 仪器软件自动给出分型结果。

(2) 对照品结果无法判读或是判读结果不准确,建议重做实验。

(3) 若样品结果仪器无法判读,查看扩增曲线,如果 C_t 值 >35,说明样品 DNA 浓度过低,建议加大样品 DNA 浓度,重做实验。

【注意事项】

1. 环境温度低时,核裂解缓冲液中某些去污剂成分会析出,出现浑浊或者沉淀,可在 37℃ 水浴加热几分钟,即可恢复澄清,不要剧烈摇晃,以免形成过量的泡沫。

2. 蛋白沉淀液可能出现析出和沉淀,可以在 37℃ 水浴几分钟,帮助重新溶解,如果不能完全溶解,也不影响使用效果,直接取上层溶液即可。

3. 避免试剂长时间暴露于空气中产生挥发、氧化、pH 变化。

4. 所有的离心步骤均在室温完成,使用转速可以达到 13 000～16 000g 的传统台式离心机,如 Eppendorf 5415R 或者类似离心机。

5. 典型的产量　300μl 全血可提取出 4～15μg 基因组 DNA(不同样品尤其是疾病样品中白细胞数量差异可能非常大,因此产量的个体差异也可能非常大)。

6. 本试剂盒为溶液型,可以很容易地按照比例扩大或者缩小每次处理的全血量(20μl～10ml)。

7. 本试剂盒可以运用于多种抗凝剂的全血,如 EDTA、枸橼酸、肝素抗凝血。其中,由于肝素抗凝血的白细胞沉淀团很难打散重悬,影响裂解结果,建议选用非肝素的抗凝剂收集血液标本。

8. 为了最佳效果,最好使用新鲜血液标本或者 4℃ 存放小于 3 天的标本,不要使用反复冻融超过 3 次的标本,否则会严重降低产量。

(王晓春)

第七部分
创新性实验、设计性实验及综合性实验

实验28　采用导流杂交基因芯片技术进行人乳头瘤病毒基因分型

目前世界已发现约 100 多种人乳头瘤病毒（human papilloma virus，HPV），其中近 40 种型别与生殖道感染有关。根据不同型别 HPV 与癌症发生的危险性高低可将 HPV 分为高危型和低危型两大类。由于 HPV 的致病性与其型别密切相关，所以对其检测和分型对预测宫颈疾病的癌变有重要意义。目前临床上 HPV DNA 检测和基因分型多采用核酸分子杂交技术、PCR 技术、基因芯片技术，以及联合以上技术发展起来的飞行质谱技术、导流杂交技术等。

导流杂交基因芯片技术（HybriMax）是以"核酸分子杂交仪"作为平台，集 PCR 检测法、杂交法、基因芯片法于一体的新技术，其主要原理是采用特定的 DNA 探针，通过导流杂交法对样品进行基因分型检测。HybriMax 检测 HPV 亚型包含了 PCR 技术的高敏感性、导流杂交技术的快速性和基因芯片的高能量性，可一次性检测出 21 种 HPV 基因型，结果准确，特异性好，是一种可发展为临床筛查 HPV 感染同时对 HPV 基因分型的有效方法。

【原理】

将探针固定于膜纤维中，使目标分子主动导流穿过固定有探针的低密度基因芯片薄膜，其中目的分子与探针碱基互补而相结合形成复合物被固定下来，未被结合固定的分子穿过薄膜后被除去，最后通过碱性磷酸酶系统显色，从而定性检测病毒基因型。本实验主要步骤包括：HPV DNA 提取→PCR 基因扩增→在基因芯片上导流杂交→显色→结果分析。

【器材】

生物安全柜、PCR 扩增仪、HybriMax 医用核酸分子快速杂交仪、干式加热膜块、PCR 反应管、微量移液器、枪头、高速台式离心机、恒温水浴锅、漩涡混匀器、计时器、镊子。

【试剂】

商品化人乳头瘤病毒基因分型检测试剂盒，包括 PCR 试剂盒（含 PCR Mix、*Taq* DNA 聚合酶、阳性对照、阴性对照）、杂交试剂盒（含杂交液、封闭液、酶标液、溶液 A、溶液 B、杂交膜、NBT/BCIP 碱性磷酸酶显色剂）、宫颈细胞收集保存液、商品化细胞 DNA 提取试剂盒。

【操作步骤】

1. HPV DNA 提取　取保存有宫颈细胞的细胞保存液 0.5ml，离心（13 000*g*）1 分钟，弃上清，收集管底宫颈细胞，利用细胞 DNA 提取试剂盒抽提宫颈细胞总 DNA。

2. PCR 扩增　采用 HPV 通用引物进行 PCR 反应（引物序列 5′ 端生物素标记），取 1µl DNA 模板、23.25µl PCR Mix、0.75µl *Taq* DNA 聚合酶混匀，总体积为 25µl。同时分别设立阳性对照和阴性对照。将样品反应管、阴性对照管和阳性对照管同时置入 PCR 扩增检测仪进行扩增。设定循环参数：95℃预变性 9 分钟，进入 PCR 循环，95℃变性 20 秒，55℃退火 30 秒，72℃延伸 30 秒，共运行 40 个循环，72℃再延伸 5 分钟。

3．导流杂交

（1）杂交前准备

1）将杂交检测试剂平衡至室温；杂交液在使用前预热至45℃。

2）打开杂交仪，根据控制面板指示，进入温度设定界面，输入温度为45℃进行升温。

3）用蒸馏水充满反应室，放置好金属多孔板并打开水泵，排出多孔板上的水分后关闭水泵。

4）将与实验样品数相对应孔数的塑料薄膜放置在金属多孔板上，用镊子将杂交膜放置在塑料薄膜对应开孔上（如有多余开孔则用parafilm封口膜覆盖），这一步要确保杂交膜湿润且没有气泡。

5）在杂交膜上放置硅胶封圈和分隔室，固定好压扣盖。打开水泵，泵走残留在膜上的水珠后关泵。

（2）PCR产物杂交

1）取PCR产物25μl，95℃热水浴5分钟，然后立即冰水浴至少2分钟。

2）在杂交孔内加入1ml预热至45℃的杂交液，盖上盖板温育至少2分钟后，开泵排出预杂交的杂交液，然后关泵。

3）将已变性的PCR产物加入0.5ml预热至45℃的杂交液，混匀，然后加在薄膜上，盖上盖板温育至少10分钟后，开泵进行导流杂交。

4）45℃环境条件下，用预热至45℃的杂交液冲洗膜3次，每次0.8ml。

5）关闭水泵。

4．显色

（1）进入温度设定界面，设定杂交仪温度为25℃。

（2）用0.5ml封闭液封闭杂交膜5分钟，开泵排除封闭液后，关泵。再用0.5ml封闭液封闭一次。

（3）在温度为25℃±3℃时，加入0.5ml酶标液，温育3.5分钟。然后，泵出所有溶液。

（4）设定温度为36℃，用溶液A彻底洗膜4次，每次0.8ml。

（5）加入0.5ml NBT/BCIP碱性磷酸酶显色剂，盖上盖板显色3～5分钟，然后泵出。

（6）用溶液B洗膜3次，每次1ml，再用2ml蒸馏水漂洗。

（7）关泵，打开压扣盖，用镊子取出杂交膜放置于吸水纸上。

（8）在1小时内分析结果。

【结果讨论】

1．本实验在一张2cm×2cm大小的基因芯片薄膜（图28-1）上可一次性检测21种HPV病毒基因型。其中包括高危型HPV16、18、31、33、35、39、45、51、52、56、58、59、66、68、HPV53、CP8304；低危型HPV6、11、42、43、44。

2．在此薄膜上同时设有扩增对照（internal control，IC）和杂交对照（biotin），以达到对临床检测整个过程的全面质量控制，即对基因扩增步骤及导流杂交步骤进行了全面监控。扩增对照是一段与HPV基因不相关的基因序列，将其加入到PCR反应体系中，是对HPV检测过程中PCR反应体系是否有效进行监测。杂交

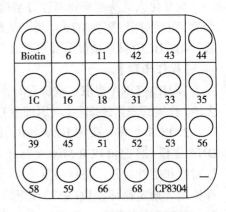

图28-1　杂交芯片示意图

对照是一段与 HPV 基因不相关的基因序列,将其标记生物素后以探针的形式点在基因芯片膜上,作用就是对 HPV 基因分型过程中的酶显色反应是否成功进行监测。

3. 结果判定　①两对照阳性,其他点阴性,判定 HPV 分型检测结果为阴性;②两对照阳性,其他点为清晰可见的蓝紫色圆点,则检测结果为阳性。根据膜条 HPV 分型分布图,判断阳性点为何种 HPV 病毒类型(文末彩插图 28-2)。

【注意事项】

1. 样本采集完毕,应立即送检实验室;若不能马上检测,必须 4℃保存,并在 2 周内完成检测。

2. 使用移液器吸取样本时,要求枪头带有滤芯,以防样本 DNA 污染移液器枪管,以及形成气溶胶污染实验室环境;所用移液器枪头均为一次性用品,避免重复使用。

3. 在超净工作台加入样本,且将用过的枪头打入到盛有 5% 次氯酸钠的废液瓶中,以免样品交叉污染,影响以后的 PCR 检测。

4. 为保证提取效果,每次去上清时,尽量去净。

5. PCR 之前,将提取的样品离心 5 秒,避免吸头尖碰到管底沉淀。在煮沸样品时,切记不要让沸水溅入到样品管中。

6. 每次清洗薄膜后,用水泵抽净膜上残留的液体。要严格控制时间和温度,如封闭反应温度及时间、酶标反应时间及显色反应时间等,确保杂交结果。

(张利芳)

实验 29　采用多重连接依赖探针扩增技术检测抗肌萎缩蛋白基因突变

杜氏肌营养不良症(Duchenne muscular dystrophy,DMD)是一种四肢近端骨骼肌进行性变性、坏死和小腿腓肠肌假性肥大为主要临床特征的致死性 X 连锁染色体隐性遗传病。编码抗肌萎缩蛋白(dystrophin)的基因是 DMD 致病基因,定位于 X 染色体 p21.1,全长 2.4Mb,有 79 个外显子,是目前已知的人类最大的基因。DMD 基因的突变以缺失为主,缺失突变大约占该基因全部突变的 55%～65%;重复突变占 5%～10% 左右;点突变和微小插入 / 缺失占 30% 左右。DMD 目前尚无有效的治疗方法,利用相关分子生物学检测技术提早检出携带者及对胎儿进行产前基因诊断是该病有效的预防途径。

多重连接依赖探针扩增(multiplex ligation-dependent probe amplification,MLPA)技术是多重 PCR 扩增反应、探针杂交和连接反应的组合,可在同一反应管内同时检测被检样本 40～50 个不同的 DNA 或 RNA 序列的拷贝数变化,可实现高通量检测和定量分析,特异性高,灵敏度高,在临床基因检测和基因诊断的应用方面发展迅速。运用 MLPA 技术对 DMD 患者及携带者进行快速分子诊断,并对胎儿进行产前诊断具有明显的技术优势。

【原理】

在基因的每一个外显子中选择某一段保守序列设计与其互补的 A、B 探针,探针 A 接上通用引物的锚定序列 X 组成短探针;探针 B 接有一段填充序列和通用引物的锚定序列 B 组成长探针。在同一反应体系中,每条长探针中填充序列的长度不等,按照 5～7 个碱基递增。通过变性杂交,探针 A 与 B 分别与基因组特异性碱基互补的目标序列结合,达到长、短探针锚定在基因组 DNA 上,连接酶把两探针连接后就形成以 5～7 个碱基递增的连接产物。

以此为模板加入通用引物进行 PCR 扩增,生成的产物在毛细管电泳时按短片段先出峰的原则,形成 MLPA 图谱。连接反应高度特异,若靶序列与探针序列不完全互补,即使只有一个碱基的差别,就会导致杂交不完全,连接反应也就无法进行,就会导致图谱的异常。图谱中峰信号代表相应的外显子,如果峰信号缺失则提示相应的外显子缺失。与正常组比较峰信号的降低或增高分别提示外显子拷贝数减少或重复。基本的实验流程是:DNA 变性、探针与靶序列 DNA 杂交、连接、PCR 扩增、产物通过毛细管电泳分离、通过软件分析获得结论。

【器材】

高速台式离心机、Eppendorf 管、盖温为 105℃ 的 PCR 扩增仪、溶液混合器、DNA 质控品(阳性对照和阴性对照)、毛细管 DNA 电泳仪、微量加样器。

【试剂】

1. DNA 抽提试剂

(1)10× 红细胞裂解液:用 NH$_4$Cl 82.9g,KHCO$_3$ 10g 以及乙二胺四乙酸(ethylene diamine tetracetic acid,EDTA)0.37g,加双蒸水至 1000ml,高压灭菌后 4℃ 保存。

(2)1× 细胞核裂解液:用 2mol/L 的 Tris-Cl(pH 8.2)0.5ml,4mol/L 的 NaCl 10ml,2mmol/L 的 EDTA 0.4ml,加双蒸水至 1000ml,高压灭菌后 4℃ 保存。

(3)20mg/ml 蛋白酶 K:用 5mmol/L 的 EDTA、10mmol/L Tris 缓冲液(pH 7.8)稀释,−20℃ 保存。

2. PCR 试剂　灭菌超纯水、20× dNTP、10× PCR Buffer、ligase-65 连接酶、MLPA 检测试剂盒(SALSA MLPA P034/P035 DMD Kit)、DNA 样本。

3. 毛细管电泳试剂　甲酰胺、Genescan LIZ 500。

【操作步骤】

1. 基因组 DNA 的提取见实验 1 外周血细胞基因组 DNA 的分离与纯化。

2. 取基因组 DNA 50～250ng,补双蒸水至 5μl,在 PCR 仪上 98℃ 变性 5 分钟,降温到 25℃ 时,加入 3μl 探针混合物,于室温下混匀,然后 60℃ 杂交 16 小时。

3. 待 PCR 仪降温到 54℃ 时,加入 32μl 含 ligase-65 连接酶的混合物进行连接反应,54℃ 15 分钟,然后加热至 98℃ 灭活连接酶 5 分钟,得到 MLPA 连接产物。

4. 准备 PCR 管,每管加入 30μl 10× PCR Buffer,取步骤 2 中得到的连接产物 10μl 加入 PCR 管中混匀,并放入 PCR 仪加热至 60℃,每管再加入 10μl DNA 聚合酶混合物,充分混匀后共 50μl 体系进行 PCR 扩增:95℃ 变性 5 分钟,95℃ 30 秒→60℃ 30 秒→72℃ 60 秒,共 33～35 个循环,最后 72℃ 孵育 20 分钟。

5. PCR 产物检测　取 0.7μl PCR 产物,加 9μl 甲酰胺,0.2μl Genescan LIZ 500 ladder,充分混匀,吸入 96 孔板内,在毛细管电泳仪上进行毛细管电泳生成 MLPA 图谱。毛细管温度为 50℃,变性温度 90℃,变性时间 120 秒。毛细管吸样针取样(压力 2.0kV,30 秒),10kV 运行 30 分钟。

6. MLPA 图谱分析　毛细管电泳仪收集完荧光信号后,会自动生成 MLPA 图谱。运用 coffalyser v 9.4 软件分析 MLPA 图谱,比较 DMD 患者、双亲、家系中可能的携带者及正常对照的各个外显子的信号峰高,来判断 DMD 基因的外显子是否有缺失和重复等情况。

【结果讨论】

1. 首先分析比较同一家系之中可能的携带者与先证者的 MLPA 图谱中各外显子的信号高度。理论上,致病基因携带者缺失一个外显子拷贝,相应的外显子高度应低于正常对照的 50%，反之外显子重复则其高度应高约 50%。

2. 图 29-1 的毛细管电泳检测结果显示，相比于 A 中的对照标准品，B 中黑线处指示 B 样本的 67 号外显子缺失。

3. PCR 扩增其他家系患者及正常对照者的基因片段（含 67 号外显子），确认 DMD 基因是否发生缺失突变。

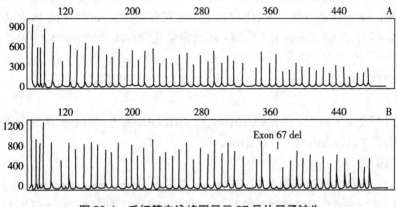

图 29-1　毛细管电泳峰图显示 67 号外显子缺失

【注意事项】

1. 毛细管电泳前的上样要小心，保证 LIZ ladder 均匀分布于每个毛细孔。

2. 要认真分析毛细管电泳峰图，出现可疑的纯合 / 杂合突变要进行 PCR 验证。

（张利芳）

实验 30　人肝癌相关 microRNA-21 的定量检测

肝癌是我国常见的恶性肿瘤之一，发现后恶性程度高、病情进展快、治疗难度大。因此，肝癌的预防和早期诊断愈发引起人们重视。2007 年，美国俄亥俄州立大学癌症中心研究发现，microRNA-21（miR-21）抑制 *PTEN* 基因，后者的抑制可触发肝癌增生、转移和入侵其他组织。分析结果显示，肝癌组织中 miR-21 的浓度比正常肝细胞明显增高。

microRNA（miRNA）是一类短的、长度约 18～24 个核苷酸的非编码 RNA 分子。据推测，miRNA 调节着人类 1/3 的基因。大量文献报道 miRNA 参与调节细胞增殖、凋亡、分化、发育等各种正常的生理过程。miR-21 作为一个重要的内源性微小 RNA，在肝癌的生长与转移中发挥重要作用。

由于 miRNA 成熟序列只有 18～24nt，没有多聚腺苷酸尾巴，有时家族成员的成熟序列差异小，在细胞中的表达水平普遍较低等，对 miRNA 的定量检测就存在一定的难度。目前，定量检测 miRNA 的方法有：Northern 杂交法、微阵列法、克隆和测序法、实时荧光定量 PCR 法（Q-PCR）等。miRNA 茎 - 环状引物反转录检测法（stem-loop RT-QPCR）是实时荧光定量 PCR 法中应用较为广泛的一种。

【原理】

由于 miRNA 成熟序列短，茎环法通过人为地延长 miRNA 的长度以利于片段的扩增。特异性逆转录引物由一段较长的共有序列和一段与 miRNA 成熟序列特异性互补的序列构成，经过退火逆转录后，miRNA 被人为延长逆转录为较长的 cDNA。设计的 Q-PCR 扩增正向引物与 miRNA 5′ 端相同，下游引物与逆转录引物共有序列中通用引物的结合位点相同。该方法具有灵敏度高、样品消耗量少、检测范围广、定量线性范围宽的优点。

目前对 miRNA 的研究中，定量试剂盒和 TaqMan 探针法是研究者大多采用的 miRNA 定量方法，对 miR-21 的定量研究也是如此。这些方法虽然特异性好、灵敏度高、样品消耗量少，但是与茎 - 环 RT-PCR 法定量 miR-21 相比，价格昂贵、步骤烦琐，而且可以定量检测的样本量有限。本实验通过茎 - 环 RT-PCR 法，建立有效定量 miR-21 的 PCR 方法。该方法的建立为今后利用 SYBR Green 染料，茎 - 环法定量检测样本中的 miRNA 奠定了基础。

【器材】

组织研磨器、PCR 仪、Nanodrop 光度计、电泳仪、水浴锅等。

【试剂】

人肝癌组织及癌旁组织、总 RNA 抽提试剂 TRIZOL、氯仿、异丙醇、75% 乙醇、DEPC 水、RT-PCR 试剂盒、SYBR Mix 试剂、琼脂糖。

【操作步骤】

1. MiR-21 成熟序列的获得　在 miRBase 数据库（http://www.mirbase.org）中获得 hsa-miR-21-5p（以下称 miR-21）成熟序列（MIMAT0000076）：5′-UAGCUUAUCAGACUGAUGUUGA-3′。

2. MiR-21 引物序列的设计　对于每个 miRNA，需要设计 3 条引物：1 条特异性反向引物用于逆转录，1 条正向引物，还有 1 条通用的反向引物。每个特异性逆转录引物都带有一段固定的序列，可以形成 1 个茎环，其 5′ 端的 44 个核苷酸序列是固定的，为 5′-GTCGTATCCAGTGCAGGGTCCGAGGTATTCGCACTGGATACGAC -3′，其形成一个 16 核苷酸环和 28 核苷酸茎的结构（图 30-1），其 3′ 端再加上 7 个与 miRNA 反向互补核苷酸，命名为 miR-21-RT（引物序列见表 30-1）。

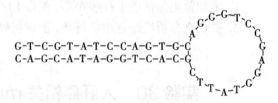

图 30-1　茎环结构图

表 30-1　逆转录引物及实时荧光定量 PCR 引物

基因名称	序列
miR-21	UAGCUUAUCAGACUGAUGUUGA
miR-21-RT	GTCGTATCCAGTGCAGGGTCCGAGGTATTCGCACTGGATACGACTCAACAT
miR-21-F	TAGGGGTAGCTTATCAGACTGA
GR	GTGCAGGGTCCGAGGT
U6 sequence	GTGCTCGCTTCGGCAGCACATATACTAAAATTGGAACGATACAGAGAAGATTAGCATGGCCCCTGCGCAAGATGACACGCAAATTCGTGAAGCGTTCCATATTTT
U6-RT	AAAATATGGAACGCTTCACGAATTTG
U6-F	CTCGCTTCGGCAGCACATATACT
U6-R	ACGCTTCACGAATTTGCGTGTC

正向引物长约 22 个核苷酸，5′ 端随机加入 6 个核苷酸用来调节引物的 T_m 值及自身互补情况，在这 6 个核苷酸序列后加上 miRNA 成熟序列（5′ 端起向 3′ 端的大约 16 个核苷酸碱基序列）把 U 变成 T 即可。我们设计的正向引物命名为 miR-21-Forward。通用的下游引物

（general reverse，GR）16nt，这 16 个核苷酸对应特异反向引物的茎环结构部分。内参使用 U6 小 RNA 分子。

3. 总 RNA 提取及质量检测　收集肝癌组织和癌旁组织，组织研磨机研磨，根据 Invitrogen 公司的使用说明，采用 TRIZOL 法提取组织总 RNA，所得 RNA 溶于 0.1% DEPC 水中。总 RNA 样品经过 2% 琼脂糖凝胶电泳检测 RNA 完整性，再用 Nanodrop 光度计测定 RNA 的浓度，读取在 260nm 和 280nm 波长处的光吸收值的比值。

4. RNA 特异性逆转录　在做逆转录时用的引物不再是 oligo-dT 和 random 6，而是改用 miRNA 对应的特异性反向引物（加上一个 U6 特异性逆转录引物）。取提取的肝癌组织和癌旁组织的 RNA，参照 PrimeScript RT reagent Kit 说明操作合成 cDNA，以 miR-21 特异性逆转录引物 miR-21-RT 为例，20μl 逆转录体系如表 30-2。

表 30-2　20μl 逆转录体系

体系	体积	体系	体积
5 × PCR Buffer	4μl	RNA	1μg
逆转录酶	1μl	DEPC 水	补至 20μl
miR-21-RT（10mmol/L）	1μl	总体积	20μl
U6-RT（10mmol/L）	1μl		

反应条件为：42℃温育 15 分钟，85℃ 5 秒灭活逆转录酶，4℃保存。

5. 定量 PCR 反应鉴定引物　由于 miRNA 成熟序列短，碱基数目及序列固定，可能会产生引物二聚体、发夹结构等引物二级结构从而影响扩增。因此设计的 miRNA 特异性引物需要经过鉴定，筛选出特异性好、扩增效率高的引物才能够使用。以 U6 为内参，实时荧光定量 PCR，20μl 反应体系如表 30-3 所示。

表 30-3　20μl 反应体系

体系	体积	体系	体积
2 × SYBR PCR Master Mix	10μl	miR-21-R	0.5μl
Template	1μl	ddH$_2$O	8μl
miR-21-F	0.5μl	总体积	20μl

反应条件为：95℃变性 1 分钟；95℃ 30 秒，55～65℃ 30 秒，72℃ 30 秒，30～40 个循环；72℃ 10 分钟。

上机检测，观察扩增的熔解曲线，确定扩增产物的特异性，用 $2^{-\Delta\Delta Ct}$ 法分析数据结果。

【结果讨论】

1. RNA 质量的检测　提取的总 RNA 经 2% 琼脂糖凝胶电泳检测和紫外分光光度计测定 OD_{260}/OD_{280} 的比值，将没有降解的 OD_{260}/OD_{280} 比值在 1.8～2.0 之间的 RNA 样品进行逆转录。

2. Q-PCR 检测 miR-21 的表达　以癌旁组织为对照组（control），与癌组织（cancer）利用 miR-21-RT 特异性逆转录后，进行 Q-PCR 扩增，根据扩增所得熔解曲线判断对应引物的特异性。如果发现癌组织 miR-21 的表达比对照组明显升高，说明我们的引物能够真实地反映 miR-21 的表达。

【注意事项】

1. 组织中 RNA 的提取是非常重要的一步　首先，要保证组织的新鲜，以防在提取之前

RNA 降解；其次，要保证在整个提取过程避免其他物质（DNA 和蛋白质）对 RNA 的污染和 RNA 的降解；最后，注意 RNA 的保存（长期储存要放在 −80℃冰箱）。

2. miRNA 的引物设计也是很重要的一个环节，在设计过程中要充分掌握普通引物设计原则以及针对特定 miRNA 的引物设计原则，设计出 miRNA 特异的逆转录引物和上游引物。

3. 进行逆转录反应和定量 PCR 过程中，要戴手套、口罩，避免说话；要按操作说明进行，不要分神，以防加错样品。

（王志刚）

实验 31 荧光素酶报告基因的制备

荧光素酶报告基因是把荧光素酶基因的编码序列和基因表达调节序列融合形成嵌合基因，或与其他目的基因融合，在调控序列控制下进行表达，通过报告基因的表达产物来判定目的基因的表达状况。荧光素酶报告基因具有：①哺乳动物无内源性表达，表达产物在受体细胞中不存在；②全序列已被克隆并测序；③该酶与底物的结合特异性强，检测方法简便，不受细胞内其他物质的影响；④检出的灵敏性高；⑤检测范围广，大于 7 个数量级。由于以上优势，荧光素酶报告基因已广泛应用于单个细胞、转基因生物、动物和人体基因表达的实时和定量检测，在转基因、遗传疾病诊断和药物筛选等领域具有重要的应用价值。

荧光素酶报告基因的基本实验流程包括：①构建包含有报告基因的质粒；②将构建好的质粒转染细胞；③给予相应的刺激（诱导）；④采用化学发光检测技术（液闪计数等）对荧光素酶的活性进行定量检测；⑤数据分析。

请同学们根据所学的分子生物学理论和技术设计实验，熟悉从制备荧光素酶报告基因质粒、转染细胞，最终获得荧光素酶活性数据的全过程。

（尹 凯）

实验 32 基 因 重 组

本实验整合了大肠埃希菌感受态细胞的制备、细菌转化、阳性克隆筛选和培养以及重组体的鉴定等分子生物学实验技术，组成了一个完整、系统的由感受态细胞制备直至阳性重组子初步鉴定的综合性实验，以加深学生对所学知识的理解，训练学生灵活运用所学知识与技术，培养学生学以致用的能力和勇于创新的精神。

【原理】

以 E.coli DH5α 菌株为受体细胞，采用 TSS 法制备感受态细胞并进行转化。因为重组体上具有卡那霉素抗性基因（即 Kanʳ），因此将转化后的细菌在含有卡那霉素的平板培养基上培养，只有转化体才能存活，而未受转化的受体细胞则因无抵抗卡那霉素的能力而死亡。挑取单个菌落，液体 LB 培养基培养后提取质粒，通过限制性内切酶酶切和 PCR 方法初步鉴定阳性重组子。

【器材】

恒温摇床、电热恒温培养箱、无菌操作超净台、电热恒温水浴箱、紫外分光光度计、离心机、10ml 试管、1.5ml Eppendorf 管、0.5ml Eppendorf 管、微量移液器、台式低温高速离心机、DNA 扩增仪、电泳仪、电泳槽、样品槽模板（梳子）、锥型瓶（100ml 或 50ml）、一次性塑料手套、凝胶成像系统。

【试剂】

1. *E.coli* DH5α 受体菌。

2. 1×LB 培养基。

3. 30mg/ml 卡那霉素。

4. 含终浓度为 30μg/ml 卡那霉素的 LB 平板。

5. 1×TSS　70ml Milli Q 水中加入胰蛋白胨 1g、酵母提取物 0.5g、PEG3350 10g、DMSO 5ml、NaCl 0.5g 和 1mmol/L MgSO₄ 5ml，搅拌混匀，调节 pH 至 6.5，定容至 100ml，过滤除菌。2～8℃保存，可保存 2～8 个月。亦可分装成每管 10ml，−20℃冷冻保存。

6. 含 20mmol/L 葡萄糖的 1×LB 液体培养基。

7. 连接有目的基因的 PET-28b（重组质粒）。

8. 无菌双蒸水。

9. 质粒提取试剂盒。

10. PCR 扩增引物。

11. *Taq* DNA 聚合酶。

12. dNTPs（dATP、dGTP、dCTP、dTTP 各 2.5mmol/L）。

13. 10×PCR 反应缓冲液。

14. 10×H Buffer。

15. 50×TAE 电泳缓冲液　称取 242g Tris，加入 57.1ml 冰乙酸，100ml 0.5mol/L EDTA，调节 pH 至 8.0，加蒸馏水定容至 1000ml。

16. 凝胶加样缓冲液　由 0.25% 溴酚蓝、0.25% 二甲苯青 FF、40% 蔗糖水溶液（w/v）组成。

17. 1%（1.5%）琼脂糖凝胶　1×TAE 100ml 含 1g（1.5g）琼脂糖。

【操作步骤】

1. 受体菌的培养

（1）将保存的 *E.coli* DH5α 菌于无抗生素的 LB 平板上划板培养，使之重新活化。然后从平板上挑取单个菌落，接种于 3～5ml LB 液体培养基中，37℃振荡过夜（12 小时）培养。

（2）取 50μl 该菌悬液按 1∶100 比例稀释，接种于 5ml LB 液体培养基中，37℃振荡培养至 OD₆₀₀ 在 0.2～0.4 之间（约 2～3 小时，此时培养液开始出现混浊），此时细菌生长达对数生长期，停止培养。

2. 感受态细胞的制备（TSS 法）　将细菌置于冰上 30 分钟后，4000g 4℃离心 10 分钟。弃上清液，将离心管倒置于吸水纸上使残留的液体流尽。加入原体积 1/10（5μl）的 1×TSS 液（冰预冷）悬浮细胞，然后分装成每份 100μl，全部冰上操作。进行转化，暂时不进行转化可 −80℃保存。

3. 转化　取一管（100μl）感受态细胞（冻存细胞应置于冰上缓慢融化后立即使用），加入 3～5μl 重组质粒（0.1～100ng），轻轻混匀后冰浴 30 分钟。加入 0.9ml 含 20mmol/L 葡萄糖的 LB 培养液，37℃温和振荡培养 60 分钟，室温放置约 20 分钟后放于 37℃恒温培养箱过夜培养（17～20 小时）。同样设置对照平板。

4．阳性克隆筛选和培养

（1）挑取平板上单个菌落，加入含卡那霉素的 LB 液体培养基中，37℃振荡培养过夜。

（2）质粒提取

1）取过夜培养的细菌 1ml，加入 1.5ml Eppendorf 管中，12 000g 离心 15 秒，彻底去除上清。

2）加入 250μl 溶液 I，充分悬浮细菌。加入 250μl 溶液 II，立即温和混匀（倾斜 45°，顺一个方向，慢慢旋转离心管，不能剧烈混合），使细菌裂解，室温放置 2 分钟。加入 350μl 溶液 III，立即颠倒 5～10 次，充分中和，室温放置 5 分钟。12 000g 离心 5 分钟。

3）将上清转移到套放 2ml 收集管内的 UNIQ-10 柱中，8000g 室温离心 60 秒（不要吸取沉淀，否则会出现基因组 DNA 和蛋白质污染）。

4）弃掉收集管中的废液，将 UNIQ-10 柱放入同一收集管内，取 500μl Wash Solution 加到于 UNIQ-10 柱上，10 000g 室温离心 60 秒。

5）重复步骤 4）。

6）弃收集管中的废液，将 UNIQ-10 柱放入同一收集管中，10 000g 离心 30 秒，彻底去除 Wash Solution。

7）将 UNIQ-10 柱放入新的洁净的 1.5ml Eppendorf 管中，加入 25μl Elution Buffer，室温放置 2 分钟后，10 000g 室温离心 1 分钟。离心管中的溶液即为提取的质粒 DNA。

5．重组体的筛选与鉴定

（1）酶切鉴定：将上述提取的质粒 DNA 按表 32-1 进行操作（反应体系为 20μl）。

表 32-1 重组体鉴定的酶切反应体系

试剂	体积（μl）	试剂	体积（μl）
质粒 DNA	5	10 × H Buffer	2
EcoR I	1	H₂O	11
Xho I	1		

37℃孵育 1 小时。

（2）PCR 鉴定：将上述提取的质粒 DNA 按表 32-2 进行操作（反应体系为 25μl）。

表 32-2 重组体的鉴定 PCR 反应体系

试剂	体积（μl）	试剂	体积（μl）
质粒 DNA	1	10 × PCR Buffer	2.5
dNTP	4	H₂O	14.5
Primer-1	1	Taq DNA 聚合酶	1
Primer-2	1		

PCR 扩增参数：94℃ 5 分钟；94℃ 30 秒，58℃ 30 秒，72℃ 60 秒，35 个循环；72℃ 3 分钟。

（3）电泳观察酶切片段及 PCR 产物片段大小：分别取 20μl 酶切和 PCR 产物进行电泳（酶切鉴定采用 1% 琼脂糖凝胶，PCR 鉴定采用 1.5% 琼脂糖凝胶），观察结果。阳性重组子分子量为 5368bp（载体）+714bp（目的基因）=6082bp。

（赵春艳 王晓春）

分子生物学检验技术实验中常用试剂和缓冲液的配制

一、常用缓冲液的配制

（一）分子克隆常用缓冲液（附表1）

附表1　分子克隆实验中常用缓冲液

缓冲液	配制
TE	pH 7.4
	10mmol/L Tris-Cl（pH 7.4）
	1mmol/L EDTA（pH 8.0）
	pH 7.6
	10mmol/L Tris-Cl（pH 7.6）
	1mmol/L EDTA（pH 8.0）
	pH 8.0
	10mmol/L Tris-Cl（pH 8.0）
	1mmol/L EDTA（pH 8.0）
STE（亦称 TEN）	0.1mol/L NaCl
	10mmol/L Tris-Cl（pH 8.0）
	1mmol/L EDTA（pH 8.0）
STET	0.1mol/L NaCl
	10mmol/L Tris-Cl（pH 8.0）
	1mmol/L EDTA（pH 8.0）
	5% Triton X-100
TNT	10mmol/L Tris-Cl（pH 8.0）
	150mmol/L NaCl
	0.05% Tween-20

（二）常用电泳缓冲液（附表2）

附表2　常用的电泳缓冲液

电泳缓冲液	使用液	浓贮存液（每升）
Tris- 乙酸（TAE）	1×：0.04mol/L Tris- 乙酸	50×：242g Tris 碱
	0.001mol/L EDTA	57.1ml 冰乙酸
		100ml 0.5mol/L EDTA（pH 8.0）
Tris- 磷酸（TPE）	1×：0.09mol/L Tris- 磷酸	10×：108g Tris 碱
	0.002mol/L EDTA	15.5ml 85% 磷酸（1.679g/ml）
		40ml 0.5mol/L EDTA（pH 8.0）

电泳缓冲液	使用液	浓贮存液（每升）
Tris-硼酸（TBE）	0.5×：0.045mol/L Tris-硼酸 0.001mol/L EDTA	5×：54g Tris 碱 27.5g 硼酸 20ml 0.5mol/L EDTA（pH 8.0）
碱性缓冲液	1×：50mmol/L NaOH 1mmol/L EDTA	1×：5ml 10mol NaOH 2ml 0.5mol/L EDTA（pH 8.0）
Tris-甘氨酸	1×：25mmol Tris 250ml/L 甘氨酸 0.1% SDS	5×：15.1g Tris 碱 94g 甘氨酸（电泳级）（pH 8.3） 50ml 10% SDS（电泳级）

注意：

1. TBE 浓溶液长时间存放后会形成沉淀物，为避免这一问题，可在室温下用玻璃瓶保存 5× 溶液，出现沉淀后则予以废弃。

以往都以 1× TBE 作为使用液（即 1∶5 稀释浓贮存液）进行琼脂糖凝胶电泳。但 0.5× 的使用液已具备足够的缓冲容量。目前几乎所有的琼脂糖凝胶电泳都以 1∶10 稀释的贮存液作为使用液。

进行聚丙烯酰胺凝胶电泳一般使用 1× TBE，其浓度是琼脂糖凝胶电泳时使用液浓度的 2 倍。聚丙烯酰胺凝胶垂直槽的缓冲液槽较小，故通过缓冲液的电流量通常较大，需要使用 1× TBE 以提供足够的缓冲容量。

2. 碱性电泳缓冲液应现用现配。

3. Tris-甘氨酸缓冲液用于 SDS 聚丙烯酰胺凝胶电泳。2× SDS 凝胶加样缓冲液的配方：100mmol/L Tris-Cl（pH 6.8），200mmol/L 二硫苏糖醇（DTT），4% SDS（电泳级），0.2% 溴酚蓝，20% 甘油。

注意：不含二硫苏糖醇（DTT）的 2× SDS 凝胶加样缓冲液可保存于室温，应在临用前取 1mol/L 二硫苏糖醇贮存液加于上述缓冲液中。

（三）凝胶上样缓冲液（附表3）

附表 3 凝胶上样缓冲液

缓冲液类型	6×缓冲液	贮存温度
I	0.25% 溴酚蓝 0.25% 二甲苯青 FF 40%（w/v）蔗糖水溶液	4℃
II	0.25% 溴酚蓝 0.25% 二甲苯青 FF 15% 聚蔗糖（Ficoll 400）	室温
III	0.25% 溴酚蓝 0.25% 二甲苯青 FF 30% 甘油水溶液	4℃
IV	0.25% 溴酚蓝 40%（w/v）蔗糖水溶液	4℃

缓冲液类型	6×缓冲液	贮存温度
IV	碱性加样缓冲液：	
	300mmol/L NaOH	
	6mmol/L EDTA	
V	18%聚蔗糖（Ficoll 400）	4℃
	0.15%溴甲酚绿	
	0.25%二甲苯青 FF	

使用以上凝胶加样缓冲液的目的有三：增大样品密度，以确保 DNA 均匀进入样品孔内；使样品呈现颜色，从而使加样操作更为便利；通过染料的移动可预知电泳的速率。溴酚蓝在琼脂糖凝胶中移动的速率约为二甲苯青 FF 的 2.2 倍，而与琼脂糖浓度无关。以 0.5×TBE 作电泳时，溴酚蓝在琼脂糖中的泳动速率约与长 300bp 的双链线性 DNA 相同，而二甲苯青 FF 的泳动则与长 4kb 的双链线性 DNA 相同（附表 4～附表 6）。

选用哪一种加样染料纯属个人喜恶。但是，对于碱性凝胶应当使用溴甲酚绿作为示踪染料，因为在碱性 pH 条件下其显色较溴酚蓝更为鲜明。

附表4 染料在非变性聚丙烯酰胺凝胶中的迁移速度

凝胶浓度（%）	溴酚蓝 /bp	二甲苯青 FF/bp
3.5	100	400
5.0	65	200
8.0	45	100
12.0	20	70
15.0	15	60
20.0	12	45

附表5 染料在变性聚丙烯酰胺凝胶中的迁移速度

凝胶浓度（%）	溴酚蓝 /bp	二甲苯青 FF/bp
5.0	35	140
6.0	26	100
8.0	19	75
10.0	12	55
20.0	8	28

附表6 琼脂糖凝胶浓度与线性 DNA 分辨范围

凝胶浓度（%）	线性 DNA 长度（bp）
0.5	1000～30 000
0.7	800～12 000
1.0	500～10 000
1.2	400～7000
1.5	200～3000
2.0	50～2000

（四）测序凝胶上样缓冲液

配方：98% 去离子甲酰胺；10mmol/L EDTA（pH 8.0）；0.025% 二甲苯青 FF；0.025% 溴酚蓝。

注意：市售甲酰胺其纯度一般符合使用要求，不需要再进行处理。不过，一旦略呈黄色，则应在磁力搅拌器上将甲酰胺与 Dowex XG8 混合床树脂共同搅拌 1 小时进行去离子处理，并用 Whatman 1 号滤纸过滤 2 次。一般可将去离子甲酰胺分装成小份，充氮存于 −70℃。

（五）各种 pH 的 Tris 缓冲液配制（附表 7）

附表 7　各种 pH 的 Tris 缓冲液配制

所需 pH（25℃）	0.1mol/L HCl 的体积（ml）	所需 pH（25℃）	0.1mol/L HCl 的体积（ml）
7.10	45.7	8.10	26.2
7.20	44.7	8.20	22.9
7.30	43.4	8.30	19.9
7.40	42.0	8.40	17.2
7.50	40.3	8.50	14.7
7.60	38.5	8.60	12.4
7.70	36.6	8.70	10.3
7.80	34.5	8.80	8.5
7.90	32.0	8.90	7.0
8.00	29.2		

某一特定 pH 的 0.05mol/L Tris 缓冲液配制：将 50ml 0.1mol/L Tris 碱溶液与上表所示相应体积（单位：ml）的 0.1mol/L HCl 混合，加水将体积调至 100ml。

二、常用贮存液的配制

1. 30% 丙烯酰胺　将 29g 丙烯酰胺和 1g N, N′- 亚甲双丙烯酰胺溶于总体积为 60ml 的水中，加热至 37℃溶解后，补加水至体积为 100ml，用滤器（0.45μm 孔径）过滤除菌，查证该溶液的 pH 不应大于 7.0，置棕色瓶中于室温保存。

注意：丙烯酰胺具有很强的神经毒性并可通过皮肤吸收。称量聚丙烯酰胺和亚甲双丙烯酰胺时应戴手套和面具。胶聚合后可认为聚丙烯酰胺无毒，但也应谨慎操作，因为它还可能会含有少量未聚合材料。一些价格较低的丙烯酰胺和双丙烯酰胺通常含一些金属离子，在丙烯酰胺贮存液中，加入大约 0.2 倍体积的单床混合树脂（MB-1 Mallinckrodt）搅拌过夜，然后用 Whatman 1 号滤纸过滤纯化。在贮存期间，丙烯酰胺和双丙烯酰胺会缓慢转化成丙烯酰和双丙烯酸。

2. 0.1mol/L 腺苷三磷酸（ATP）　在 0.8ml 水中溶解 60mg ATP，用 0.1mol/L NaOH 调 pH 至 7.0，用蒸馏水定容至 1ml，分装成小份保存于 −70℃。

3. 10mol/L 乙酸铵　把 770g 乙酸铵溶解于 800ml 水中，加水定容至 1L 后过滤除菌。

4. 10% 过硫酸铵　把 1g 过硫酸铵溶解于 10ml 的水中，该溶液可在 4℃ 保存数周。

5. BCIP　把 0.5g 的 5- 溴 -4- 氯 -3- 吲哚 - 磷酸二钠盐（BCIP）溶解于 10ml 100% 的二甲基甲酰胺中，4℃ 保存。

6. 2× BES 缓冲盐溶液　用总体积 90ml 的蒸馏水溶解 1.07g BES［N, N′- 双（2- 羟乙基）-2- 氨基乙磺酸］，1.6g NaCl 和 0.027g Na_2HPO_4，室温下用 HCl 调节该溶液的 pH 至 6.96，

然后加入蒸馏水定容至 100ml，用 0.22μm 滤器除菌，分装成 10ml 小份，贮存于 −20℃。

7. 1mol/L CaCl₂　在 200ml 超纯水中溶解 54g CaCl₂·6H₂O，用 0.22μm 滤器过滤除菌，分装成 10ml 小份，贮存于 −20℃。

注意：制备感受态细胞时，取出一小份解冻并用超纯水稀释至 100ml，用滤器（0.45μm 孔径）过滤，然后骤冷至 0℃。

8. 2.5mol/L CaCl₂　在 20ml 蒸馏水中溶解 13.5g CaCl₂·6H₂O，用 0.22μm 滤器过滤除菌，分装成 1ml 小份贮存于 −20℃。

9. 1mol/L 二硫苏糖醇（DTT）　用 20ml 0.01mol/L 乙酸钠溶液（pH 5.2）溶解 3.09g DTT，过滤除菌后分装成 1ml 小份，贮存于 −20℃。DTT 或含有 DTT 的溶液不能进行高压处理。

10. 脱氧核苷三磷酸　把每一种 dNTP 溶解于水至浓度各为 100mmol/L 左右，用微量移液器吸取 0.05mol/L Tris 碱分别调节每一种 dNTP 溶液的 pH 至 7.0（用 pH 试纸检测），把中和后的每种 dNTP 溶液各取一份做适当稀释，在附表 8 中给出的波长下测出光吸收值，并计算出每种 dNTP 的实际浓度，然后用水稀释成终浓度为 50mmol/L 的 dNTP，分装成小份后，贮存于 −70℃。如果不愿意自己配制 dNTP，各种 dNTP 的贮存液均有商品出售。

附表 8　4 种 dNTP 波长及消光系数

碱基	波长（nm）	消光系数（ε）[L/（mol·cm）]
A	259	1.54×10^4
G	253	1.37×10^4
C	271	9.10×10^3
T	260	7.40×10^3

11. 0.5mol/L EDTA（pH 8.0）　在 800ml 水中加入 186.1g EDTA 二水乙二胺四乙酸二钠（EDTA-Na₂·2H₂O），在磁力搅拌器上剧烈搅拌。用 NaOH 调节溶液 pH 至 8.0（约需 20g NaOH）然后定容至 1L，分装后高压灭菌备用。

12. 溴化乙锭（10mg/ml）　在 100ml 水中加入 1g 溴化乙锭，磁力搅拌数小时以确保其完全溶解，然后用铝箔包裹容器或转移至棕色瓶中，室温保存（注意：由于溴化乙锭是强诱变剂，并有中度毒性，使用含有这种染料的溶液时务必戴上手套，称量染料时要戴面具）。

13. 2×HEPES 缓冲盐溶液　用总量为 90ml 的蒸馏水溶解 1.6g NaCl、0.074g KCl、0.027g Na₂HPO₄·2H₂O、0.2g 葡聚糖和 1g HEPES，用 0.5mol/L NaOH 调节 pH 至 7.05，再用蒸馏水定容至 100ml。用 0.22μm 滤器过滤除菌，分装成 5ml 小份，贮存于 −20℃。

14. IPTG　IPTG 为异丙基硫代 -β-D- 半乳糖苷（相对分子质量为 238.3Da），在 8ml 蒸馏水中溶解 2g IPTG，用蒸馏水定至 10ml，用 0.22μm 滤器过滤除菌，分装成 1ml 小份，贮存于 −20℃。

15. 1mol/L MgCl₂　在 800ml 水中溶解 203.3g MgCl₂·6H₂O，用蒸馏水定容至 1L，分装成小份并高压灭菌备用。注意：MgCl₂ 极易潮解，应注意启用新瓶后勿长期存放。

16. 1mol/L 乙酸镁　在 800ml 水中溶解 214.46g 四水乙酸镁，用蒸馏水定容至 1L，高压灭菌备用。

17. 2- 巯基乙醇（BME）　一般得到的是 14.4mol/L 溶液，应放在棕色瓶中于 4℃保存（BME 溶液或含 BME 的溶液不能高压处理）。

18. NBT　把 0.5g 氯化硝基四氮唑蓝溶解于 10ml 70% 的二甲基甲酰胺中，保存于 4℃。

19. 酚 / 氯仿　把酚 / 氯仿等体积混合后，用 0.1mol/L Tris-Cl（pH 7.6）抽提几次以平衡这一混合物，置棕色试剂瓶中，上面覆盖等体积的 0.01mol/L Tris-Cl（pH 7.6）液层，于 4℃ 保存（注意：酚腐蚀性很强，并引起严重烧伤，操作时应戴手套及防护镜，在化学通风橱内操作，与酚接触过的部位应用大量水清洗，忌用乙醇）。

20. 10mmol 苯甲基磺酰氟（PMSF）　用异丙醇溶解 PMSF 成 1.74mg/ml（10mmol/L），分装成小份贮存于 −20℃，如有必要可配成浓度高达 17.4mg/ml 的贮存液（100mmol/L）。

注意：PMSF 严重损害呼吸道黏膜、眼睛及皮肤，吸入、吞进或通过皮肤吸收后有致命危险。一旦眼睛或皮肤接触了 PMSF，应立即用大量水冲洗之，凡被 PMSF 污染的衣物应予丢弃。PMSF 在水溶液中不稳定，应在使用前从贮存液中现用现加于裂解缓冲液中。PMSF 水溶液中的活性丧失速率随 pH 的升高而加快，且 25℃ 的失活速度高于 4℃。pH 为 8.0 时，20μmol/L 的 PMSF 水溶液的半寿期大约为 35 分钟。这表明将 PMSF 溶液调节为碱性（pH＞8.6）并在室温放置数小时后，可安全地予以丢弃。

21. 磷酸盐缓冲溶液（PBS）　在 800ml 蒸馏水中溶解 8g NaCl、0.2g KCl、1.44g KH_2PO_4，用 HCl 调节溶液的 pH 至 7.4，加水定容至 1L，在 $1.034×10^5Pa$ 高压下蒸汽灭菌 20 分钟，保存于室温。

22. 1mol/L 乙酸钾（pH 7.5）　将 9.82g 乙酸钾溶解于 90ml 纯水中，用 2mol/L 乙酸调节 pH 至 7.5 后加入纯水定容至 1L，保存于 −20℃。

23. 乙酸钾溶液（用于碱裂解）　在 60ml 5mol/L 乙酸钾溶液中加入 11.5ml 冰乙酸和 28.5ml 水，即成钾浓度为 3mol/L 而乙酸根浓度为 5mol/L 的溶液。

24. 3mol/L 乙酸钠（pH 5.2 和 pH 7.0）　在 800ml 水中溶解 408.1g 三水乙酸钠，用冰乙酸调节 pH 至 5.2 或用稀乙酸调节 pH 至 7.0，加水定容到 1L，分装后高压灭菌。

25. 5mol/L NaCl　在 800ml 水中溶解 292.2g NaCl，加水定容至 1L，分装后高压灭菌。

26. 10% 十二烷基硫酸钠（SDS）　在 900ml 水中溶解 100g 电泳级 SDS，加热至 68℃ 助溶，加入几滴浓盐酸调节溶液的 pH 至 7.2，加水定容至 1L，分装备用。注意：SDS 的微细晶粒易于扩散，因此称量时要戴面具。称量完毕后要清除残留在工作区和天平上的 SDS。10% SDS 溶液不需要灭菌。

27. 20×SSC　在 800ml 水中溶解 175.3g NaCl 和 88.2g 枸橼酸钠，加入数滴 10mol/L NaOH 溶液调节 pH 至 7.0，加水定容至 1L，分装后高压灭菌。

28. 20×SSPE　在 800ml 水中溶解 175.3g NaCl、27.6g $NaH_2PO_4·H_2O$ 和 7.4g EDTA，用 NaOH 溶液调节 pH 至 7.4（约需 6.5ml 10mol/L NaOH），加水定容至 1L，分装后高压灭菌。

29. 100% 三氯乙酸　在装有 500g TCA 的容器中加入 227ml 水，形成的溶液含有 100%（w/v）TCA。

30. 1mol/L Tris　在 800ml 水中溶解 121.2g Tris 碱，加入浓 HCl 调节 pH 至所需值。

所需 pH 值	7.4	7.6	8.0
加入 HCl 量	70ml	60ml	42ml

应使溶液冷至室温后方可最后调定 pH，加水定容至 1L，分装后高压灭菌。如果 1mol/L 溶液呈现黄色，应予丢弃，并重新配制。

31. X-gal　X-gal 为 5-溴-4-氯-3-吲哚-β-D-半乳糖苷，用二甲基甲酰胺溶解 X-gal 配制成 20mg/ml 的贮存液，保存于一玻璃或聚丙烯管中，装有 X-gal 溶液的试管须用铝箔封好，以防因受光照而被破坏，并应贮存于 −20℃。X-gal 溶液不需要过滤除菌。

（章　迪）

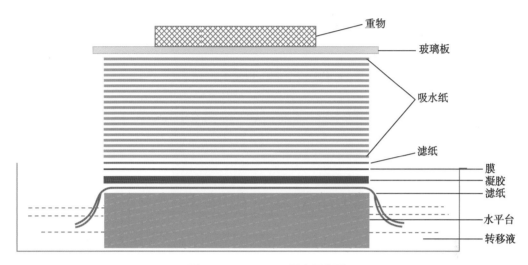

图 14-1 Southern 印迹示意图

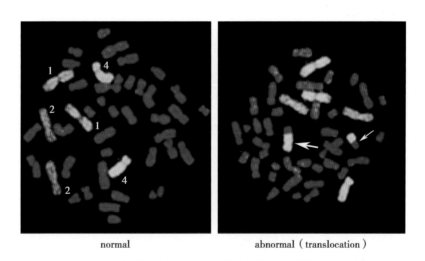

normal   abnormal（translocation）

图 16-1 以碘化丙啶（PI）染色的染色体荧光原位杂交结果

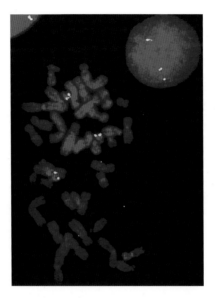

图 16-2 以 DAPI 染色的染色体荧光原位杂交结果

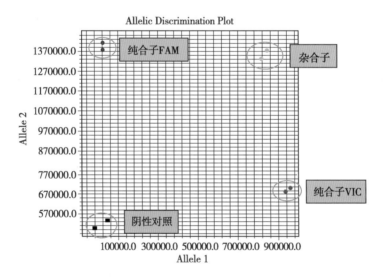

图 27-1 等位基因分型位点图

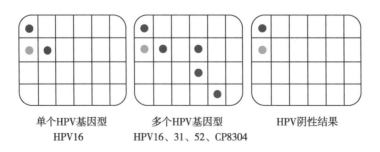

图 28-2 HPV 感染示意图